구강 내 스캐너를 이용한

# 디지털 인상채득

## 기초와 임상

Kazuhiro Hikita (疋田一洋)
Kazuyoshi Baba (馬場一美) 편저

한 금 동·최 진 역

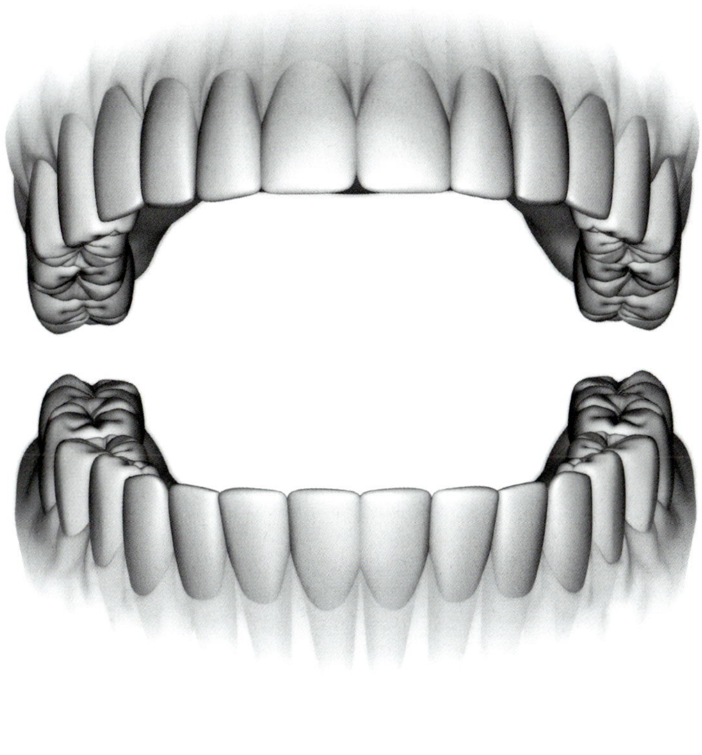

대한나래출판사

**DaehanNarae Publishing, Inc.**

SK V1 Tower 1507
Younmujang 5 gagil 25, Sungdong-gu,
Seoul 04782, Korea
TEL: +82-2-922-7080
FAX: +82-2-922-0841
E-mail: nrpub@naver.com
Website: www.nrbooks.kr

**隔月刊「補綴臨床」別冊 口腔内スキャナー入門**
**デジタル印象採得の基礎と臨床**
**疋田一洋・馬場一美　編著**
医歯薬出版株式会社（東京）, 2019

This book was originally published in Japanese under the title of:
**Practice in Prosthodontics, Extra Issue**
**Intra Oral Scanner**
Editors: **Kazuhiro Hikita and Kazuyoshi Baba**


Printed in Korea

# 구강 내 스캐너를 이용한 디지털 인상채득 기초와 임상

| | |
|---|---|
| 발행일 | 2020년 11월 10일 |
| 저자 | Kazuhiro Hikita and Kazuyoshi Baba |
| 역자 | 한금동 · 최진 |
| 발행인 | 최용원 |
| 편집디자인 | 김애선 |
| 표지디자인 | 김애선 |
| 교정 · 교열 | 염정혜 · 홍혜미 |
| 발행처 | **대한나래출판사** (등록 제2012-000051호/1994.6.10) |
| 주소 | 서울시 성동구 연무장 5가길 25, 성수역 SK V1 Tower 1507호 (성수동 2가 315-61) |
| 전화 | (02) 922-7080 |
| 팩스 | (02) 922-0841 |
| 이메일 | nrpub@naver.com |
| 홈페이지 | www.nrbooks.kr |



ISBN 978-89-5741-734-8

**정가 60,000원**

# 서문

구강 내 스캐너를 이용한 디지털 인상은 지금까지의 치과 치료를 변화시키는 혁신적 기술이다. 치과의사의 치료 기술이나 기공 과정의 변혁뿐만 아니라 치과 치료에 대한 환자의 의식, 스태프의 대응, 물류 방식 등에 커다란 변화를 가져온다. 2019년 3월 독일 쾰른에서 개최된 세계 최대 규모의 덴탈 쇼인 IDS(International Dental Show) 2019에서도 많은 제조사가 최신의 구강 내 스캐너와 관련 기술을 대대적으로 발표해, 3D 프린터와 CAD/CAM 재료 등 구강 내 스캐너에 관련한 주변 기자재의 국제적인 시장이 급속히 확대되고 있는 사실을 알렸다. 그러므로 일본에서도 환경이 갖추어지면 가까운 미래에 진료실에 보급되는 시대가 올 것이다.

하지만 구강 내 스캐너 기술은 실제로 경험하지 않으면 모르는 것이 매우 많아서, 도입에 즈음해서는 가능하면 많은 정보를 모으고 검토할 필요가 있다.

- 구강 내 스캐너를 어떤 목적으로 사용할 것인지,
- 필요한 소프트웨어를 사용할 수 있는지,
- 기공소와의 연계가 가능한지,
- 도입 비용 및 운용 비용에 문제는 없는지 등

위와 같은 내용을 검토해 각각의 진료실에 가장 적합한 구강 내 스캐너를 선택하기 위해서는, 실용적이고 구체적인 정보가 필요하다.

그런데 구강 내 스캐너에 관한 정보는 각각의 제조사로부터 제공되는 정보에 의지하는 부분이 많아서, 판매되는 모든 구강 내 스캐너의 자세한 사항을 정리한 정보가 충분하다고는 할 수 없다. 따라서 이번에 "구강 내 스캐너 입문"이라는 제목으로 구강 내 스캐너의 기초적 원리부터 실제의 임상 응용까지, 일본에서 손꼽히는 연구자 혹은 임상가 선생님들께서 알기 쉬운 내용으로 집필해 주셨다. 또한 일본에서 판매되고 있는 구강 내 스캐너 제조사 및 판매사는 가능한 한 많은 정보를 제공해 주셨다.

이제부터 구강 내 스캐너를 이용해 보려는 선생님부터 한층 더 상세한 정보를 원하는 선생님까지, 폭넓게 읽어 주시고 깊이 이해해 주시면 기쁘겠다.

홋카이도의료대학 치학부 구강기능수복·
재건학계열 디지털치과의학분야 교수
**Kazuhiro Hikita(疋田一洋)**

쇼와대학 치학부 치과보철학강좌 교수
**Kazuyoshi Baba(馬場一美)**

# 역자 서문

스마트폰 없는 하루를 생각할 수 없을 만큼 디지털은 우리 생활 가까이 있고, 얼마 전 텔레비전 광고에서 "뭐, 돼지 털?"하고 되묻던 어르신도 누릴 수 있는 디지털 정보의 홍수 시대입니다. 치과계도 사정은 같아서, 치과 임상에서 디지털을 빼놓고는 이야기할 수 없게 되었습니다. 여러 회사가 다양한 디지털 장비를 취급하고 있으며, 거기에 맞춰 연수회와 강연회가 계속 이루어지고 있습니다.

디지털은 진단을 위한 데이터 수집과 분석, 최종치료 디자인, 치료 계획, 치료과정 예측 등 치과 임상 전반에 응용되고 있습니다. 하지만 디지털 장비들이 비교적 고가인 데다 시시각각 더 나은 사양들이 출시되고 있어, 언제 어떤 선택을 해야 할지 망설여지기도 합니다. 이러한 디지털 장비가 치과 임상의 모든 어려움을 해결해주는 만능이 아니고, 치과임상에 이용하는 도구에 지나지 않으므로 이 장비들의 장단점을 잘 파악해서 어떤 방향으로 임상에 적용해나갈지를 스스로가 결정하는 것이 매우 중요하다고 생각합니다.

이제 치과 임상은 아날로그의 경험과 발전을 디지털 기술을 통해 더욱 효과적으로 꽃피울 것입니다. 시대는 주조 치관 수복에서 CAD/CAM 수복으로 크게 방향을 바꿨습니다. 그리고 지르코니아 수복물은 CAM 없이는 손에 넣을 수 없습니다. 디지털 장비 중 하나인 구강 내 스캐너는 보철 임상 과정의 인상채득을 아날로그에서 디지털로 바꾸는 혁신적인 기기입니다. 현재 다양한 영역에서 매우 효과적으로 이용되고 있으며, 그 활용도는 갈수록 늘어날 것입니다. 구강 내 스캐너를 이용해 인상을 채득할 때는 CAD/CAM으로 보철물을 제작해야 합니다. 따라서 디지털 인상을 전제로 한 지대치 형성은 스캐너의 특성에 맞는 형성이어야 할 뿐만 아니라 CAD/CAM 크라운 제작을 위한 요건을 갖추어야 합니다. 그 첫 번째가 CAD/CAM 재료에 맞는 형성이고, 다음이 마진의 위치입니다. 현재 구강 내 스캐너의 임상적 한계인 치은연하 마진은 채득이 어려운 것도 사실이지만, 이 또한 언젠가는 극복하리라 생각합니다.

역자들이 개업할 당시, 구강 내 표준 방사선사진은 아날로그가 보편적이었고 따라서 방사선사진의 질 향상을 위해 수세, 정착, 보관에 힘썼던 시기가 있었습니다. 그리고 방사선사진이 디지털화되었을 때 선뜻 도입하지 못했던 것도 사실입니다. 하지만 이제 개업하는 젊은 선생님은 당연히 디지털 장비를 선택할 것입니다. 구강 내 스캐너도 마찬가지라고 생각합니다. 언젠가는 치과 임상의 필수가 될 것입니다.

이 책은 디지털 기술에 대한 이해를 돕는 길잡이 역할을 할 수 있도록 구성되어 있습니다. 제1장의 기초편은 구강 내 스캐너를 이해하는 데 참고가 될 것입니다. 제2장의 임상편에는 다양한 치과 임상 분야에서 구강 내 스캐너 활용에 대해 증례와 함께 설명하고 있습니다. 그리고 제3장의 기종 정보는 구강 내 스캐너를 활용하시는 선생님이나 이제 도입하려는 선생님께 도움이 되는 내용입니다. 아쉬운 점이라면 구강 내 스캐너의 경우에 최근 국산화된 장비가 출시되어 큰 관심을 받고 있지만, 번역서이다 보니 현재 최신 흐름과 국산 장비들에 대한 리뷰가 없다는 점입니다.

Opening chapter

# 치과 임상에서 구강 내 스캐너의 장점

홋카이도의료대학 치학부 구강기능수복·재건학계열 디지털치과의학분야
Kazuhiro Hikita(疋田一洋)

## 시작하며

지금 치과 치료 현장에서는 최신 디지털 기술의 응용으로 기술 혁신의 시대를 맞이하고 있다. 그중에서도 구강 내 스캐너의 등장은 지금까지의 치과 치료 개념을 크게 변화시키는 강한 영향력을 가지고 있다. 구강 내 스캐너는 인상재를 사용하지 않고 구강 내의 형태 정보를 정밀하게 계측해, 모형을 대신해 보철물이나 aligner를 제작하기 위한 데이터로서 활용할 수 있다(그림 1).

## 기존 인상채득법의 과제

치과 치료는 시야나 작업 방향이 제한된 구강 내 환경에서 정밀한 치료를 해야 한다. 그러나 제한된 환경에서는 광범위에 걸친 구강 내 장치나 보철물을 제작하는 치료를 하는 데 한계가 있다. 따라서 구강 내의 형태 정보를 구강 외로 꺼내기 위해서, 인상을 채득하고 모형을 제작해 구강 내의 형태를 재현한다. 그리고 구강 내에서는 불가능한 작업을 할 수 있게 하거나 더 간단하고 쉽도록 모형에서 작업하게 된다. 치과에서 이러한 콘셉트는 18세기 초기에 제창되었지만, 실제로 치과용 인상재가 개발된 것은 19세기 중순에 들어선 후부터였다.

당시는 왁스나 컴파운드와 같은 열가소성의 비탄성 재료가 사용되고 있었는데, 20세기 초기에는 경조직과 연

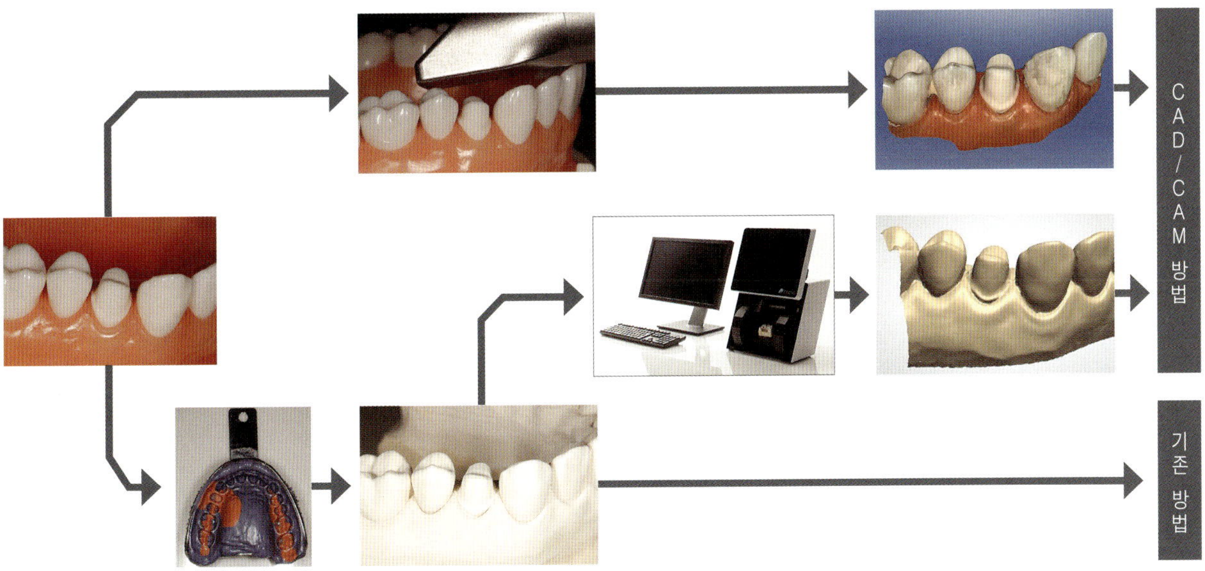


그림 1. 기존 방법과 CAD/CAM 방법의 비교.

조직이 혼재하는 형태를 정밀하게 재현하기 위해서 한천이 사용되었고, 1965년에 ESPE가 처음으로 폴리에테르 재료로 치과용 인상재 Impregum™을 개발했다.

그 후 축합형 실리콘 인상재와 부가형 실리콘 인상재로 발전했고, 치수 안정성의 개선과 무미·무취화를 통한 환자 스트레스 경감 등의 개량이 계속되어, 더욱 정밀하고 확실한 치과 치료로 발전해 왔다. 그러나 재료를 사용하는 한 인상재나 모형재의 치수 변화, 기포 함입, 일그러짐이나 변형을 피할 수 없는 것이 숙명이다. 그리고 시간이 지나면서 생기는 변화나 습도·온도의 변화 때문에, 치수 오차나 표면 거칠어짐이 발생하는 일도 있어 임상 현장에서는 항상 안정된 정밀도 향상을 위한 술식이 검토되었다.

## 구강 내 스캐너의 개발

한편 구강 내 스캐너는 기존의 인상법과는 완전히 다른 방법으로, 인상재를 사용하지 않고 형태 정보를 디지털 데이터로 입력할 수 있으므로 치과 치료를 크게 바꾸는 혁신적 기술임이 확실하다. 최초의 구강 내 스캐너는 1980년에 Mörmann WH 등[1]이 개발해, 1985년에 초대 CEREC 시스템(그림 2, 3)의 일부로서 처음으로 상품화되었다. CEREC 시스템은 당일에 세라믹 인레이 수복이 가능하다는 선진적인 콘셉트의 치과용 CAD/CAM 시스템으로서 개발되었다. 그리고 당시에는 이 인상 방법을 광학 인상(optical impression)이라고 불렀지만, 그 후의 디지털 덴티스트리(digital dentistry: 이 책에서는 디지털 치과의학으로 표기)라는 개념의 보급에 따라 최근에는 디지털 임프레션(digital impression: 이 책에서는 디지털 인상으로 표기)이라고도 표현되고 있다. 초대의 시스템은 흑백 이미지로 화소 수도 적고 한 방향의 스캔으로 제한이 있었으므로 인레이나 온레이 제작에 한정되어 있었지만, 그 후 현재까지 하드웨어와 소프트웨어 모두 버전 업(version up)을 거듭해 컬러 이미지로서 크라운 등 다양한 보철물을 제작할 수 있는 시스템으로 진화하였다.

## 구강 내 스캐너가 보급된 세 가지 요인

2000년대가 되면서 여러 제조사에 의해 구강 내 스캐너 개발이 가속화되었다[2]. 그 요인은 세 가지 용도로서 보급이 진행된 데 있다.

첫 번째는 치과용 지르코니아를 비롯한 CAD/CAM 재료의 등장과 보철치료에 대한 응용이다. 특히 지르코니아

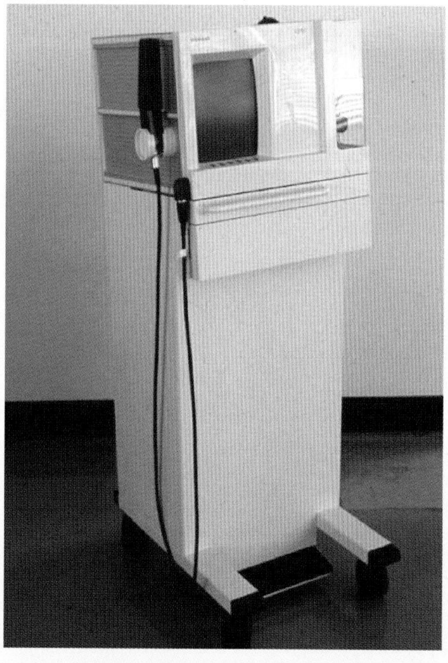

그림 2. 초대 CEREC 시스템.

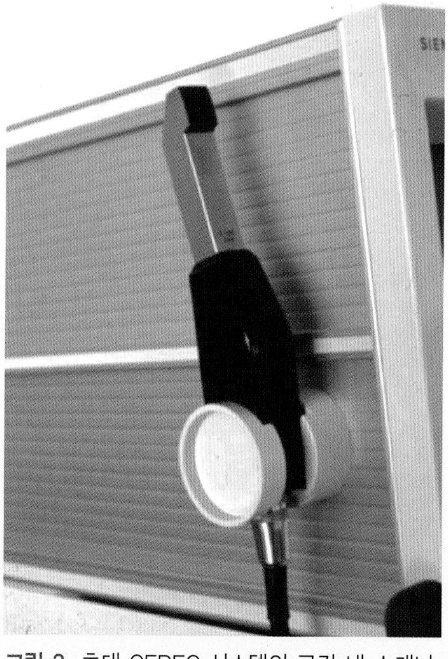

그림 3. 초대 CEREC 시스템의 구강 내 스캐너.

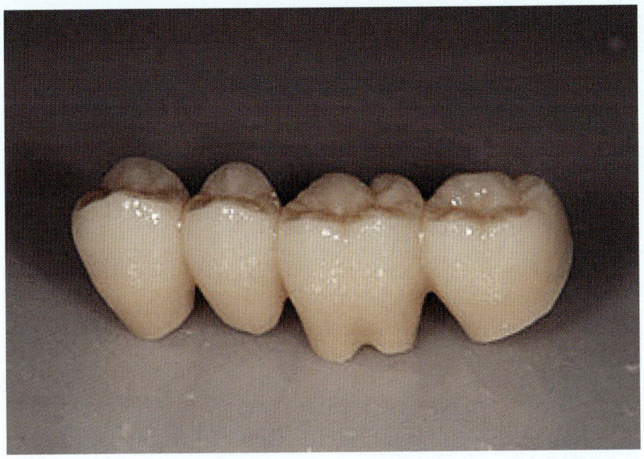

**그림 4.** 대표적인 CAD/CAM 재료인 지르코니아를 이용한 올세라믹 브리지 제작이 가능해졌다.

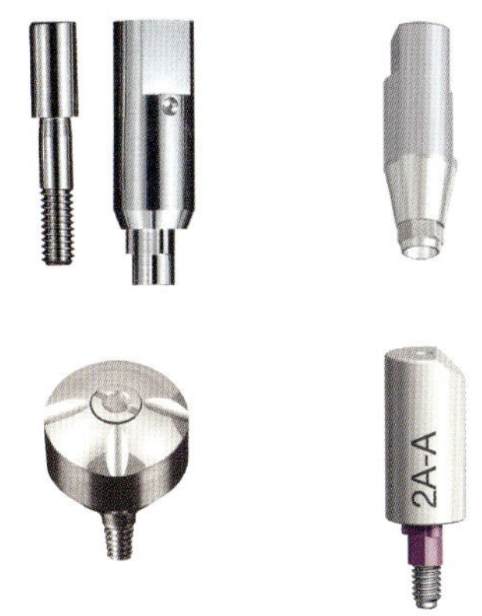


**그림 5.** 스캔 보디나 인상용 코핑의 예.

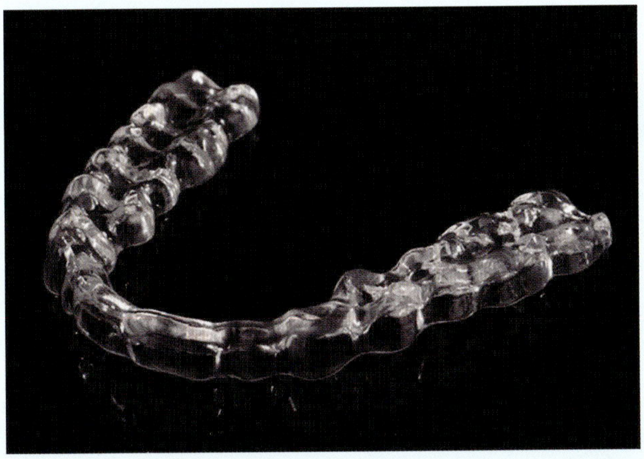

**그림 6.** 교정치료에 이용하는 aligner.

는 그때까지의 세라믹 재료에는 없는 높은 강도를 특징으로 하고 있어, 치과용 지르코니아의 개발에 따라 처음으로 메탈리스(metal-less) 올세라믹 브리지(그림 4)를 제작하는 것이 가능해졌다[3]. 나아가서는 강도나 색조의 개량이 진행됨에 따라 다양한 부위, 용도로 사용할 수 있게 되었다. 지르코니아를 사용한 크라운이나 브리지는 기존의 인상 방법으로도 물론 제작할 수 있지만, 구강 내 스캐너를 이용함에 따라 제작 과정이 한층 더 고속화되어 비용 하락으로도 이어진다.

두 번째는 임플란트 치료에 대한 응용이다. CT(computed tomography, 컴퓨터단층촬영) 이미지와 조합해 술전 진단과 치료계획 수립에 사용하는 것 외에, 수술용 가이드의 제작에도 이용한다. 또한 기존의 인상법에서는 실리콘 인상재를 이용해 인상용 코핑을 픽업 인상하기 때문에 정밀도나 술식의 번잡함이 문제로 여겨지고 있었지만, 구강 내 스캐너를 이용한 경우에는 전용의 스캔 보디(scan body)나 인상용 코핑(그림 5)을 스캔하기 때문에 치료 과정을 단순화하고 체어타임을 단축할 수 있다[4].

그리고 세 번째는 교정치료에 대한 응용이다. 교정치료는 검사·진단, 치료장치의 제작, 치료 경과를 기록하기 위한 전악 모형이 필요하므로 치과 치료 중에서도 인상채득의 빈도가 가장 높은 치료라고 할 수 있다. 게다가 한 사람의 환자에 대해서 치료 경과를 기록하기 위해 여러 개의 모형 보존이 필요하므로, 모형 보존 공간의 문제는 항상 제기되었다. 하지만 구강 내 스캐너를 이용하면 술전의 검사·진단이 간이화되고 빨라지며, aligner를 이용한 치료 방법(그림 6)으로의 변혁이 환자의 부담 경감이나 술자의 조작 간편함으로 이어지기 때문에, 특히 유럽과 미국에서는 널리 받아들여지고 있다[5]. 또한 보존하는 것이 디지털 데이터이기 때문에 모형 보존 공간의 문제는 해결된다.

## 구강 내 스캐너의 장점(표 1)

현재는 그 밖에도 의치 제작에 대한 응용[6]도 시도되고 있어, 구강 내 스캐너를 이용해 어떠한 것이 가능한지 용

**표 1.** 구강 내 스캐너의 장점

| | |
|---|---|
| 01 체어타임의 단축 | 02 환자 스트레스의 경감·안전성 |
| 03 높은 정밀도의 안정성·지속성 | 04 비용의 삭감 |
| 05 데이터의 보존 | 06 용도의 확장성 |

도 확대에 대한 검토가 진행되고 있다. 구강 내 스캐너는 치과의사, 치과위생사, 치과기공사, 환자 각각의 입장에서 많은 장점이 있으므로, 다음에 그 예에 관해 설명한다.

## 1. 체어타임의 단축

구강 내 스캐너의 속도는 환자의 개구 유지 시간이나 술자의 조작 시간에 직접 영향을 주므로 매우 중요한 성능이다. 속도는 사용하는 PC의 성능이나 환경에 영향을 받는데, 요인으로는 ① 구강 내의 스캔 속도, ② 스캐너로부터 PC로의 전송 속도, ③ PC의 속도 또는 이미지 처리 속도로 나뉜다. 여러 명의 환자에 대해 연속 사용하는 경우에는 종합적인 속도가 필요하다. 또한 인터넷을 통해 서버로 전송할 때도 있어서, 통신 환경에 의해 전체의 작업 시간이 영향을 받는 일도 있다. 하지만 현재 상황에서는 구강 내의 스캔 속도에 대한 기준이 되는 명확한 지표가 없으므로, 전악 치열의 스캔 시간이 하나의 기준이다.

보통 기존의 인상재를 사용한 인상법의 경우에는 연화시간이 20~30초, 초기 경화까지 2~3분, 구강 내 유지시간이 2~3분 필요하다. 2000년대 초기에 구강 내 스캐너의 속도는, 전악의 스캔 시간이 5~10분이었다. 그런데 최신의 구강 내 스캐너는 성능이 대폭 향상해, 전악을 30초 이내로 계측할 수 있다. 따라서 기존의 인상 방법과 비교하면, 임상의 속도는 압도적으로 향상한다. 당연히 환자의 스트레스나 술자의 부담도 줄어든다. 조작 시간만을 생각해도 매우 큰 장점이다.

예를 들어, 30초로 치열 전체의 스캔이 가능하다고 상정해 보자. 치관부에는 언더컷이 있으므로 치열을 구성하는 치관 형태를 완전히 스캔하기 위해서는, 치열을 교합면·협측·설측의 세 방향에서 계측해야 한다. 전악이 30초라면 1/3악의 스캔 시간은 10초인 셈이고, 교합면·협측·설측의 세 방향에서 계측하므로 각 방향의 계측 시간은 10초의 1/3인 3~4초 정도가 되고, 1개 치아의 스캔 속도는 1초에 해당한다는 것을 알 수 있다(그림 7).

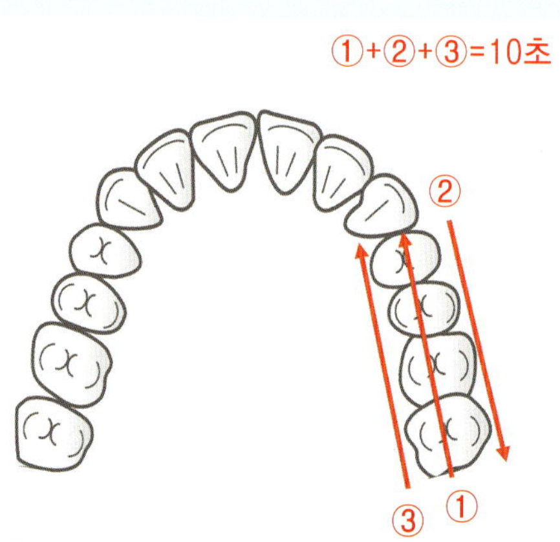


**그림 7.** 구강 내 스캐너의 속도는 점점 빨라진다.

스캔 속도는 술자의 조작 안정성이라는 측면에서도 중요하다. 스캔 속도가 늦으면, 데이터 입력이 스캐너 헤드를 움직이는 속도를 따라잡지 못해, 로스트(lost)라는 일시 정지 상태가 된다. 로스트가 된 경우에는 이미 입력된 치열의 부분까지 되돌아와 다시 시작해야 하므로 조작 시간이 늘어난다. 논리적으로는 속도가 빠르면 빠를수록 로스트의 가능성이 줄어들고 더 원활한 조작이 가능해진다.

## 2. 환자 스트레스의 경감·안전성

구강 내 스캐너의 최대 특징으로서, 거의 비접촉으로 구강 내의 형태 정보를 취득할 수 있다는 점을 들 수 있다. 한편 인상재를 사용하는 방법에서는, 트레이에 인상재를 쌓아 올리고 환자의 구강 내에 압접한다. 같은 개구 상태라 해도 인상재가 구강 내를 채운 상태와 비접촉으로 스캔하는 상태는 환자의 스트레스가 완전히 다르다. 게다가 인두 부근까지 인상재가 흘러들어 환자의 위화감이 높아졌다고 해도, 인상재가 어느 정도 경화할 때까지는 철거할 수 없다.

디지털 인상에서는 환자가 힘들어하면 도중에 쉬면서 조금씩 스캔하는 것도 가능해, 환자의 안도감으로도 이어진다. Murai(村井) 등의 보고[7]에 의하면, 6~14세까지 6명의 소아치과 환자에게 알지네이트 인상과 디지털 인상을 한 뒤의 앙케트 결과에서, 6명 중 5명이 알지네이트 인상채득의 시간을 길게 느끼고 좋지 않은 느낌이라고 했다. 그리고 "다음번에 또 한다면?"이라는 물음에 대해 모두가 디지털 인상을 희망했다(그림 8).

마찬가지로 소아치과 환자의 알지네이트 인상과 디지털 인상 전·후의 스트레스 반응을, 스트레스 마커로서 타액에 포함되는 α-아밀라아제 활성을 이용해 검사했는데, 알지네이트 인상 직후의 α-아밀라아제 활성만이 유의하게 증가했고 디지털 인상에서는 변화가 보이지 않았다. 소아 환자뿐만 아니라 구토반사가 심해서 인상재를 사용할 수 없는 환자, 고령자나 장애인 등 스트레스에 약하고 안전한 조작에 배려가 필요한 환자에 대해 특히 효과가 있는 방법이라고 할 수 있다[8].

앞으로 구강 내 스캐너에 대한 환자의 인지도가 높아지면, 디지털 인상은 그 치과의원의 커다란 매력 포인트가 될 것이다. 또한 인상재를 사용하면 인상재에 묻은 타액이나 혈액 등으로 오염되므로, 오염이 진료실 밖으로 확대되는 것을 방지하기 위해 진료실 내에서 확실하게 소독하는 것이 필요하다. 그러나 디지털 인상채득은 모든 것이 디지털 데이터로 변환되기 때문에 인상재를 매개로 한

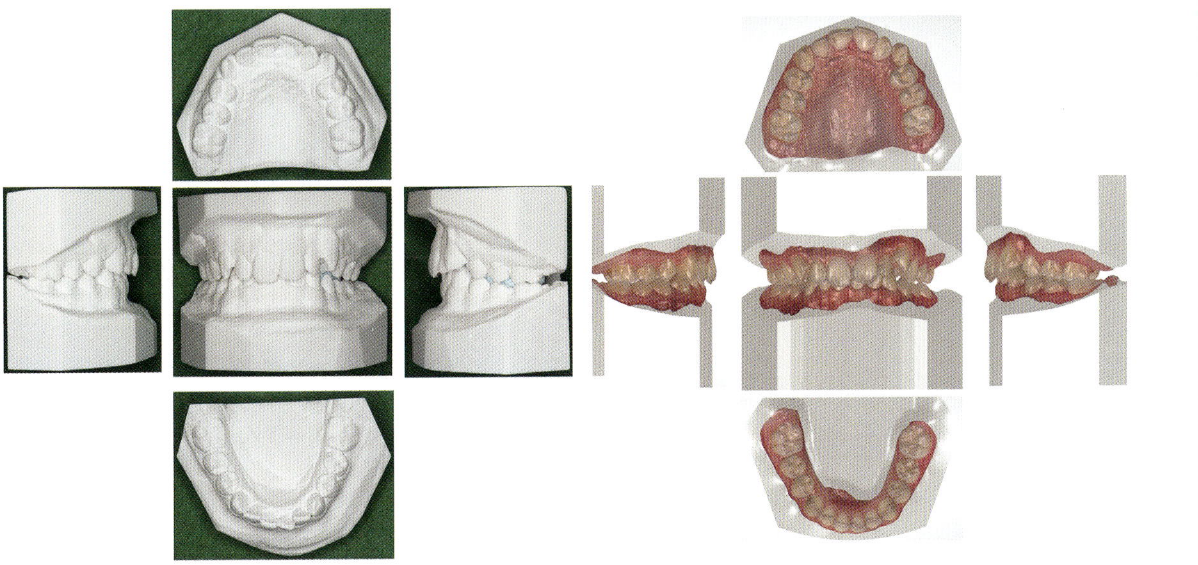

**그림 8.** 소아치과 환자의 참고 모형과 구강 내 스캐너로 입력된 예(참고문헌[7]에서 인용).

오염 확대의 위험성은 없다.

## 3. 높은 정밀도의 안정성·지속성

인상재나 모형재를 사용할 때는 각각의 이공학적 성질을 숙지할 필요가 있으며, 부적절하게 조작하면 변형이나 치수 변화가 쉽게 일어난다. 예를 들어 알지네이트 인상재 하나만을 생각해도 분액비, 연화 방법, 트레이에 쌓는 방법, 구강 내에서 압접을 유지하는 방법, 경화 후의 철거 방향, 건조에 대한 배려 등 수많은 주의 사항이 있다.

한편 구강 내 스캐너로 한 번 입력한 데이터는 영원히 변화하지 않는다. 구강 내 스캐너의 기종에 따라 정밀도의 특징은 있지만, 몇 개 치아 정도의 수복물이나 보철물을 제작하기 위한 충분한 정밀도가 확인되었다.

구강 내 스캐너 조작으로 교합도 채득한다. 환자에게 교합시킨 상태로, 협측에서 몇 개 지아를 스캔하면 소프트웨어가 자동으로 상·하 치열과 일치시킨다(그림 9). 기존 방법과 달리 교합채득재를 사용하지 않으므로, 환자의 정확한 교합접촉을 재현할 수 있다. 기존 방법에서는 상·하 치열 모형 사이에 교합채득재를 넣으므로 교합기에 장착할 때 들떠 오름에 주의해야 하지만, 구강 내 스캐너로 입력한 데이터는 CAD 소프트웨어 내에서 자동으로 교합접촉 관계가 정확하게 재현된다[9].

## 4. 비용의 삭감

구강 내 스캐너를 도입할 때의 초기 투자와 소프트웨어의 연간 보수 계약료 등은 필요하지만, 사용 빈도가 높아지면 높아질수록 비용이 줄어든다. 인상재, 모형재, 트레이, 교합채득재 등의 소모품이 필요 없고, 인상재나 트레이의 소독 작업과 모형 제작 등의 작업도 필요 없다. 구강 내 스캐너의 고속화에 의한 체어타임의 단축도 비용 절약에 효과적이다.

## 5. 데이터의 보존

현재는 치과기공소와의 사이에서 모형 이송을 거쳐 기공 작업을 하는데 구강 내 스캐너로 대신하는 예를 들자면, 치과용 방사선 촬영의 디지털화를 생각하면 알기 쉽다. 촬영 방법 자체는 거의 변함이 없지만, 촬영 후 현상액을 사용한 필름의 현상 처리나 사용이 끝난 현상액의 폐기가 필요 없다. 촬영한 필름을 스캐너로 읽어내는 것만으로 촬영 이미지를 신속히 표시할 수 있다. 그리고 촬영한 이미지 데이터는 확대·축소, 계측, 콘트라스트 등의 표시 조작이 가능하고, 이미지 데이터의 검색·보존도 쉬워서 압도적인 장점으로 보급이 계속되고 있다. 특히 교정치료에서는 막대한 양의 모형 보존 공간의 문제까지 한꺼번에 해결된다. 계획성을 가지고 스캔 데이터를 축적하면 빅 데이터로서 활용도 가능하며, 새로운 지식과 견문을 발견할 가능성도 있다.

## 6. 용도의 확장성

구강 내 스캐너가 판매되기 시작한 당시와 비교하면, 최근 몇 년의 성능 진화에는 두드러진 것이 있다. 스캔 심도가 깊어져, 색조 선택이 가능할 정도로 사실적 컬러가 구현된다[10]. 정확한 컬러 표시로 치은과 치질의 경계를 눈으로 확인할 수 있어, 정확한 마진 라인의 판별에도 효과가 있다.

최신 구강 내 스캐너 중에는 우식 진단 기기로서의 성능을 가진 기종도 있어[11-13], 방사선 피폭을 동반하지 않는 진단 기기로서 주목받고 있다(그림 10). 그 밖에는 치

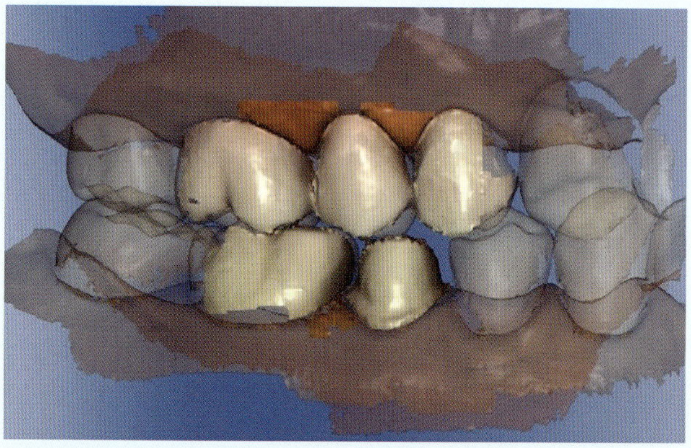

**그림 9.** 구강 내 스캐너 조작에서 교합채득. 협측 스캔 데이터와 상·하악 치열 데이터를 중첩한다. 기존 방법과는 달리 교합채득재를 사용하지 않으므로 정확한 환자의 교합접촉을 재현할 수 있다.

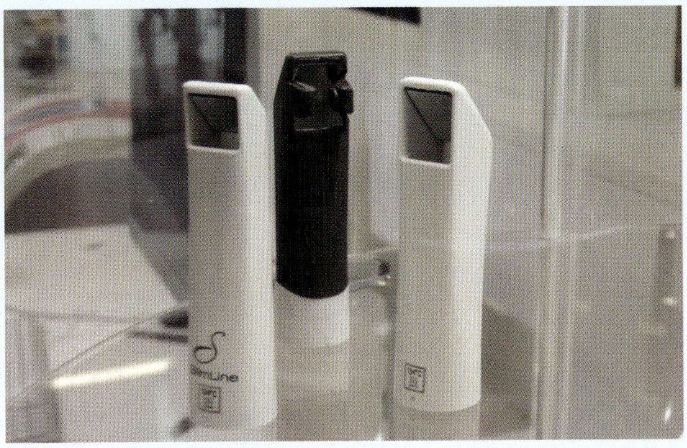

그림 10. 우식 검지용 스캐너 헤드(가운데의 검은색 스캐너 헤드). 최신의 구강 내 스캐너 중에는 우식 진단 기기 성능을 가진 기종도 있어[11-13], 방사선 피폭을 동반하지 않는 진단 기기로서 주목을 받고 있다.

과용 CBCT(cone beam CT) 데이터와의 통합[14]에 의한 재현 기능 등, 다양한 용도로 확대되고 있다. 앞으로 구강 내 스캐너는 치과의사, 치과위생사, 치과기공사의 작업을 혁신적으로 변화시킬 뿐만 아니라, 디지털 치과의학의 입구가 되는 입력 장치로서 진료실에 필수적인 기기로 인식될 것이다.

## 앞으로의 보급을 향해

일본도 2014년 7월 후생노동성의 고시에서 의약품 의료기기 등의 법률에 따라 구강 내 스캐너가 디지털 인상채득 장치로서 관리 의료기기(2급)로 승인을 받아, '체어사이드형 치과용 컴퓨터 지원 설계·제조 유닛' 항목에 추가되었다. 다시 말해서 구강 내 스캐너가 의료기기로서 인지되어, 보급을 향한 수용 체제가 갖추어졌다고 할 수 있다.

여기에 CAD/CAM 크라운의 보험 도입이나 지르코니아의 보급 등, 구강 내 스캐너를 활용할 수 있는 치관 수복 재료의 사용 빈도가 점점 늘고 있어 구강 내 스캐너 보급에 대한 기대가 높아지고 있다. 그리고 가까운 미래에 구강 내 스캐너가 점점 더 친밀한 기술로서 인지되어, 많은 진료 현장에서 사용되는 시대가 될 것으로 예상한다.

다만 구강 내 스캐너의 장점을 이해하고 편리함을 느꼈다고 해도, 지금까지의 술식을 간단하게 바꿀 수 있는 것은 아니다. 적응증부터 조금씩 시험해 갈 필요가 있다. 그러기 위해서도 자신의 임상 스타일에 맞는 구강 내 스캐너를 선택하고, 실제로 진료에 사용해 구강 내 스캐너를 최대한 활용할 수 있는 진료 체계를 정돈하는 것이 필요하다.

### 참고문헌


1) Mörmann, W.H.,Brandestini, M.,Ferru, A.,Lutz, F., Krejci, I.: Marginale Adaptation von adhäsiven Porzellaninlays in vitro, Schweiz. *Monatsschr. Zahnmed.*, **95**: S.1118—1129, 1985.

2) Baheti, M.J., Soni, U.N., Gharat, N.V., Mahagaonkar, P., Khokhani, R., Dash, S.: Intra—oral Scanners: A New Eye in Dentistry. *Austin J. Orthopade. & Rheumatol.*, **2** (3) : 1021, 2015.

3) Miyazaki, T., Nakamura, T., Matsumura, H., Ban, S., Kobayashi, T.: Current status of zirconia restoration. *J. Prosthodont. Res.*, **57** : 236—261, 2013.

4) 田中晋平, 髙場雅之, 深澤翔太 ほか : インプラント治療における光学印象の活用—現状と今後の可能性—. 日補綴会誌, **10** : 23—31,2018.

5) Hajeer, M.Y., Millett, D.T., Ayoub, A.F.: Current Products and Practices Applications of 3D imaging in orthodontics: Part II. *Journal of Orthodontics*, **31** : 154—162, 2004.

6) Mansour, M., Sanchez, E., Machado, C.: The Use of Digital Impressions to Fabricate Tooth—Supported Partial Removable Dental Prostheses: A Clinical Report. *J. Prosthodont.*, **25** : 495—497, 2015.

7) 村井雄司, 疋田一洋, 富田侑希 ほか : 小児歯科における口腔内スキャナーの有用性. 小児歯科学雑誌, **56** : 367—374, 2018.

8) Yuzbasioglu, E., Kurt, H., Turunc, R., Bilir, H.: Comparison of digital and conventional impression techniques: evaluation of patients' perception, treatment comfort, effectiveness and clinical outcomes. *BMC Oral Health*, **14** : 10, 2014.

9) Park, J.M., Jeon, J., Heo, S.J.: Accuracy comparison of buccal bite scans by five intra—oral scanners. *J. Dent. Rehabil. Appl. Sci.*, **34** (1) : 17—31, 2018.

10) Gotfredsen, K., Gram, M., Ben Brahem, E., Hosseini, M., Petkov, M., Sitorovic, M.: Effectiveness of Shade Measurements Using a Scanning and Computer Software System: a Pilot Study. *Int. J. Oral Dent. Health*, **1** : 2, 2015.

11) https://ww1.3shape.com/en/trios-4

12) http://www.itero.com/products/itero_element_5d

13) https://www.kavo.com/en-us/cad-cam/kavo-x-pro-scanners

14) Lee, R.J., Pham, J., Choy, M., Weissheimer, A., Dougherty, H.L. Jr., Sameshima, G.T., Tong, H.: Monitoring of typodont root movement via crown superimposition of single cone-beam computed tomography and consecutive intraoral scans. *Am. J. Orthod.*, **145** : 399-409, 2014.

# 제1장

# 기초편

# 1. 구강 내 스캐너의 종류와 구조

쇼와대학 치학부 치과보존학강좌 치과이공학 부문
Yasuhiro Hotta(堀田康弘)

## 시작하며

예전부터 일본의 치과의료 현장에서는 CEREC 등 한정된 기기가 약사법의 분류 항목 '체어사이드형 치과용 컴퓨터 지원 설계·제조 유닛'(설계부터 가공까지 하는 기기)으로서 승인을 받아 판매되었다. 해외에서는 다양한 구강 내 스캐너가 판매되고 있었음에도 불구하고, 일본에서는 약사법의 문제로 스캐너만 단독으로 판매할 수 없었기 때문에 본격적인 보급의 방해가 되고 있었다. 이것이 2014년 7월의 약사법[2014년 11월부터 의약품, 의료기기 등의 품질, 유효성 및 안전성 확보 등에 관한 법률(이하 약기법)로 개정]에서 의료기기의 일반 명칭 추가[(후생노동성의약식품국 문서 번호)약식발 0708 제1호]로 '디지털 인상채득 장치'라는 새로운 명칭으로 구분되면서, 해외에서 이미 실적이 있던 다양한 기기가 승인 신청되어 급속하게 저변이 넓어졌다(그림 1).

치과용 CAD/CAM 시스템 개발의 역사 속에서 구강 내 스캐너의 등장은 꽤 오래되었는데, 다양한 문헌에서 많이 소개된 Dr. François Duret(프랑스)이 발표한 CAD/CAM 관련 최초의 연구는 홀로그래피를 이용한 디지털 인상에 관한 논문으로, 1976년의 일이었다[1]. 그 후 1983년

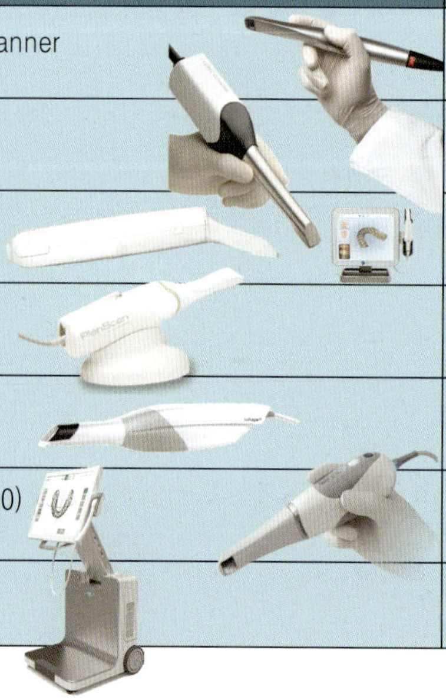

| 일본에서 판매되는 구강 내 스캐너 | 판매원 |
|---|---|
| 3M™ True Definition Scanner<br>승인번호 : 22700BZX00088000 | 3M Japan |
| CEREC AC Omnicam<br>승인번호 : 22500BZI00005000 | Dentsply Sirona, Morita |
| iTero Element<br>승인번호 : 22900BZX00222000 | Align Technology Japan |
| PlanScan<br>승인번호 : 22800BZI00004000 | GC |
| TRIOS3 Oral Scanner<br>승인번호 : 22800BZI00042000 | Asahi Roentgen, Shofu, Daishin Trading, Kyocera |
| Trophy 3DI Pro α(CS3600)<br>승인번호 : 22900BZX00139000 | Trophy Radiologie Japan, Yoshida |
| Aadva IOS<br>승인번호 : 23000BZX00041000 | GC |

**그림 1.** 현재 '디지털 인상채득 장치'로 일본에서 판매되는 구강 내 스캐너.

에는 프로토타입의 CAD/CAM 시스템(뒷날의 Sopha 시스템)이 발표되었고, 그 단계에서 이미 구강 내에 넣을 수 있는 형태의 스캐너가 만들어지고 있었다. 그 계측 시스템에서는 지대치 주변에 참조점이 되는 지름 4mm 정도의 볼(ball)을 3개 고정하고, 그것을 동일 화면에 찍어서 이미지 안의 위치 관계를 읽어내는 방식이었다(그림 2). 고성능인 PC나 카메라도 아직 없었던 1970년대에 CAD/CAM의 가능성을 보인 것은 가히 훌륭하다고 할 수 있다. 치과용 CAD/CAM 시스템에 있어서 다른 한편의 시조인 CEREC 시스템도, 1970년대 말에 취리히대학의 Dr. Werner H. Mörmann이 프로젝트를 시작한 단계에서, 이미 구강 내 스캐너를 개발하고 있었다는 것은 유명한 이야기이다.

이처럼 구강 내 스캐너가 일본에 도입되고 제2, 3세대의 시스템으로 변모를 이루고 있지만, 기본이 되는 구조는 그다지 공개되지 않았다. 따라서 여기에서는 현재의 치과용 CAD/CAM 시스템에 이용되는 삼차원 계측의 일반적인 원리에 관해 설명하고, 일본에서 승인된 다양한 구강 내 스캐너를 소개하면서 각각이 선택해 사용하는(사용한다고 생각되는) 계측 방식에 관해서 설명한다.

## CAD/CAM용 스캐너의 기본적 구조

### 1. 광학식 삼차원 계측의 분류

공업계의 CAD/CAM 시스템을 따라 개발되어 온 치과 CAD/CAM 시스템이지만, 공업계의 CAD/CAM 시스템과 가장 다른 점은 CAD에 들어가기 전 단계인 삼차원 데이터의 수집에 관한 부분이었다. 당연히 공업계에도 다양한 삼차원 계측장치는 있었지만, 치과에서는 계측 대상의 크기나 요구되는 정밀도가 전혀 달라서, 말하자면 하나하나가 완전히 오더 메이드인 것이 큰 차이였다. 그 때문에 치과용 CAD/CAM 시스템을 개발하는 데 있어서 가장 큰 문제가 삼차원 계측용 스캐너의 개발이었다.

일반적인 삼차원 계측 중에서 특히 광학식 방법으로는 표 1에 보인 방법을 들 수 있다[2]. 예로부터 다양한 형태를 삼차원 좌표로 옮겨 놓기 위해 삼각측량이 이용되었다. 예를 들면, 지형을 측량하기 위해 이용되는 삼각측량은, 거리를 측정하고 싶은 점(거리 측정 지점)에 이미 알고 있는 길이의 막대를 세우고, 그 막대를 삼각형의 밑변으로 해서 계측 지점과의 사이에 만들어지는 삼각형의 나머지 두 변이 이루는 각도로부터 삼각형의 높이(이 경우에는 거리)를 계산하는 방법이다(그림 3). 실제로는 이런 계측을 반복해 연결해 감으로써 지형 등을 형태로 만들게 되는데, 이렇게 반복해 연결하는 것을 '주사(scanning)'라고 한다. 그러나 삼차원 계측으로 이용되는 삼각측량에서는, 이미 알고 있는 길이의 막대가 아니라 모르는 크기의 물체 위의 점을 계측하기 위해 보통의 삼각측량과는 반대로 이미 알고 있는 길이가 되는 부분의 양 끝에 센서를 배

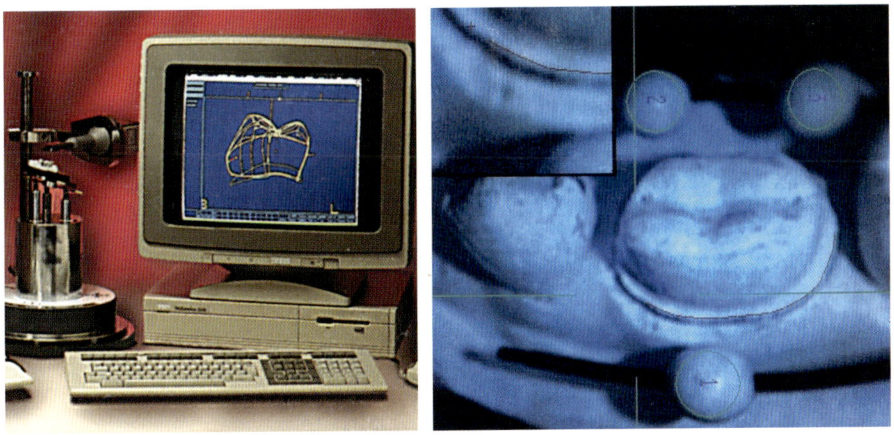

그림 2. 1990년 무렵의 Sopha 시스템(당시의 카탈로그에서 인용). 구강 내 스캐너와 크라운 설계 화면(왼쪽), 지대치 주위에 고정한 볼을 화면상에서 표시해 복수의 이미지를 중첩한다(오른쪽).

**표 1.** 광학식 계측 방법의 분류(참고문헌[2]에서 인용)

<table>
<tr><td rowspan="2">액티브 방식</td><td>SFX 방식<br>(shape from X)</td><td colspan="3">모션(motion), 실루엣(silhouette), 포커스(focus), 셰이딩(shading), 텍스처(texture)</td></tr>
<tr><td colspan="4">스테레오 방식(패턴 투영으로 액티브 방식이 되는 예도 있음)</td></tr>
<tr><td rowspan="4">패시브 방식</td><td>삼각측량 방식</td><td colspan="3">패턴 투영법. 광절단법</td></tr>
<tr><td rowspan="3">동축 방식</td><td rowspan="2">광간섭법</td><td>파동 광학적 간섭법</td><td>홀로그래피법</td></tr>
<tr><td>기하 광학적 간섭법</td><td>모아레법</td></tr>
<tr><td colspan="3">공초점법</td></tr>
</table>

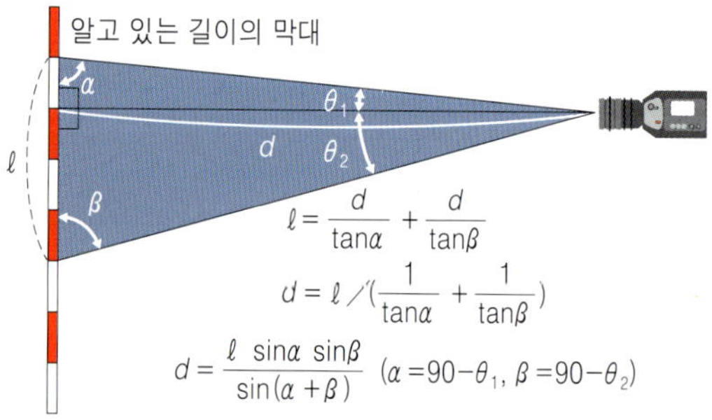


**그림 3.** 일반적인 삼각측량은 결정된 길이(l)와 두 변이 이루는 각도(θ1, θ2)로부터 삼각형의 높이(d)를 구한다.

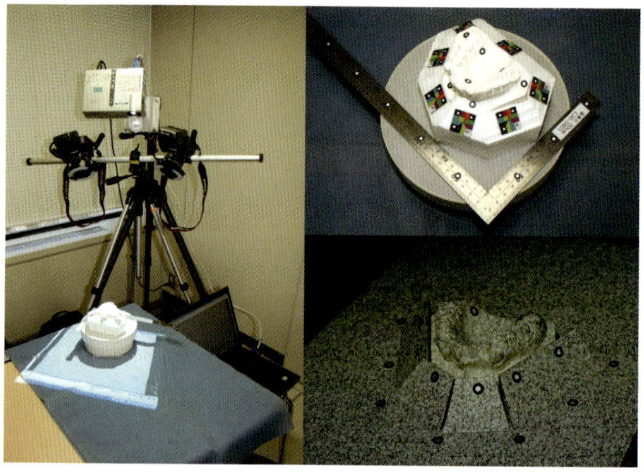

**그림 4.** 스테레오 카메라 방식. 2대의 카메라로 사진을 촬영해 대응하는 점의 좌표를 삼각측량과 마찬가지로 계산한다.

치해, 거리 측정 지점까지의 사이에서 이루는 각도로부터 거리를 계산하는 스테레오 방식이 이용된다.

## 2. 패시브 방식(수동형)

패시브 방식이란 계측 대상으로부터 얻을 수 있는 신호만을 분석해 측정하는 방법으로, 광학식 계측법이라면 태양광 등의 환경광에 의해 그려진 대상물의 이미지로부터 삼차원 데이터를 수집하는 것으로, SFX 방식이나 스테레오 카메라 방식이 여기에 해당한다(그림 4).

SFX 방식이란 shape from X(X에는 포커스, 텍스처, 모션, 셰이딩 등이 있음)의 약어로, 물체 표면에 조사된 빛이 초점이 맞은 상태와 맞지 않은 상태 사이에서 콘트라스트가 변화하는 것(초점 측정; focusing measure)을 이용해 대상까지의 거리를 구하기 때문에, 단안(monocular: 카메라 1대)으로도 입체 형태를 검출할 수 있는 방법이다. 그러나 색조의 변화만으로는 미세한 거리를 측정하는 데 한계가 있으므로, 고정밀 측정 방식으로는 이용되지 않는다. 한편 스테레오 방식은 여러 방향에서 촬영한 이미지로부터 대응하는 점을 찾아내 그 위치 관계의 차이로부터 삼각측량 방법으로 데이터를 수집하는 방식인데, 그림자가 생기는 부분(가늘고 움푹한 곳)이 있으면 둘 사이 이미지 위에서 대응점을 찾지 못해 데이터가 누락될 때가 있다.

또한 일반적인 카메라에서 이용되는 위상차 자동초점도 패시브 방식에 포함된다(그림 5). 이 방식에서는 렌즈를 통해 분할된 이미지가 센서 위에서 얼마나 떨어진 위치에 상을 맺는지를 분석하는데, 카메라의 경우에는 상이 맺히는 곳(필름이나 CCD) 위에 초점이 맞도록 촬영 렌즈를 움직이고, 삼차원 측정(특히 거리 측정)의 경우는 센서 위의 위치를 그대로 거리로서 인식할 수 있다. 보통

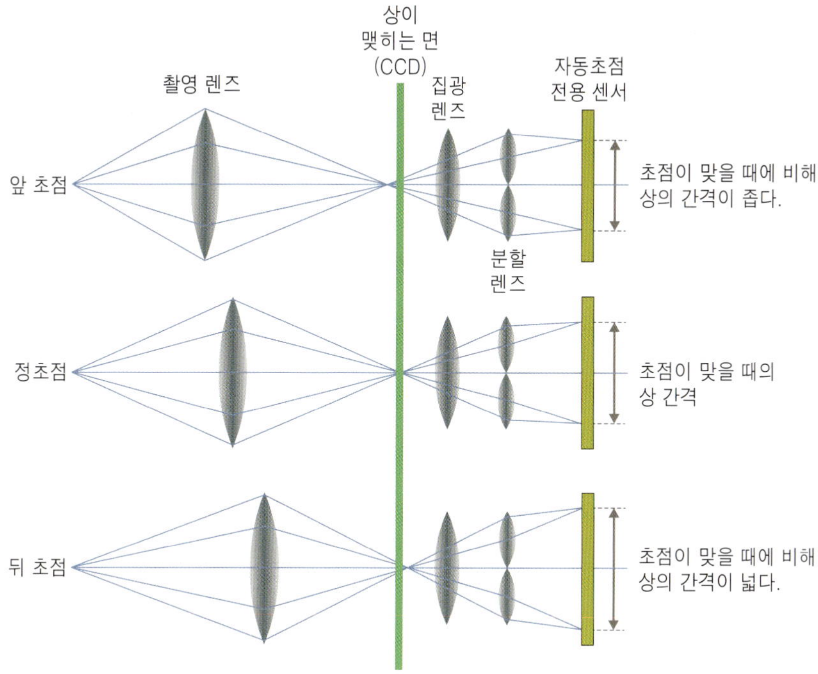


**그림 5.** 위상차 자동초점의 구조.

패시브 방식에서는 이런 상의 형태(이미지 위의 대응하는 형태나 점)로 거리를 판단하는데, 충분한 빛을 얻을 수 없는 경우에는 보조적인 빛을 투영해 형태를 인식하게 된다. 따라서 대상물에 어떠한 에너지(레이저나 가시광선 등)를 조사해, 그 반사 에너지를 계측하는 시스템이 이용된다. 특히 구강 내 등의 어두운 환경에서는 다음에 서술하는 액티브 방식이 절대 조건이 된다.

## 3. 액티브 방식(능동형)

계측하는 대상에 빛이나 전파 등의 에너지를 조사해 그 반사 에너지를 계측하는 방법으로, 패시브 방식과 비교하면 계측장치는 대규모가 되지만 공간 분해능이 뛰어난 것이 특징이다. 액티브 방식에서는 레이저 등 위상을 갖춘 가간섭성(coherence)이 있는 빛이 이용된다(그림 6).

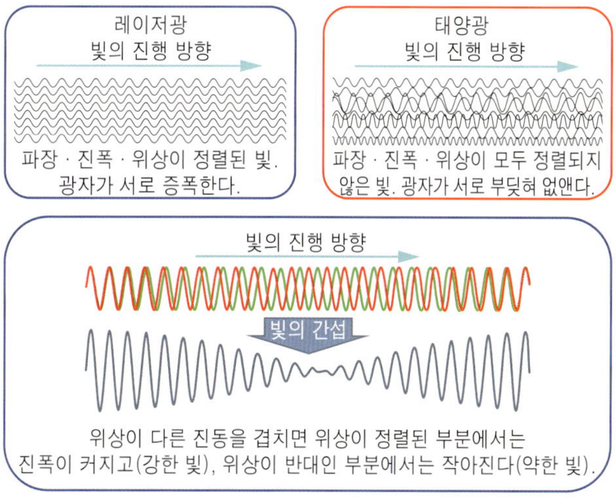


**그림 6.** 가간섭성(coherence)이 있는 빛의 특징.

빛은 전자파의 하나로, 광자라고 불리는 입자가 다양한 파장으로 물결치면서 진행하는 것으로서, 일반적으로는 380~760nm의 파장을 가지는 가시광선을 가리킨다. 태양광(백색광이라고도 부름) 등은 모든 파장의 가시광선이 혼합되어 있으므로 서로 부딪혀 없애 무색투명으로 보이지만, 한정된 파장의 빛뿐이라면 단일 색이 된다(380nm 근처에서는 보라색, 470nm는 파란색, 760nm는 빨간색).

다만 같은 파장의 광자여도 진동의 위상이 정렬되지 않으면 서로 부딪혀 없애기 때문에 그 에너지는 약해지기 쉽다. 그에 비해 위상의 정렬된 레이저광은 진동의 상·하 움직임도 정렬되어 있으므로, 서로 간섭하지 않아 약해지거나 산란이 일어나기 어려운 것이 특징이다.

### 1) 삼각측량 방식

액티브 방식 계측의 대표적인 것으로는, 레이저를 조사하고 그 반사광을 PSD 센서나 CCD 카메라에서 받아들여 삼각측량의 원리를 응용해 거리를 산출하면서 주사해 가는 방식이 있다(그림 7). 또한 줄무늬나 점 패턴 등을 투영하고, 계측 대상의 형태에 따라 변형된 투영상을 해석함으로써 삼차원 형태를 계측하는 방식도 있다. 이렇게 빛을 투영하는 방식의 경우는, 앞의 스테레오 카메라 방식에서도 서술한 것처럼 광원과 수광부 사이에 일정한 열림이 있어, 그 중 어느 쪽이 차단되어 버리면 데이터 수집 자체를 할 수 없게 되기 때문에 다양한 방향에서 주사하고 매칭(중첩)시키도록 고안이 되어 있다. 그러나 아무리 주사시켜도 좁은 틈새는 삼각측량으로 계측할 수 없으므로, 이런 문제를 회피하기 위해서는 동축 방식의 공초점법이나 광간섭법이 이용된다.

### 2) 공초점 방식

공초점 방식은 광원에서 나온 빛이 빔 스플리터(beam splitter, 반투명 거울)에서 광축을 바꿔 계측 대상물의 표면에 투영되고, 거기에서 반사해 와서 대물렌즈와 집광렌즈를 통해 센서에 돌아오는 빛을 파악하는 방식이다. 그때 센서 앞면의 초점이 맞아야 하는 위치에 계측 대상 표면에 투영되는 빛과 같은 크기의 구멍이 뚫린 막(공초점 핀홀)을 두어, 초점이 맞는 장소의 빛만을 검출할 수 있게 된다(그림 8).

실제로는 빛을 투영한 면 안에서 초점이 맞는 곳만 콘트라스트가 높은 상태가 되기 때문에, 그 상태에서 대물렌즈와의 위치 관계로 거리를 판정한다. 그리고 대물렌즈를 주사시켜 초점이 맞는 위치(초점)를 변화시키기 때문에, 이 대물렌즈와의 위치 관계로 투영면과의 거리를 측정해 입체 형태를 구성할 수 있다.

### 3) 광간섭 방식

광간섭 방식은 홀로그래피법을 사용한 것으로, 크게 두 가지로 나눌 수 있다. 하나는 투영광을 2개의 빛으로 나누어, 계측 대상에서 반사해 돌아오는 빛과 반사경을 통해 돌아오는 빛의 광로차(빛이 돌아오기까지의 비거리 차이)로 인한 파장의 차이에 의해 생기는 간섭무

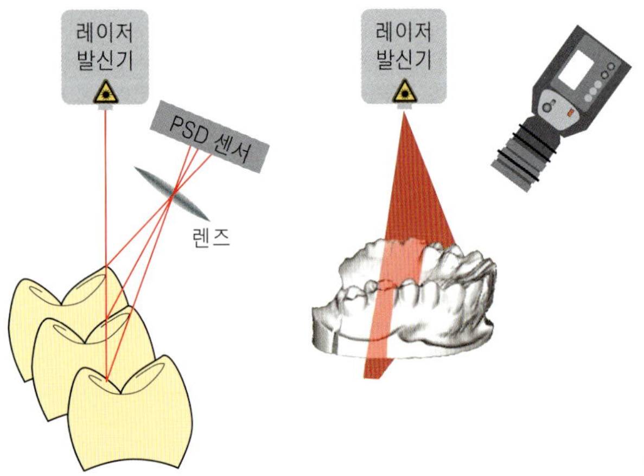


**그림 7.** 삼각측량 방식. 계측 대상에서 반사되어 온 빛이 렌즈를 통과해 PSD(position sensitive device) 센서나 CCD에 도착한 곳에서 거리를 판별한다. 치과기공용 스캐너에서는 모아레 패턴광을 투영해 삼각측량 방식으로 계측하는 것도 있다.

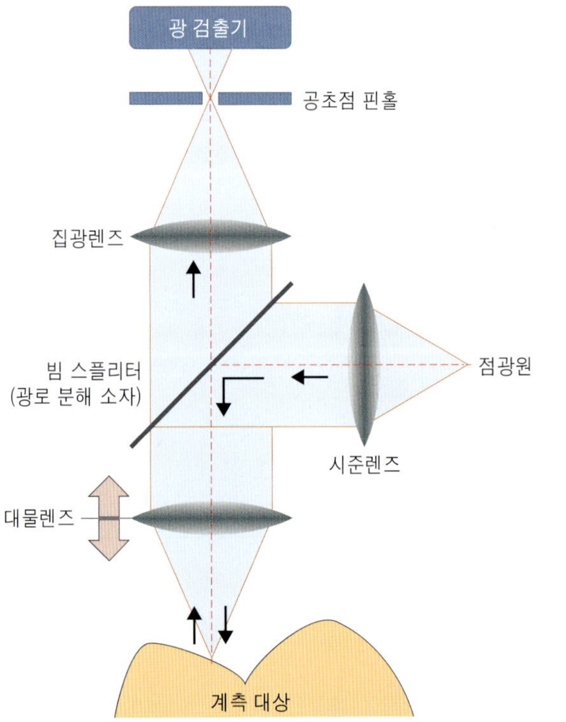


**그림 8.** 공초점 방식(confocal). 공초점법에서는 대물렌즈를 주사시켜 거리를 계측한다. 이런 기구를 마이크로렌즈 어레이 혹은 DLP 광원, 고화질 CCD로 치환함으로써 병렬 처리가 가능해진다.

늬(홀로그래피)의 형태로부터 거리를 산출하는 '마이켈슨(Michelson) 형식'(그림 9)이고, 다른 하나는 복굴절 특성을 가진 결정에 입사하는 빛의 각도에 의해 비추어지는 홀로그래피의 모양이 변화하는 '코노스코픽 홀로그래피(conoscopic holography) 형식'이다(그림 10).

### 4) 그 외의 방식

모아레 방식을 응용한 것으로는, 같은 간격(pitch)의 줄무늬를 미세한 각도로 교차시켜 투영할 때, 계측 대상의 거리에 따라 줄무늬의 중복 상태가 변하고 반사해 오는 빛의 강도에 차이가 나는 것을 이용해 거리를 측정하는 방식(그림 11)이나, 간격(pitch) 크기가 다른 줄무늬를 연속으로 투영하면서 계측 대상의 표면 형태에 빛으로 등고선을 그리게 하는 삼각측량 방식이 있다. 그리고 구면수차나 색수차가 일어나는 렌즈를 이용해, 일그러짐이나 색 차이의 상태로부터 대물렌즈로부터 계측 대상까지의 거리를 측정하는 방식도 있다(그림 12).

이들 여러 방식 중 어느 것이라도 다양한 패턴광을 구성하거나, 렌즈를 구동시키거나, 때에 따라서는 애퍼처 그릴(aperture grill)을 회전시키면 구조가 매우 복잡해진다. 이런 다양한 기기를 작은 구강 내 스캐너 안에 조합해 넣을 수 있게 된 것은 산업계의 MEMS(micro electro mechanical system) 진보에 힘입은 부분이 크다(그림 13).

## 구강 내 스캐너에 이용되는 계측 방법

해외에서는 많은 종류의 구강 내 스캐너가 판매되어 이용되고 있지만, 일본에서는 약기법 승인의 문제도 있어 현재 일본에서 승인번호를 받아 판매되는 구강 내 스캐너와 각각의 특징은 표 2와 같다.

### 1. CEREC® AC Omnicam

CEREC 시스템에서 스캐너 부위의 구조(계측 방법)는, 1990년대 후반에 발매된 CEREC 2와 CEREC 3에서는 패턴 투영에 의한 삼각측량 방식이었지만[3], CEREC AC Bluecam이 되면서 공초점법이 더해졌다고 생각된다[4].

또한 Omnicam에서는 계측을 위한 광원을 청색 펄스광으로 하면서, 백색 광원에 의한 컬러 이미지도 입력할

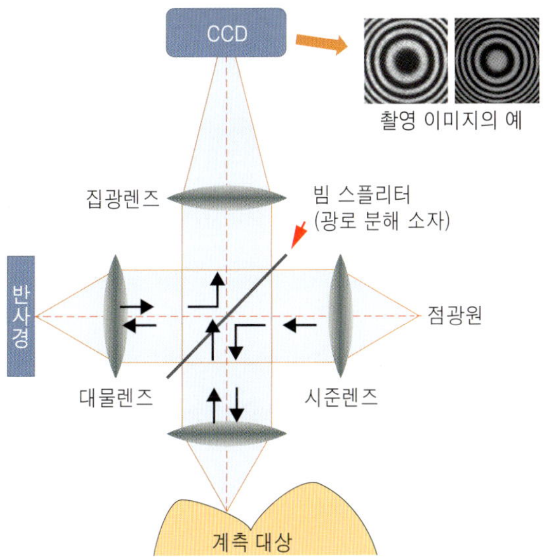


**그림 9.** 2광속간섭 방식(마이켈슨 형식). 2광속간섭 방식에서는 계측 대상에서 반사되어 온 빛과 반사경에서 빛을 합성할 때 생기는 간섭무늬로 거리를 측정한다.

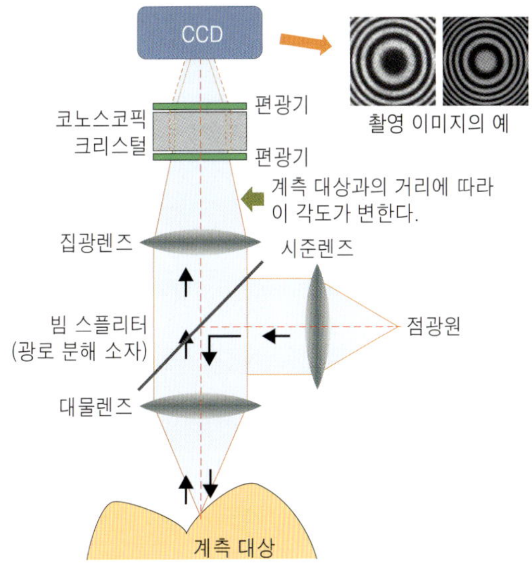


**그림 10.** 광간섭 방식(코노스코픽 홀로그래피). 집광렌즈를 통해 코노스코픽 모듈에 도달한 빛은 편광기에 의해 서로 직교하는 2개의 빛으로 형성된다. 방해석 등의 복굴절 특성을 가진 결정을 통과하는 사이에 한쪽의 빛이 느려지고, 다시 편광기를 통과해 2개의 빛이 합성될 때는 그림의 예에 보이는 간섭무늬가 된다. 계측 대상과의 거리에 따라 줄무늬 간격이 변한다.

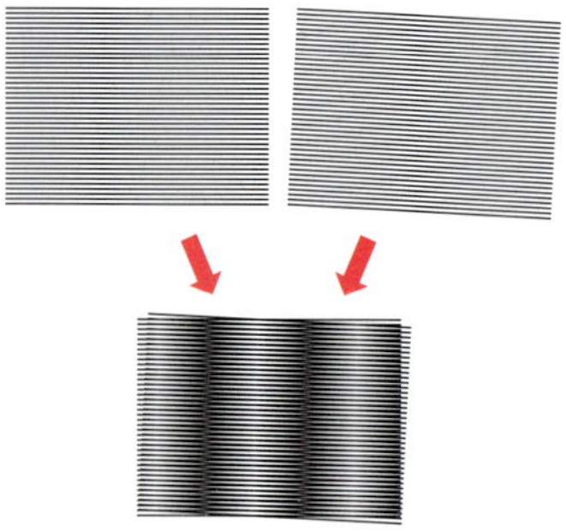

그림 11. 모아레(moire) 방식. 같은 간격(pitch)의 줄무늬를 미세한 각도로 교차시켜 투영하면 특이한 줄무늬가 생긴다. 이것은 계측 대상과의 거리에 따라 변한다.

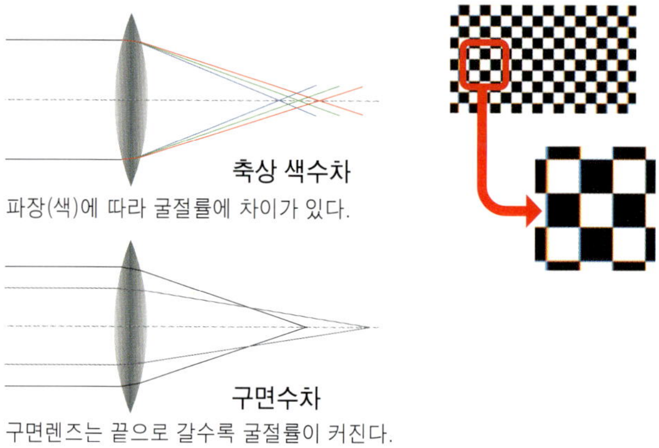


그림 12. 각종 수차의 특징. 카메라의 렌즈 등은 이러한 수차를 비구면렌즈나 요철렌즈를 조합해 회피한다. 단파장의 레이저광에서는 이러한 수차가 나타나지 않는다.

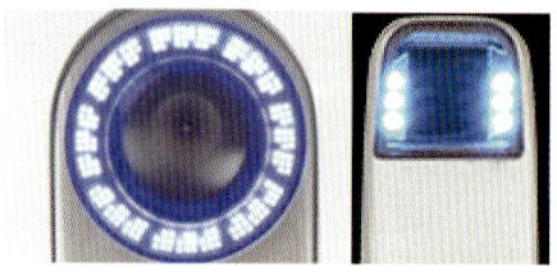

3M™의 COS나 True Definition Scanner에 이용되는 청색 펄스광 LED

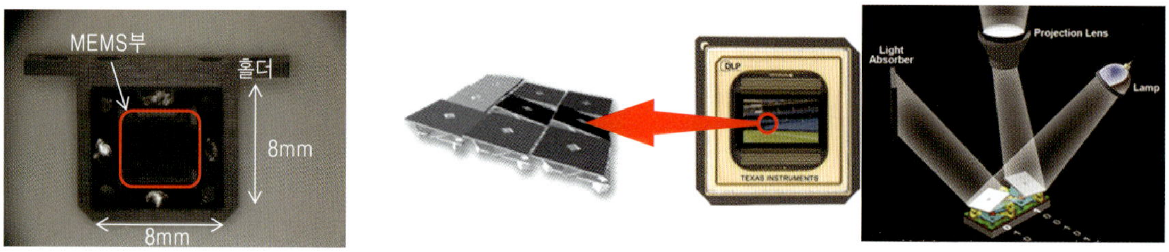


MEMS
(Micro Electro Mechanical System)
미세화한 기계 요소 부품이나 센서, 전자회로 등을 하나의 실리콘 기판 위에 집약한 디바이스.

DMD
(Digital Micromirror Device)
(출처: Texas Instruments 카탈로그)
거울의 on/off를 매초 수천 회의 고속으로 바꿀 수 있는 디바이스. 거울 크기는 5~10㎛mz.

DLP
(Digital Light Processing)
DMD라는 극소 거울이 늘어서 있는데, 그 on/off로 패턴광을 구성하기 위한 칩. 프로젝터 등에도 이용된다.

그림 13. LED의 미세화나 MEMS의 등장으로 기기의 소형화가 가능해졌다.

수 있게 되었다.

## 2. iTero® Element

2007년 무렵에 발표된 iTero 디지털 인상 시스템(Cadent LTD)에서는, 평행 공초점 이미지 처리 기술(parallel confocal imaging technique)을 이용하고 있어 적색 레이저로 그린 특정의 패턴을 계측 대상에 조사하고, 편광기를 통해 반사해 온 빛으로 초점 거리를 측정하므로 파우더 없이 데이터를 수집할 수 있다고 주장했다. 2011년에는 Align Technology사가 Cadent사를 매수해, 마우스피스형 교정장치 invisalign용 인상채득 장치로서 일본에서 약기법 미승인인 채로 일부 얼리어답터(early adopter)※ 선생님들이 이용해 왔다. 그 후 2017년 7월에 약기법 승인을 받아 판매가 시작된 iTero Element에서는, 컴퓨터나 주변 회로의 향상으로 1초 동안에 20회를 스캔할 수 있도록 고속화되었다.

※마케팅 용어로 '초기 사용자'를 뜻함.

**표 2.** 일본에서 2급 승인을 취득한 디지털 인상채득 장치(2019년 2월 현재)

| 구강 내 스캐너 | 제조사 | 계측 방법 | 광원 | 이미지 형식 | 파우더 코팅 |
|---|---|---|---|---|---|
| CEREC AC Omnicam | Dentsply Sirona(독일) 판매: Dentsply Sirona, Morita | 액티브 삼각측량과 공초점법 | 청색 가시광 | 복수 이미지 중첩 | 산화타이타늄 파우더 |
| **→Omnicam** | | | 청색 가시 펄스광 | 비디오 영상 | 필요 없음 |
| iTero **→iTero Element** | Cadent LTD(이스라엘) → Align Technology, Inc.(미국) 판매: Align Technology Japan | 평행 공초점법 →3D 레이저 스캔 | 적색 레이저 | 복수 이미지 중첩 | 필요 없음 |
| E4D **→PLANMECA PlanScan** | D4D Technologies, LLC(미국) →PLANMECA 판매: GC | 광간섭 단층법(삼각측량)과 공초점법 | 적색 레이저 | 복수 이미지 중첩 | 필요 없음 |
| Lava™ C.O.S. | 3M ESPE(미국) 판매: 3M Healthcare Japan | 3개의 이미지 센서로 액티브 파형 샘플링 | 청색 가시 펄스광 192개의 LED 광원 | 비디오 영상 | 산화타이타늄 파우더 |
| **→3M™ True Definition Scanner** | | 카메라에 의한 3D in motion | 6개의 LED 광원 파장 465nm의 LED | | |
| TRIOS®→TRIOS Color **→TRIOS3 Oral Scanner** | 3Shape A/S(덴마크) 판매: Shofu, Daishin Trading, Asahi Roentgen, Kyocera | 공초점법 | 백색 LED | 복수 이미지 중첩(HD 카메라) | 필요 없음 |
| Trophy 3DI system(CS3500) **→3DI Pro(CS3600)** | Carestream Dental, LLC.(미국) 판매: Yoshida (Trophy Radiologie Japan) | 액티브 3D 비디오카메라로 샘플링 | 황, 청, 녹, UV의 일루미네이션 LED | 복수 이미지 중첩(CS3500) 비디오 영상(CS3600) | 필요 없음 |
| **Aadva IOS** | GC | 2대의 카메라로 스테레오 촬영과 구조화 투영법 | | 복수 이미지 중첩 | 필요 없음 |

## 3. PlanScan®

2008년에 미국 시장에서 판매가 시작되어 2009년의 IDS(독일 쾰른에서 2년에 한 번 개최되는 국제 덴탈 쇼)에서 처음으로 유럽에 진출해 온 E4D 시스템은, 적색 레이저를 사용한 삼각측량과 OCT(Optical Coherence Tomography: 광간섭단층법) 센서에 의한 공초점법의 측정 원리를 이용하고 있어, 파우더 없이 스캐닝할 수 있게 했다. 이 시스템은 맨 처음 미국의 HENRY SCHEIN이 협력 기업으로서 개발을 보조하고 있었지만, 현재는 핀란드의 PLANMECA가 파트너로서 개발·판매를 하고 있으며, CAD/CAM 시스템 PLANMECA FIT™의 일부로서 PlanScan®이 판매되고 있다. 그리고 일본에서는 GC가 판매·지원을 하고 있다.

## 4. 3M™ True Definition Scanner

2009년 IDS에서 3M이 Lava COS를 발표했다. 발표 시점에서는 치열 전체의 삼차원 데이터를 수집할 수 있는 대신, 정밀도가 요구되는 CAD/CAM 용도라고는 주장하지 않고 어디까지나 환자 설명용 입체 구강 내 카메라로서 보도되고 있었지만, 그 후 곧바로 디지털 인상채득용 스캐너로서 이용이 시작되었다. 특히 자료[5]를 보면 계측 방법은 액티브 파형 샘플링(active wave-front sampling)이고, 앞에서 설명한 위상차 자동초점의 분할 렌즈를 축외 조리개 구조(이미지로서는 작은 렌즈가 묻

힌 구멍이 있는 원반)로 하고 이것을 펄스광과 동기시키면서 회전시켜 실시간으로 초점이 맞는 위치를 찾는 방식이었다(그림 14).

또한 Lava COS는 그때까지 CCD 카메라로 얻을 수 있는 사진 이미지를 토대로 삼차원 데이터를 구축하는 방식이 대부분이었던 것을, 새롭게 비디오 영상으로서 데이터를 수집하는 방식으로 바꾼 것으로 더 고밀도인 데이터를 샘플링할 수 있게 되었다. 그러나 2013년에 Lava 시스템으로서의 CAD/CAM 기기 판매가 끝났기 때문에 Lava COS는 일본에서 판매되지는 않았지만, 그 후 명칭을 3M™ True Definition Scanner로 바꾸어 더 소형화한 구강 내 스캐너가 등장했다. 3M™ True Definition Scanner는, 그때까지 Lava COS에서 이용하고 있었던 3안식 이미지 센서에서 단안식 이미지 센서로 변화시키고, 광원도 192개의 LED에서 6개의 LED로 변화시켰을 뿐만 아니라, 삼차원 데이터의 수집 방법도 앞에서 설명한 조리개 기술에서 독자적인 3D in motion(계측 대상점의 움직임으로부터 삼차원 데이터로 변환함) 방식으로 진화시켰다.

현재 발매되고 있는 구강 내 스캐너 중에서는 유일하게 파우더 사용이 필수이지만, 이것은 파우더의 살포 상태를 마커 대신으로 주사하는 의미가 강하다고 생각된다.

## 5. TRIOS®3 Oral Scanner

2011년 IDS가 개최되자 그때까지 기공용 스캐너 부문에서 높은 시장점유율을 쌓기 시작하던 3Shape가 TRIOS를 발표하였는데, 2년 후인 2013년에는 컬러 이미지로 출력할 수 있게 되었고, 2015년에는 보다 소형화·고화소화가 진행되어 2017년의 IDS에서는 드디어 무선화되는 등 끊임없이 진보하는 중이다.

TRIOS3 Oral Scanner는 LED 광원에서 나온 패턴 투영상을 공초점 방식으로 삼차원 데이터로 수집하고 있지만, HD 화질(1280×870픽셀)의 CCD를 이용하고 있어서 3차원의 스캐닝과는 별도로 색조를 측정해, 삼차원 구축 이미지에 색조를 측정할 때의 컬러 사진을 texture mapping(사진의 붙이기) 할 수 있게 되었다[6]. 2012 연말 무렵부터는, CEREC AC Omnicam으로 대표되는 것처럼 색채화된 이미지를 texture mapping으로 출력할 수 있게 되어, 구강 내 스캐너가 보철물 제작 이외의 용도로도 활용의 폭을 넓혔다.

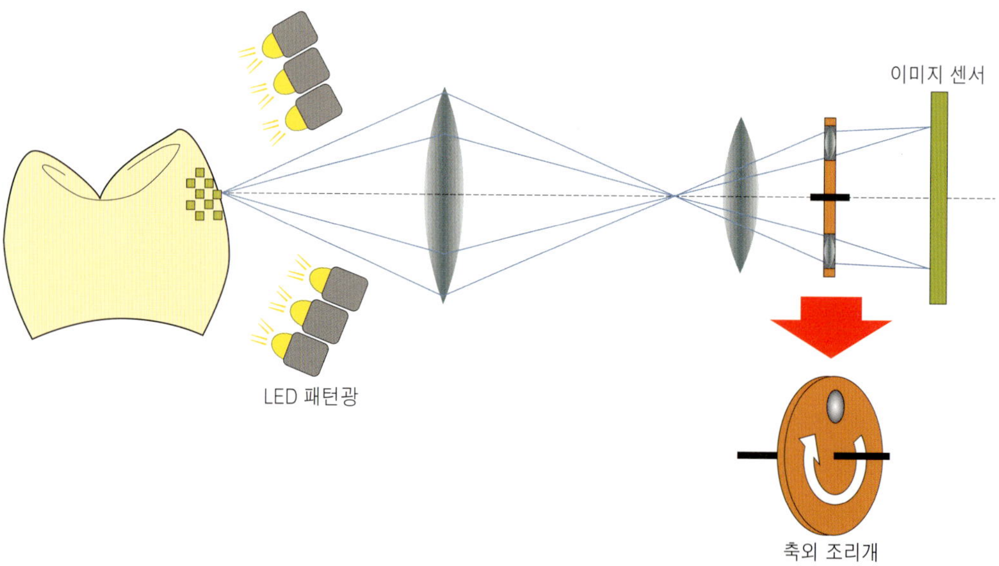


**그림 14.** 액티브 파형 샘플링(active wave-front sampling)의 구조. 청색 LED 펄스광을 투영하면서 그것과 동기시켜 회전하는 축외 조리개를 통해 이미지 센서로 돌아온 빛의 위치로부터 거리를 산출한다.

### 6. Trophy 3DI Pro α(CS3600)

Trophy 3DI system은 가장 늦게 시작한 시스템이지만, 구강 내 스캐너는 미국의 Carestream이 2013년의 IDS에서 처음으로 발표한 것으로 그 단계에서 이미 출력 데이터는 컬러화되어 있었다. 또한 카탈로그 등에는 기재되어 있지 않지만, Trophy 3DI Pro α(CS3600)에서는 계측 방법으로 3D 비디오카메라를 이용한 스테레오 이미지 샘플링이 사용되었다[4].

### 7. Aadva IOS

Aadva IOS는 맨 처음 '기공용 CAD/CAM 시스템'의 1급 기기로서 약기법 승인을 받았지만, 이제는 2급 승인을 받아 구강 내에서도 이용할 수 있게 되었다. 삼차원 데이터의 수집 원리는 패턴광을 투영하면서 2대의 카메라로 촬영하는 스테레오 카메라 방식이다.

## 구강 내 스캐너 사용의 주의점

### 1. 조작의 주의점

모형을 대상으로 삼차원 좌표를 계측하는 기공용 스캐너에서는 모형을 두는 스테이지 자체가 고정된 삼차원 공간의 좌표여서, 스테이지 위에서 모형을 떼어 내지 않는 한 원점 위치가 바뀌는 일은 없다. 그 때문에 부위마다 서로 이어 붙일 필요도 없고, 모형의 끝에서 끝까지 계측해도 원점 좌표가 틀어지는 경우는 없다. 한편 구강 내 스캐너를 이용한 삼차원 데이터의 수집에서는 스캐너 자체 또는 계측 대상인 구강 내가 고정되어 있지 않기 때문에, 계측된 데이터를 차례차례로 중첩하면서 형태가 일치하는 장소를 찾아 이어 붙일 필요가 있다.

예를 들면, 3M™ True Definition Scanner는 1초 동안에 20장의 이미지를 촬영한다고 주장하고 있어, 그 이미지들로부터 실시간으로 삼차원 좌표 데이터를 추출해 이어 붙여 가려면 초당 몇만 점의 데이터를 처리할 필요가 있으므로 PC 측에 상당한 처리 능력이 필요하다. 특히 서로 이어 붙이기 위해서는 최소 제곱법 등의 연산 처리를 통해 데이터를 최적화할 필요가 있지만, 대응하는 완전히 같은 좌표가 반드시 등장한다고는 할 수 없어서 서로 이어 붙일 때마다 계산 오차가 발생해 버린다.

CEREC AC Omnicam의 경우도 한 화면의 독해 영역은 10×15mm이고 독해 속도는 18fps이므로[7], 한 번에 입력되는 영역은 치아 1개 분량 정도이다. 거기에 계속해 데이터(겹치는 이미지)가 입력되어 오는 것은 1/18초 후인데, 계속해서 입력된 데이터가 손떨림이나 초점 흐림 등으로 부정확한 것이라면 오차를 거듭하게 되어, 연산 처리를 통해 최적인 위치로 변환할 수 없고 잘못된 좌표를 기록하게 된다. 그 후에도 이 잘못된 좌표에 다음 데이터를 중첩해 가기 때문에, 넓은 영역을 스캔하면 스캔할수록 오차는 커진다.

이런 오차의 축적뿐만 아니라 계측하는 스캐너 헤드를 급격하게 움직이는 등의 예측할 수 없는 동작이 일어나면, 스캐너에서는 위치를 판별할 수 없게 된다. 보통 구강

**표 3.** 여러 구강 내 스캐너의 데이터 송신 방법

| 구강 내 스캐너 | 데이터 송신 방법 | 데이터 형식 |
|---|---|---|
| 3M™ True Definition Scanner | 클라우드 서비스(Connection Center) | 클라우드에서 변환 |
| CEREC AC Omnicam | 클라우드 서비스(Sirona Connect) | 독자 형식과 STL |
| iTero Element | 클라우드 서비스(MyAligntech) | STL 혹은 PLY |
| PlanScan | --- | 열린 시스템 용도로는 STL |
| TRIOS3 Oral Scanner | 클라우드 서비스(TRIOS Inbox) | 독자 형식(3OXZ)과 STL |
| Trophy 3DI Pro α(CS3600) | 클라우드 서비스(Trophy Connect) | 독자 형식과 STL 혹은 PLY |
| Aadva IOS | --- | 열린 시스템 용도로는 STL |

내 스캐너에는 자이로센서 등이 탑재되어 있어 헤드가 보는 방향이나 동작 방향 등을 검출해 공간 좌표를 인식하도록 하는데, 거기에서 얻을 수 있는 위치 정보는 결코 정밀도가 높은 것은 아니고 대략 판정한 영역의 데이터로부터 다시 겹치는 부분을 찾아 연결하게 된다. 또한 치아 등의 중첩에 이용할 수 있는 특징적인 형태가 없는 무치악 부위에서는, 3M™ True Definition Scanner에서 필수로 하는 파우더와 같이, 마커가 되는 물질이 필요하다.

## 2. 데이터 파일의 주의점

구강 내 스캐너는 CAD/CAM 시스템의 입력장치로서 역할을 하지만 기존의 대부분에서 어디까지나 디지털 인상채득에 특화되고 있어, 보철물 등을 설계하는 CAD 소프트웨어가 표준으로는 딸려 있지 않다. 그 때문에 구강 내 스캐너로 데이터를 수집한 후 화면에서 지대치 등의 형태에 미비한 점이 없는 것을 확인하면, 네트워크를 통해 치과기공소에 데이터 묶음을 보내게 된다. 그때는 어떠한 클라우드 서비스를 이용해 파일을 주고받는다. 데이터를 받는 치과기공소는 자기가 가진 CAD/CAM 소프트웨어와 같은 형식의 파일이면 그대로 설계 작업에 들어갈 수 있지만, 형식이 맞지 않으면 변환 작업을 할 필요가 생긴다.

3M은 클라우드에서 이 변환 서비스를 제공하고 있고, 3Shape는 CAD 소프트웨어 측에서 주요 제조사의 형식을 읽어 들일 수 있도록 하고 있다(표 3). 초기의 CAD/CAM 시스템은 계측기부터 가공기까지를 하나의 시스템으로 개발했으므로, 같은 CAD/CAM 시스템 내에서만 데이터를 유통하는 닫힌(closed) 시스템이었다. 닫힌 시스템이면 적합성을 향상할 목적에서 도중에 블랙박스가 있어도 문제없이 제작 공정을 수행할 수 있었다. 그러나 현재의 구강 내 스캐너는 스캐너 제조사와 소프트웨어 제조사, 가공기 제조사 등에 정해진 것이 없으므로, 다양한 형식의 데이터 파일이 혼재해 버리면 효율이 낮아지고 만다. 또한 각 제조사가 열린(open) 시스템으로서 대응하는 STL 파일 형식은, 단지 1쌍의 삼차원 형태를 보존하는 파일 포맷에 불과하여서, 예를 들면 지대치, 교합채득, 대합치 등으로 데이터가 나뉘어 있으면 3개의 파일이 보존되고 있을 뿐이다(그림 15).

그러나 실제로 보철물 등을 설계하려면 부위의 정보나 제작물의 종류·재료·색조 등 매우 많은 정보, 이른바 기공 지시 등에 상당하는 부가 정보 파일이 필요하고 이 부분이 제각기 독자 형식이기 때문에, 그것을 주고받기 위

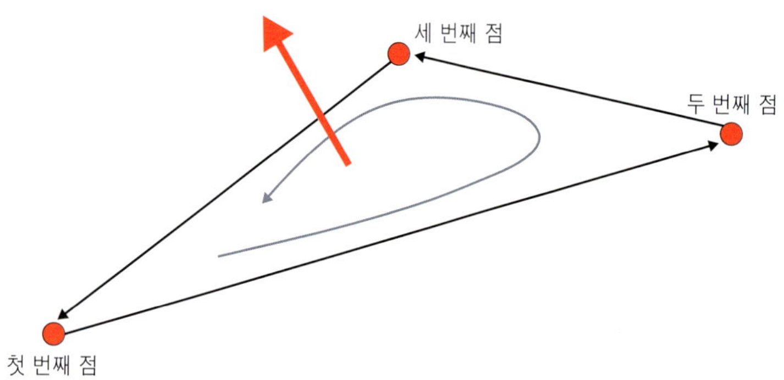


```
Solid 임의의 문자열
Facet normal x 성분값  y 성분값  z 성분값
Outer loop
Vertex x 성분값  y 성분값  z 성분값
Vertex x 성분값  y 성분값  z 성분값
Vertex x 성분값  y 성분값  z 성분값
End loop
End facet
Facet normal x 성분값  y 성분값  z 성분값
Outer loop
Vertex x 성분값  y 성분값  z 성분값
Vertex x 성분값  y 성분값  z 성분값
Vertex x 성분값  y 성분값  z 성분값
End loop
End facet
.
.
.
Facet normal부터 end facet까지가 하나의 면 구성
```

**그림 15.** STL 파일 포맷의 기본 구조(왼쪽)와 그 데이터 내용의 예(오른쪽). 3D Systems(미국)의 SLA CAD라는 설계 소프트웨어에서 이용되고 있는 적층 조형용 파일 포맷으로, 삼각형의 면법선 벡터와 각 정점의 좌푯값(x, y, z)이 나열되어 있어, 하나의 물체 모양을 표현할 수 있다.

한 변환 작업이 중요해진다. 부가 파일의 공통화에 관해서는, 2018년에 'ISO 18618 Dentistry-Interoperability of CAD/CAM systems(CAD/CAM 데이터의 상호 조작성)'가 발행되었으므로, 앞으로 이 규격에 따른 파일 형식이 채용되면 데이터 파일의 열린 시스템화를 진행할 수 있을 것이다.

## 마치며

치과용 CAD/CAM 시스템의 개발이 시작되고 나서 현재에 이르기까지 40년 이상의 사이에, 컴퓨터나 카메라 등 다양한 주변 기술이 급속히 진보해 지금의 구강 내 스캐너는 매우 고성능이 되었다. 그러나 주의점에서도 서술한 것처럼 사용하는 측의 지식이나 기술에 따라 출력되는 데이터가 다를 가능성이 있으므로, 앞으로 교육 현장에서도 구강 내 스캐너의 사용법에 관한 연습은 필수일 것으로 생각한다. 또한 현재 일본에서 보험 적용을 받는 CAD/CAM 크라운은 인상채득과 모형 제작이 필수이지만, 앞으로 이런 부분에서 생기는 기술적인 실수를 없애기 위해서도 구강 내 스캐너가 한층 더 보급되어 보험 적용을 받게 되기를 기대한다.

### 참고문헌

1) http://francoisduret.com/Accueil/index.php?option=com_content&view=article&id=130&Itemid=194
2) 吉澤　徹：最新光三次元計測 初版 第５刷. 31, 朝倉書店, 東京, 2012.
3) Brandestini, M., Moermann, W. H., inventors：Method and apparatus for the three dimensional registration and display of prepared teeth. US Patent 4837732；1989.
4) Schwotzer, A., inventor：Measuring device and method that operates according to the basic principles of confocal microscopy. US Patent 2007/0296959；2007.
5) Hart, D. P., Lammerding, J., Rohaly, J., inventors：3-D Imaging System. US Patent 2004/0155975 A1；2004, Aug 12.
6) Fisker, R., Öjelund, H., Kjær, R., Van Der Poel, M., Qazi, A. A., Hollenbeck, K. J., inventors：Focus scanning apparatus. International Publication WO 2010/145669 A1；2010, Dec 23.
7) 西澤省三：補綴臨床別冊／口腔内スキャナー入門（本書. 疋田一洋, 馬場一美 編）第３章 機種情報編 セレックACオムニカム. 120-123, 2019.

# 2. 구강 내 스캐너를 이용한 인상채득의 정확성

이와테의과대학 치학부 보철·임플란트학강좌
Hisatomo Kondo(近藤尚知)
Shota Fukazawa(深澤翔太)

## 구강 내 스캐너의 정확성(정확도, 정밀도)

구강 내 스캐너를 이용한 디지털 인상채득에 관련한 연구는 2013년 무렵부터 급격하게 증가하고 있다. 구강 내 스캐너를 이용한 인상채득에서 이른바 '정밀성'은 정확성(accuracy)이라는 지표로 평가된다. 그리고 정확성은 정확도(trueness) 및 정밀도(precision)의 2개의 지표로 구성된다(그림 1, 2). 정확도는 측정 대상물의 실제 치수에서 얼마나 벗어나 있는지를 나타낸다. '정확도가 높다'라는 것은 측정값이 대상물의 실제 치수에 가깝거나 대체로 같은 것을 나타낸다. 정밀도는 여러 차례의 측정 결과가 서로 어느 정도 가까운지를 나타낸다. '정밀도가 높다'라는 것은 측정의 재현성이 높은 것을 나타낸다. 다시 말해서 기기의 신뢰성이 높고 예지성이 높은 측정이 가능하다는 것이다. 평가를 하는 데 있어서 정확도와 정밀도의 2개 항목이 필요한 이유는, 비록 평균값이 기준값에 일치해도 불규칙하면 정확한 측정이 되었다고 말할 수는 없기 때문이다. 또한 편차가 작고 재현성이 높아도 진정한 값과의 차이가 크면, 데이터 자체의 존재 의의가 없어져 버리기 때문이다.

구강 내 스캐너를 이용한 디지털 인상법은 인상재나 석고와 같은 재료를 사용하지 않으므로 인상재의 변형, 석고의 팽창과 같은 재료에 기인하는 오차를 배제할 수 있다. 이들을 고려하면 디지털 인상법은, 이론적으로는 기존 방법보다 뛰어난 보철물 제작법이 될 수 있다고 생각한다. 이미 구강 내 스캐너에 관한 많은 보고가 있어, 기존 방법과 동등하거나 그것보다 양호한 정확성을 보여주고 있다[1,2]. 그러나 구강 내 스캐너가 만능이라는 의미가 아니라, 전악(full arch)이나 long span 브리지에 대해

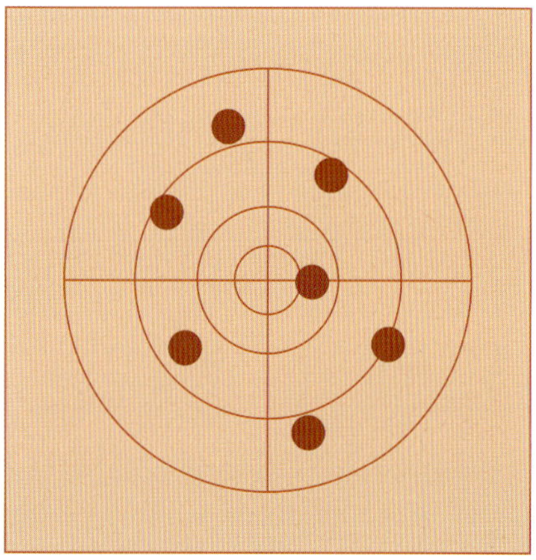

그림 1. 정확도(trueness): 평균값에서 어느 정도 차이가 있는가.

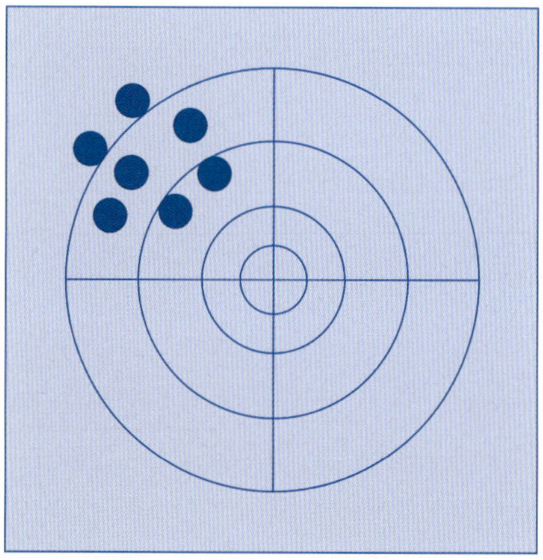

그림 2. 정밀도(precision): 전체 공정을 반복했을 때 어느 정도 재현되는가.

디지털 인상을 한 경우 정확성이 반드시 양호하지 않다는 보고도 있다[3].

여기서 모형실험 결과를 제시한다. 볼 지대주 사이의 거리가 다른 2개의 기준 모형을 각각 '기준 모형 A'와 '기준 모형 B'로 준비한다(그림 3). 이 기준 모형들을 사용해 구강 내 스캐너와 치과기공용 스캐너의 정확도와 정밀도에 대해 검증했다. 구강 내 스캐너로 Lava™ COS, 3M™ True Definition Scanner 제2세대(그래프에서는 TDS2로 표기), 3M™ True Definition Scanner 제3세대(그래프에서는 TDS3로 표기. 이하 같음), 3Shape TRIOS2를 사용했고, 치과기공용 스캐너는 KaVo ARCTICA Auto Scan을 사용했다. 결과는 기준 모형 A에 관해서는, 일부의 구강 내 스캐너를 제외하고도 정확도(trueness)에서 20㎛ 전후의 오차가 있었다. 정밀도의 오차에 관해서는 10㎛ 전후였다. 기준 모형 A보다 볼 지대주 사이의 거리가 먼 기준 모형 B는 오차가 증가하는 결과를 보였다(그림 4~7)[4].

또한 '기준 모형 C'를 제작해 거리를 한층 더 증가시켰을 때, 정확도와 정밀도가 어떻게 변화하는지를 조사했다(그림 8). 이 실험에서는 구강 내 스캐너로 3M™ True Definition Scanner 제3세대, 3Shape TRIOS2, 3Shape TRIOS3를 사용했고, 치과기공용 스캐너는 KaVo ARCTICA Auto Scan을 사용했다. 구강 내 스캐너에 의한 정확도와 정밀도는 볼 지대주 사이의 거리가 증가하는 것과 동시에 오차가 증가했다(그림 9~11).

또한 전악을 상정한 '기준 모형 D'를 제작해, 정확도와 정밀도가 어떻게 변화하는지를 조사했다(그림 12). 이 실험에서는 구강 내 스캐너로 3M™ True Definition

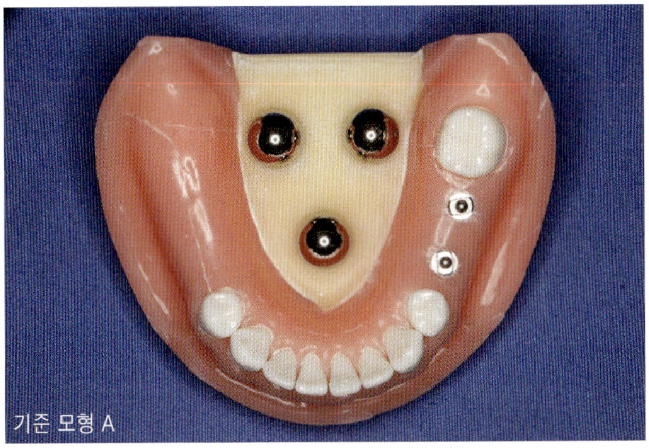


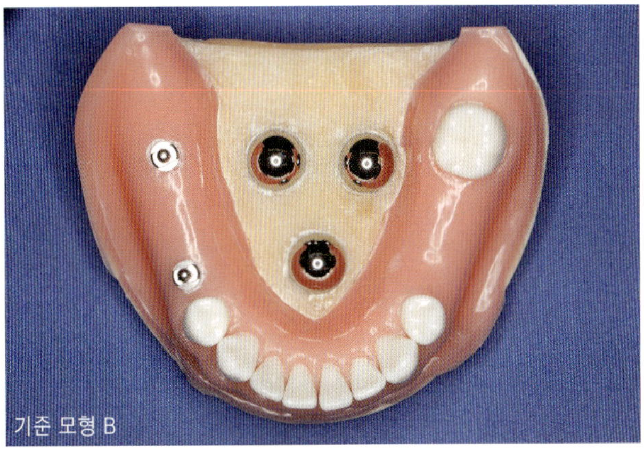


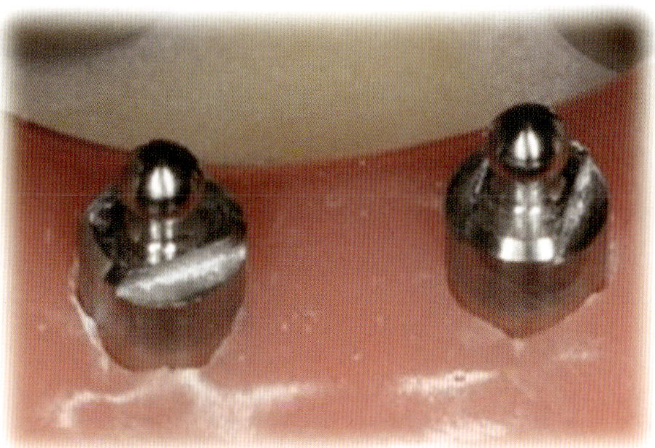

기준 볼 지름 10.0mm
임플란트 fixture: 지름 4.0mm×길이 10.0mm
MKIII Groovy RP, Nobel Biocare

**그림 3.** 실험에 사용한 기준 모형. A는 2개 치아 결손, B는 3개 치아 결손을 상정한다.

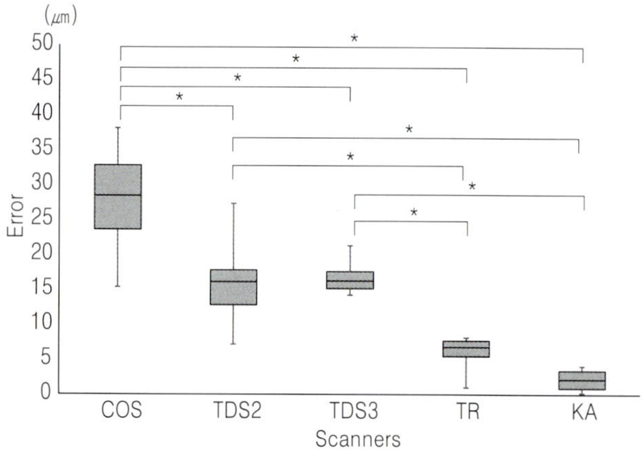


**그림 4.** 기준 모형 A의 정확도.

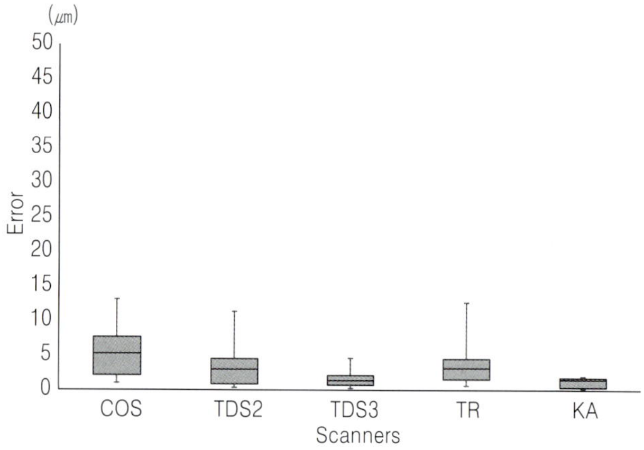


**그림 5.** 기준 모형 A의 정밀도.

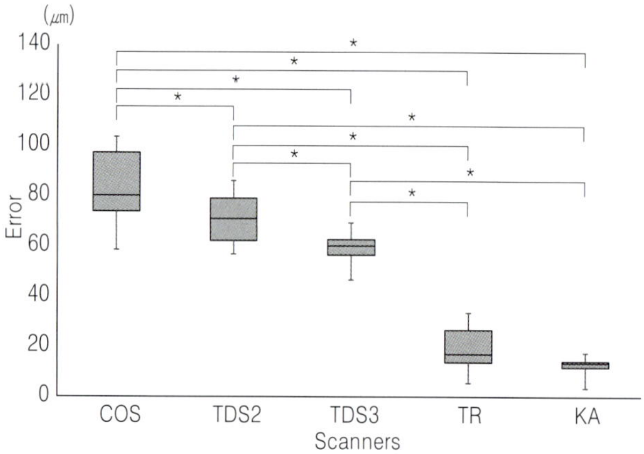


**그림 6.** 기준 모형 B의 정확도.

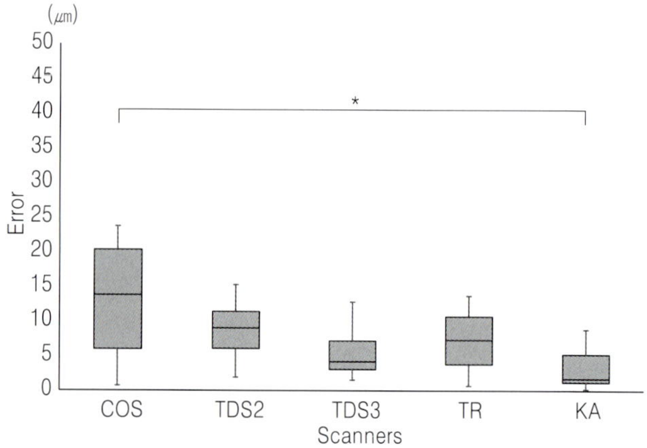


**그림 7.** 기준 모형 B의 정밀도.

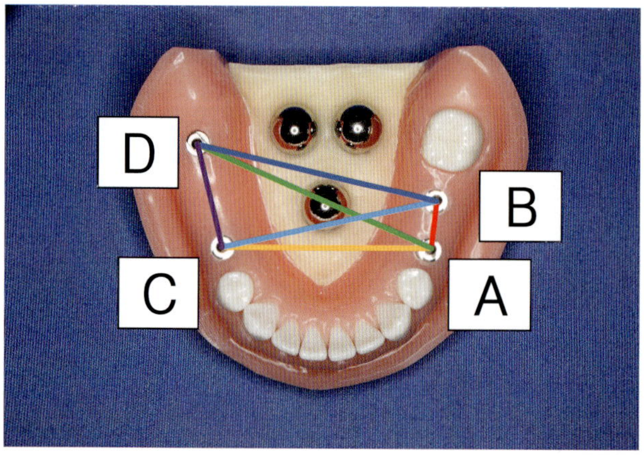


**그림 8.** 기준 모형 C. 거리를 더 길게 하면 정확도와 정밀도가 어떻게 변하는지를 실험했다(참고문헌[25]에서 인용).

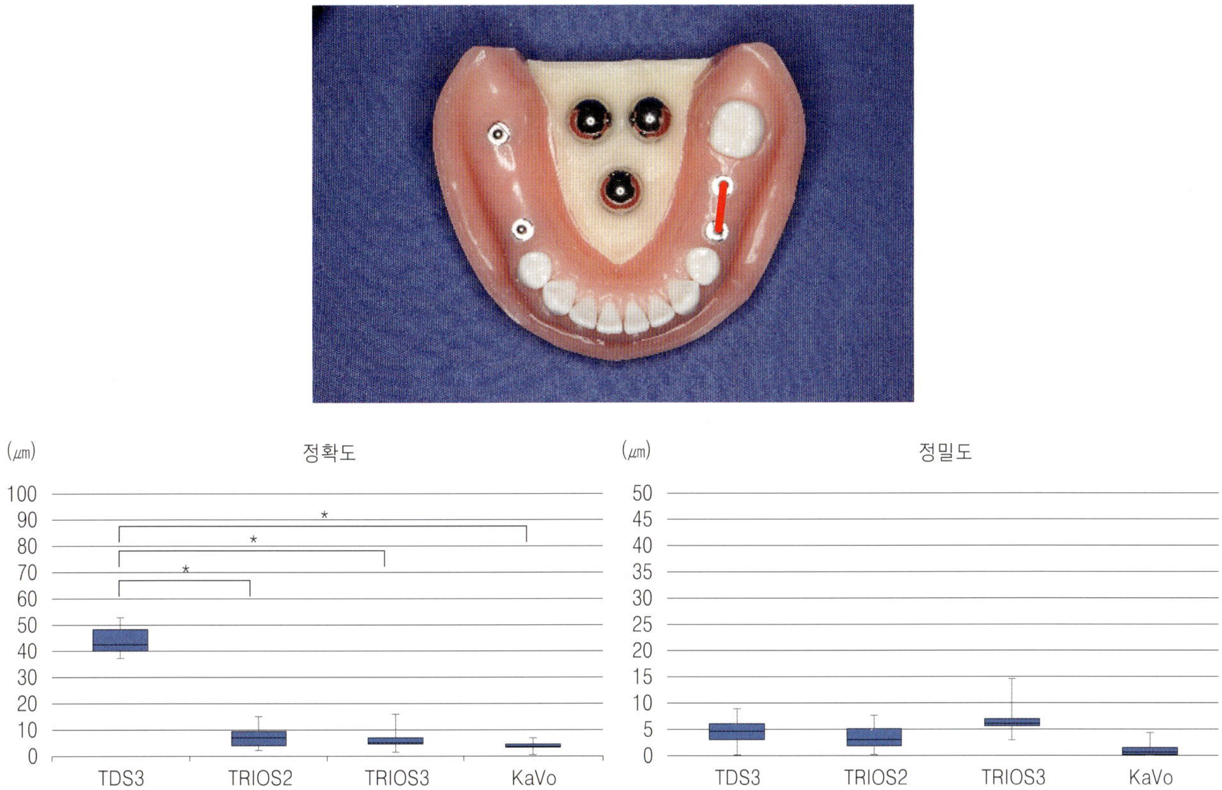


**그림 9.** 기준 모형 C에서 AB 사이의 정확도와 정밀도.

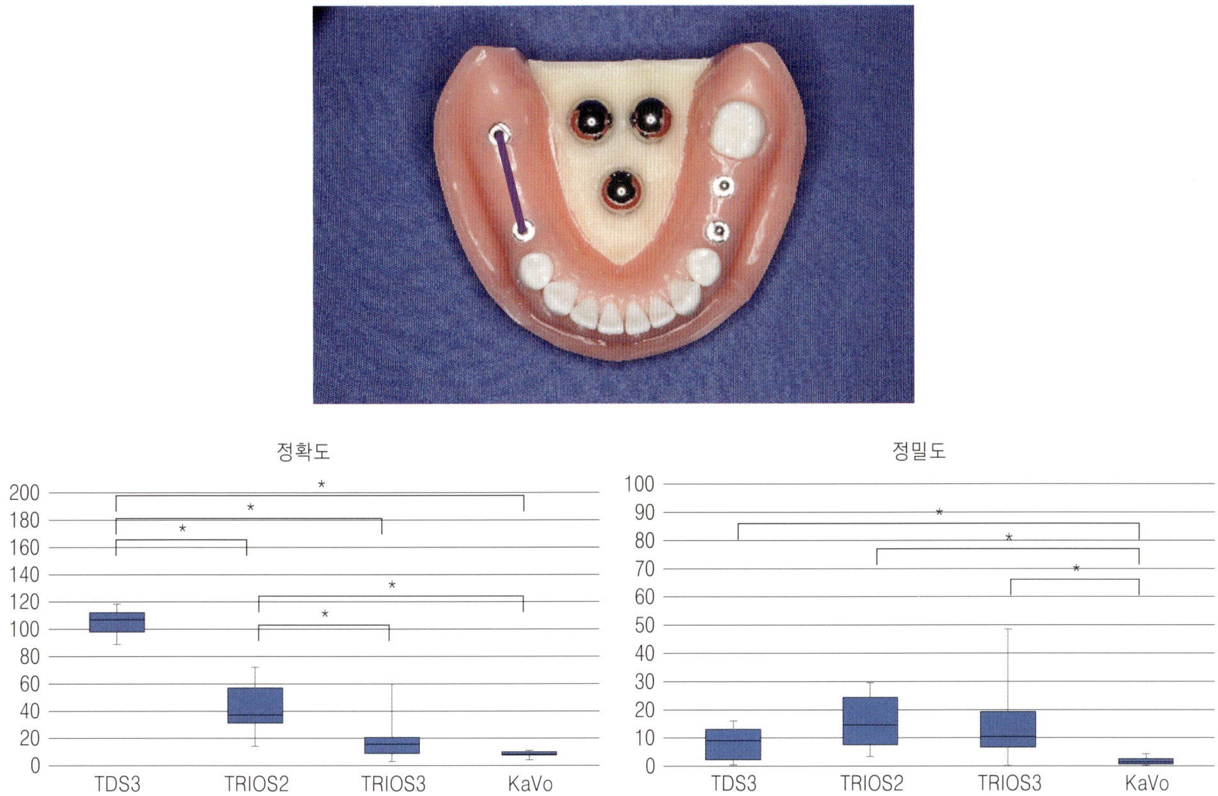


**그림 10.** 기준 모형 C에서 CD 사이의 정확도와 정밀도.

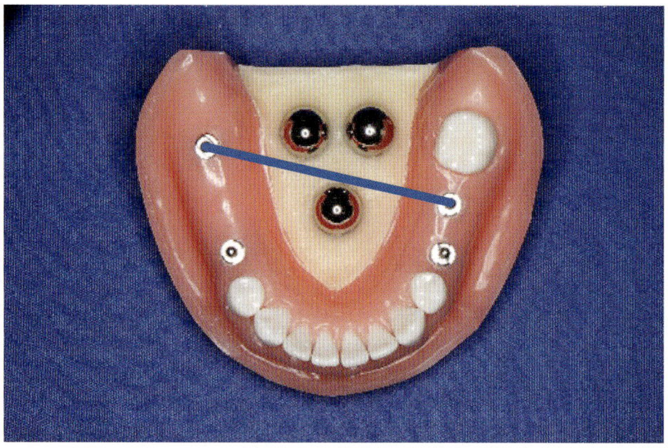

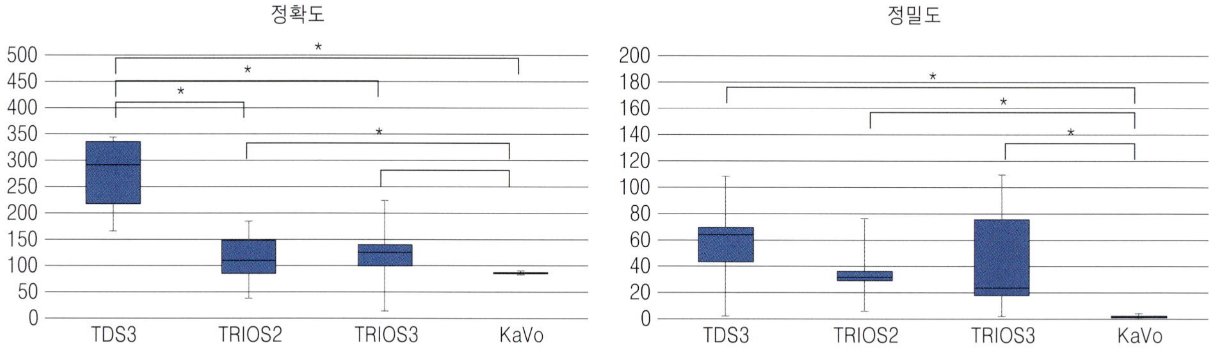


**그림 11.** 기준 모형 C에서 BD 사이의 정확도와 정밀도.

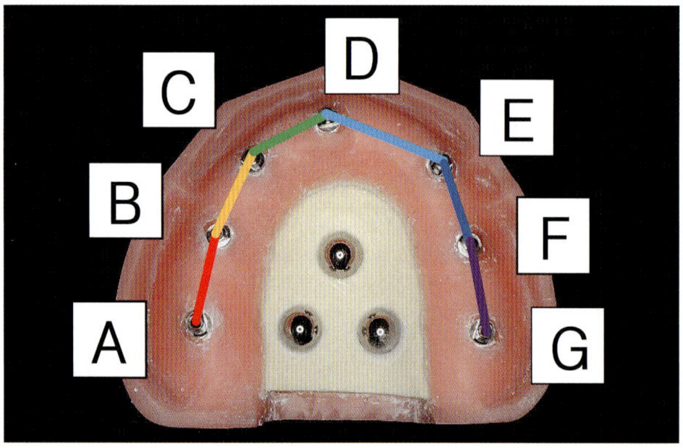


**그림 12.** 기준 모형 D. 무치악 임플란트 보철을 상정해 정확도와 정밀도가 어떻게 변화하는지를 실험했다(참고문헌[25]에서 인용).

Scanner 제3세대, 3Shape TRIOS3, Carestream CS3600을 사용했고, 치과기공용 스캐너는 KaVo ARCTICA Auto Scan을 사용했다. 구강 내 스캐너에 의한 정확도와 정밀도는 기준 모형 C보다 오차가 증가했다. 특히 볼 지대주 사이가 가장 먼 부위보다, 스캔한 거리가 먼 AG 사이에서 오차의 증가가 심했다(그림 13~15).

정확성에 관한 문헌을 살펴보면, 실리콘 고무 인상재를 사용한 기존 방법으로 제작된 크라운과 디지털 인상법으로 제작된 크라운 사이의 적합에 유의차가 없다는 것이 보고되었다[5-10]. 그리고 이 문헌의 저자들은 디지털 인상법으로 제작된 크라운의 적합은 임상적으로 허용 가능하다고 결론짓고 있다(그림 16). 기존 방법과 비교의 관점에서 보면, 현 단계에서 구강 내 스캐너를 이용한 디지털 인상법은 4유닛까지의 브리지에 대해 임상 응용이 가능하다고 보고되어 있다[11](그림 17).

임플란트 치료에서 구강 내 스캐너를 이용한 디지털 인상법은, 단독관의 임플란트 상부 구조의 변연 및 내면의 적합 상태에 관해서는 임상적으로 허용된다는 보고가 있다[12].

그러나 전악의 인상에 관한 연구에서, 디지털 인상법의 정확성은 기존 방법보다 낮다는 문헌도 있다[9,10]. In vivo 실험에서도, 디지털 인상법보다 기존 방법이 정확성이 양호하다는 보고가 있다[3,13]. 이렇듯 현 단계에서 구강 내

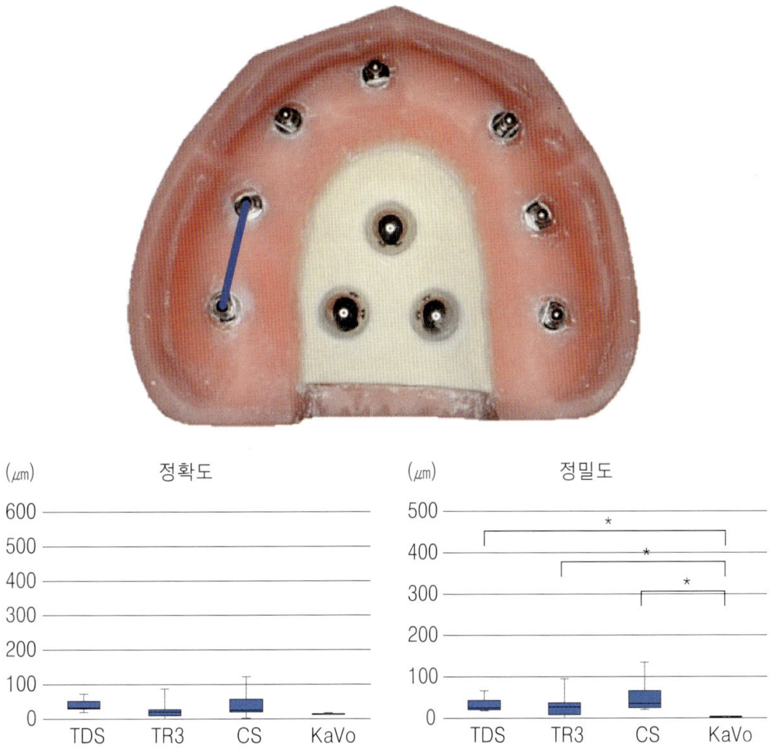


**그림 13.** 기준 모형 D에서 AB 사이의 정확도와 정밀도.

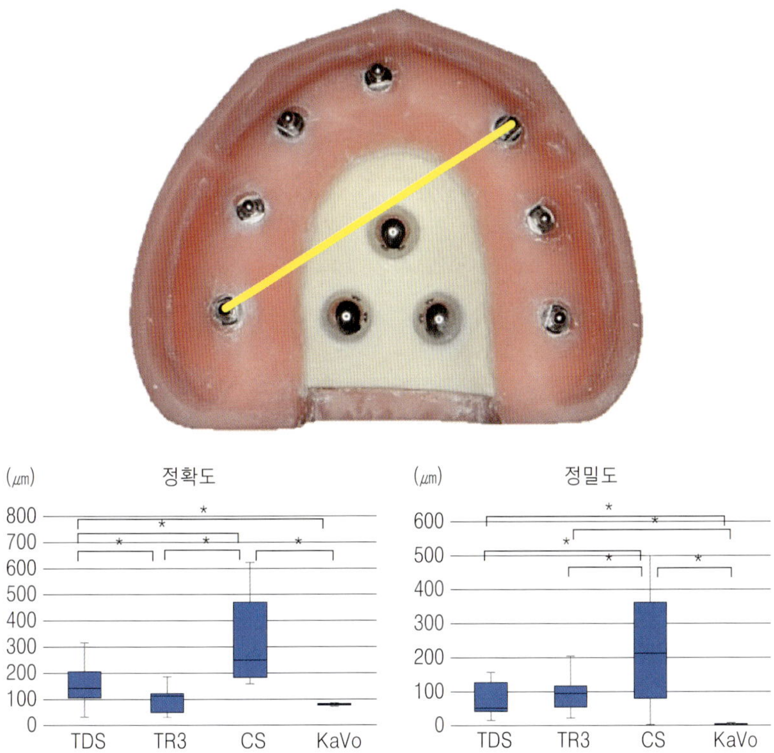


**그림 14.** 기준 모형 D에서 AE 사이의 정확도와 정밀도.

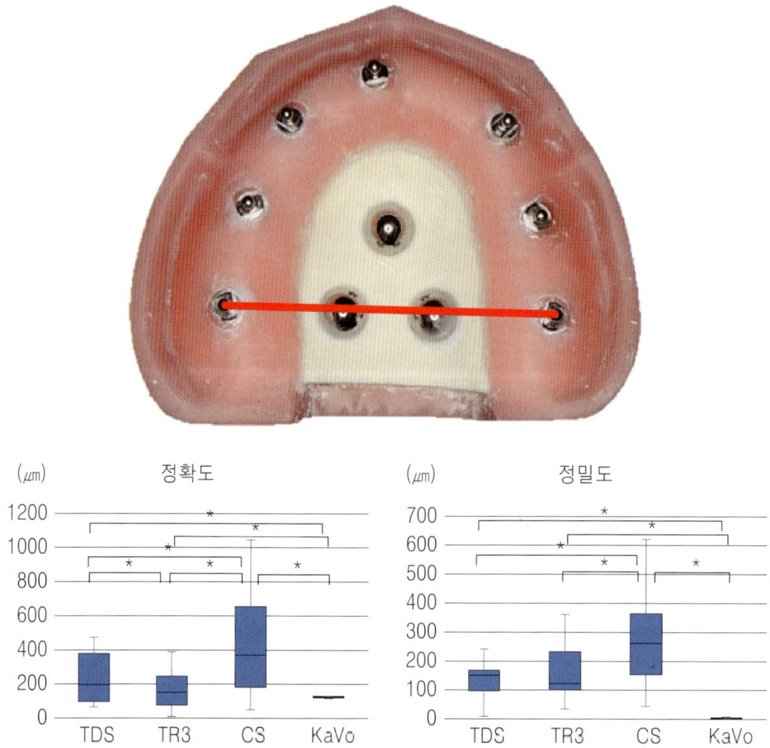


**그림 15.** 기준 모형 D에서 AG 사이의 정확도와 정밀도.

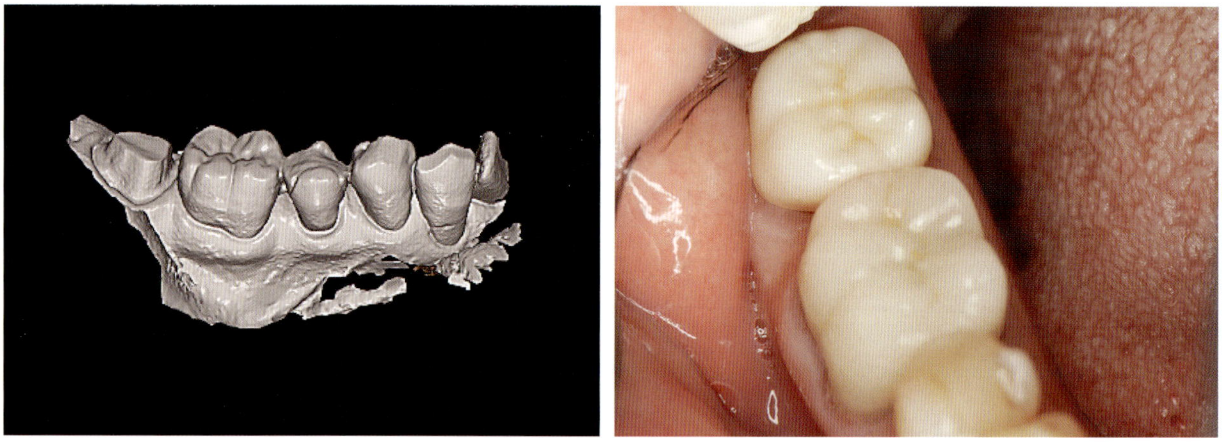

**그림 16.** 구강 내 스캐너를 이용한 디지털 인상법으로 제작된 올세라믹 크라운 증례.

스캐너는, 정확성의 관점에서 전악의 스캔에는 적합하지 않고, short span을 스캔하는 것을 추천한다. 디지털 인상법의 정확성은 구강 내 스캐너의 성능 향상 때문에 임상적으로 허용 가능한 수준에 이르고 있지만, long span이 되었을 때는 기존 방법이 디지털 인상법보다 양호한 정확성을 나타냈다는 보고도 있다.

디지털 인상법의 정확성에 영향을 주는 요인의 첫 번째로 타액이 거론된다. 타액은 구강 내 스캐너로 사용되는 반사 방지를 위한 파우더를 씻어 흘려 버리기 때문에, 디지털 인상에 악영향을 미친다고 생각한다. 또한 치아의 표면을 가리는 타액막은 그 영역 안에 있는 물체의 기하학적 형태를 잘못 읽어내게 한다는 사실도 보고되어 있다[14]. 구강 내 스캐너를 이용해 디지털 인상을 채득할 때는 에어나 흡인기로 스캔하는 대상 치아를 확실하게 건조시키

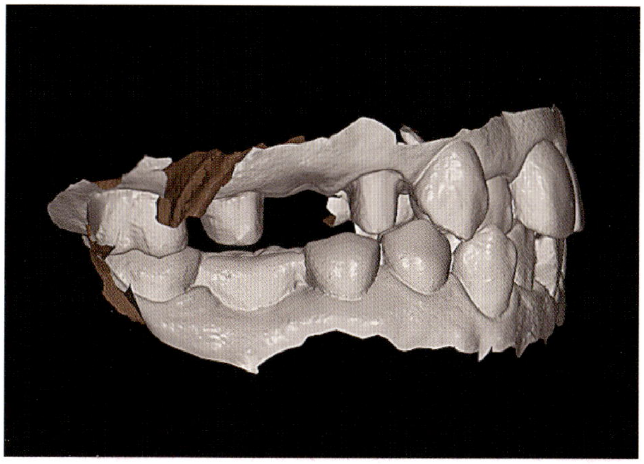
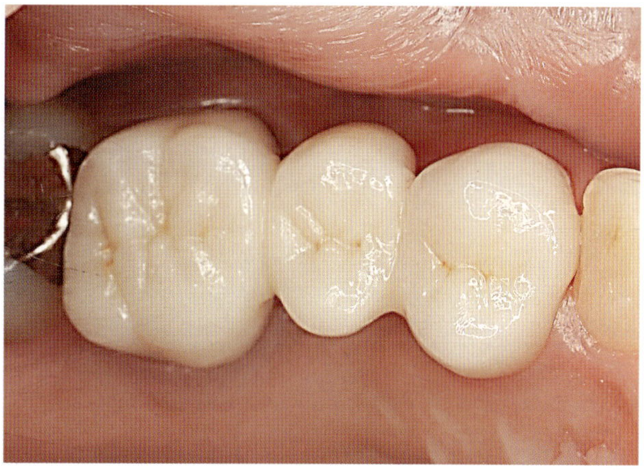

**그림 17.** 구강 내 스캐너를 이용한 디지털 인상법으로 제작된 올세라믹 브리지 증례.

는 것이 중요하다. 두 번째로 각 구강 내 스캐너에 따른 스캔 순서, 이른바 스캔 패스가 디지털 인상에 영향을 준다. 다시 말해서 부적절한 스캔 패스가 부정확한 데이터를 구축한다는 보고도 있다[15]. 세 번째로, 공학 분야의 연구자들은 스캔할 때 주위의 빛에 의해서도 스캔의 결과에 영향이 생기는 것으로 보고하고 있다[16]. 이 연구에서는, 주위광이 완전히 차단된 것이 디지털 인상에 가장 적합한 환경으로 결론짓고 있다. 환경광이 구강 내 스캐너의 정확성에 미치는 영향과 스캔 시간을 조사한 문헌[17]도 있다. 하지만 이 문헌에서는 1종류의 구강 내 스캐너만 사용했기 때문에, 모든 구강 내 스캐너에 들어맞는 결과인지는 불분명하다. 또한 치과용 유닛체어의 무영등에 관한 문제도 지적되고 있다. 조도가 너무 높으면 스캐너 헤드에 내장된 독해 센서가 포화 상태가 되어, 독해에 시간이 걸리기 때문에 스캔 시간이 길어진다. 스캔 시간의 증가에 따라 타액이나 환자의 움직임도 정확성에 영향을 줄 가능성이 있다[18]. 따라서 구강 내 스캐너를 이용할 때는 무영등을 끄고 스캔하는 것을 추천한다.

## 디지털 인상법의 정확성이 최종적인 보철물의 적합에 미치는 영향

정확성이 낮은 디지털 인상법으로 제작된 보철물이나 임플란트 상부 구조는, 크라운이나 브리지에서 마진 부적합으로 인한 이차우식이나 탈락의 원인이 될 가능성이 있다. 임플란트 치료에서 부적합 상부 구조가 장착된 경우는 나사 풀림이나 파절, 교합의 오차와 같은 역학적인 영향에 의한 문제가 발생하는 것이 시사된다. 그 때문에 부적합 상부 구조가 장착되면, 임플란트 주위 조직에 대해 변연골흡수 등의 바람직하지 않은 생물학적 영향을 일으킬 가능성이 있다[19].

## 스캔 범위와 거리에 의한 영향과 정확한 데이터 취득을 위한 조작법(대책)

결론적으로, 구강 내 스캐너를 이용한 디지털 인상법은 스캔의 거리가 증가할수록 오차가 증가하는 경향이 있다. 이는 거리가 증가함에 따라 데이터의 합성 빈도가 늘어나 오차의 증폭이 발생한다고 추측할 수 있다. 이러한 사실로부터 전악이나 long span을 상정하는 증례에서 구강 내 스캐너는 아직도 정확성에 과제를 남기고 있는 것이 현실이다. 전악의 경우는 대구치 부위에서 스캔을 시작해 전치부를 통과해 커브를 그려 갈 때, 스캔 이미지의 왜곡이 발생할 가능성이 있다는 것을 시사하고 있다[3]. 현 단계에서는 스캔 범위를 최소한으로 하는 것이 중요하다는 점이 시사되어, 오차의 값으로부터 3유닛까지의 임플란트 브리지이면 적용할 수 있다고 생각한다(그림 18).

앞으로 하드웨어 및 소프트웨어의 개량을 통해 이 문제를 해결해 갈 필요가 있다. 반사 방지용 파우더를 사용하는 것에 관해서는 과거의 문헌 보고는 있지만, 파우더를

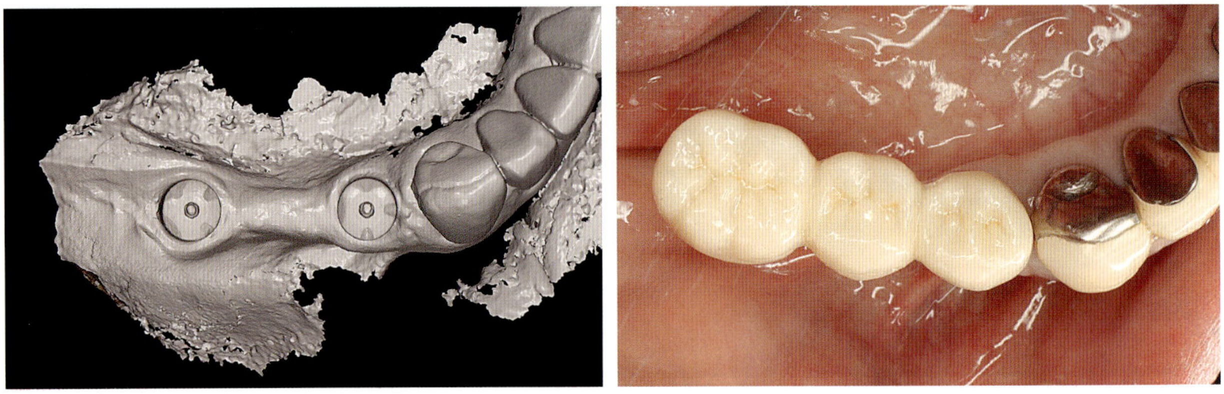

**그림 18.** 구강 내 스캐너를 이용한 디지털 인상으로 제작된 임플란트 브리지 증례.

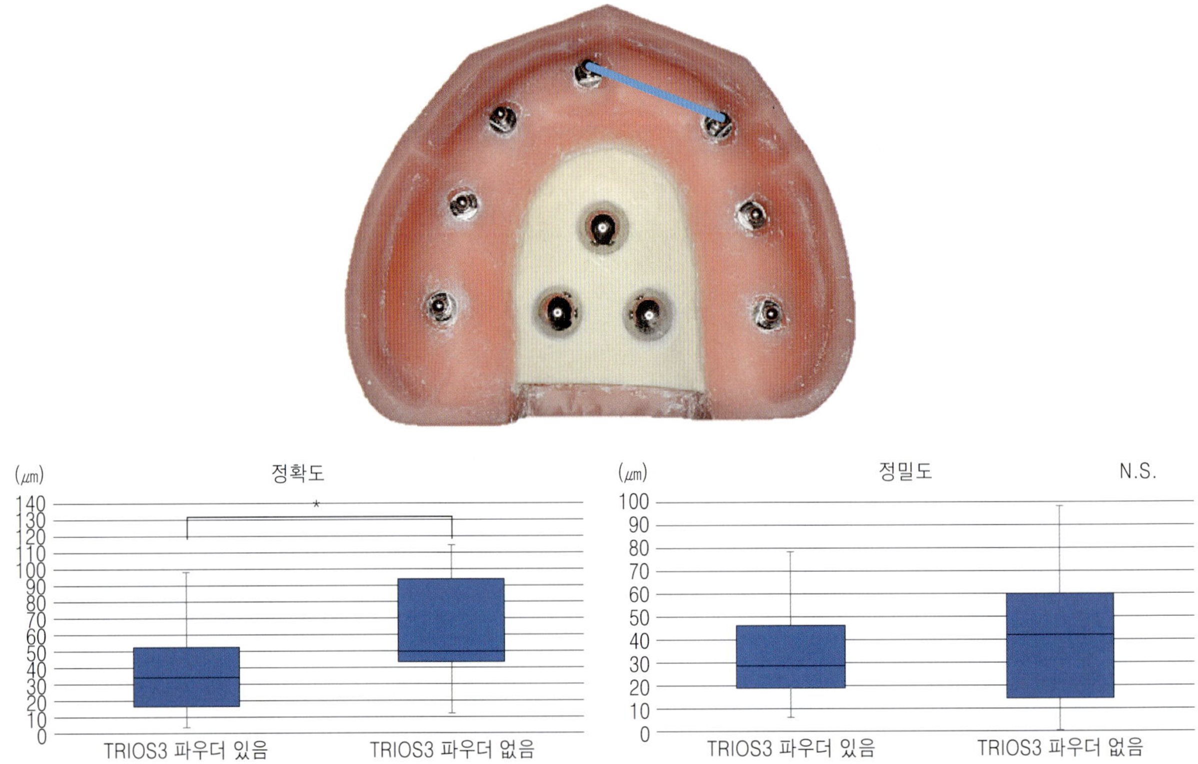


**그림 19.** 기준 모형 D에 대해 파우더를 사용한 경우와 사용하지 않은 경우의 스캔에서 DE 사이의 정확도와 정밀도 [Shota Fukazawa(深澤翔太), Reiji Natsubori(夏堀礼二) 외: 스캔 파우더의 유·무에 따른 구강 내 스캐너의 정밀도에 관한 연구, 일본 디지털치과학회 제9회 학술대회 보고].

사용한 쪽이 정확성이 좋다는 문헌[20], 파우더를 사용하지 않는 쪽이 정확성이 좋다는 문헌[21], 파우더의 사용과 관계없이 동등한 정확성을 가진다는 문헌[22,23]의 다양한 보고가 있어, 파우더의 사용이 정밀도에 미치는 영향에 관해서는 아직도 견해가 일치되지 않았다. 스캔 프로토콜에서 파우더 사용이 불필요하다는 3Shape의 TRIOS3를 사용해, 파우더가 있을 때와 파우더가 없을 때의 두 가지 패턴으로 같은 기준 모형을 스캔해 정확성을 비교했는데, 일부 부위에서 파우더가 있는 쪽이 파우더가 없는 쪽에 비해 오차가 눈에 띄게 작았다(그림 19).

이러한 사실로부터 파우더의 사용이 필요 없다는 구강 내 스캐너에서도, 법랑질이 존재해 구강 내 스캐너의 조사광이 난반사를 일으킬 가능성이 있는 부위나 금속 수복물을 이용한 보철물이 구강 내에 많이 장착된 환자에 관해서는, 파우더를 사용한 쪽이 양호한 스캔 데이터를 얻을 가능성이 크다. 하지만 이 결과는 어디까지나 실험의 일부이며, 앞으로의 연구 성과에도 기대하고 싶은 부분이다.

또한 구강 내 스캐너의 문제점뿐만 아니라, 스캔하는 치과의사도 스캔의 정밀도 향상을 위해 노력해야 한다. 정확한 데이터를 얻는 조작법(대책)으로서, 스캔 패스를 확실히 지킨다는 점을 들 수 있다. 그리고 환자에게 구강 내 스캐너를 이용하기 전에 스캔 조작을 연습할 필요가 있다. 스캔 패스를 적절히 연습하면 디지털 인상의 효율을 바꿀 가능성이 있다고 보고하는 문헌도 있다[24]. 또한 조작할 때는 스캐너 헤드와 대상물과의 거리를 일정하게 유지해, 되도록 떨리지 않도록 스캔하는 것이 중요하다. 예를 들면, 구강 내 스캐너를 고정하고 모형을 스캔하면, 구강 내 스캐너를 고정하지 않고 실험한 연구보다 정확성이 양호했다는 보고가 있다[17].

이상과 같이 정확성이 높은 스캔 데이터를 얻기 위해서는, 구강 내 스캐너의 특성을 이해하고 술자 자신의 기술도 일정 수준까지 향상하는 것이 중요하다.

## 참고문헌


1) Ender, A., Zimmermann, M., Attin, T., Mehl. A.: In vivo precision of conventional and digital methods for obtaining quadrant dental impressions. *Clin. Oral Investig.*, **20** (7) : 1495-504, 2016.

2) Francesco, G, Mangano., Giovanni, Veronesi., Uli, Hauschild., Eitan, Mijiritsky., Carlo, Mangano.: Trueness and Precision of Four Intraoral Scanners in Oral Implantology : A Comparative in Vitro Study. *PLoS ONE*, **11** (9) : e0163107, 2016.

3) Ender, A., Mehl, A.: In-vitro evaluation of the accuracy of conventional and digital methods of obtaining full-arch dental impressions. *Quintessence Int.*, **46** (1) : 9-17, 2015.

4) Fukazawa, S., Odaira, C., Kondo, H.: Investigation of accuracy and reproducibility of abutment position by intraoral scanners. *J. Prosthodont. Res.*, **61** (4) : 450-459, 2017.

5) S, An., S, Kim., H, Choi., J. H, Lee., H. S, Moon.: Evaluating the marginal fit of zirconia copings with digital impressions with an intraoral digital scanner. *J. Prosthet. Dent.*, **112** (2014), pp.1171-1175.

6) P, Svanborg., H, Skjerven., P, Carlsson., A, Eliasson., S, Karlsson., A, Ortorp.: Marginal and internal fit of cobalt-chromium fixed dental prostheses generated from digital and conventional impressions. *Int. J. Dent.*, 2014, p.534382, 2014.

7) G, Pradíes., C, Zarauz., A, Valverde., A, Ferreiroa., F, Martínez-Rus.: Clinical evaluation comparing the fit of all-ceramic crowns obtained from silicone and digital intraoral impressions based on wavefront sampling technology. *J. Dent.*, **43** : 201-208, 2015.

8) E, Anadioti., S, A, Aquilino., D, G, Gratton., J, A, Holloway., I, L, Denry., G, W, Thomas., et al.: Internal fit of pressed and computer-aided design/computer-aided manufacturing ceramic crowns made from digital and conventional impressions. *J. Prosthet. Dent.*, **113** : 304-309, 2015.

9) A, Ender., M, Zimmermann., T, Attin., A, Mehl.: In vivo precision of conventional and digital methods for obtaining quadrant dental impressions. *Clin. Oral. Investig.*, **20** : 1495-1504, 2016.

10) A, Ender., T, Attin., A, Mehl.: In vivo precision of conventional and digital methods of obtaining complete-arch dental impressions. *J. Prosthet. Dent.*, **115** : 313-320, 2016.

11) Güth, J. F., Keul, C., Stimmelmayr, M., Beuer, F., Edelhoff, D.: Accuracy of digital models obtained by direct and indirect data capturing. *Clin. Oral Investig.*, **17**(4) : 1201-1208, 2013.

12) Joda, T., Wittneben, J. G., Brägger, U.: Digital implant impressions with the "Individualized Scanbody Technique" for emergence profile support. *Clin. Oral Implants Res.*, **25** (3) : 395-397, 2014.

13) A, Ender., A, Mehl.: Accuracy of complete-arch dental impressions : a new method of measuring trueness and precision. *J. Prosthet. Dent.*, **109** : 121-128, 2013.

14) M, Kurz., T, Attin., A, Mehl.: Influence of material surface on the scanning error of a powder-free 3D measuring system. *Clin. Oral Investig.*, **19** : 2035-2043, 2015.

15) P, Müller., A, Ender., T, Joda., J, Katsoulis.: Impact of

digital intraoral scan strategies on the impression accuracy using the TRIOS Pod scanner. *Quintessence Int.*, **47** : 343-349, 2016.

16) Blanco, D., Fernández, P., Cuesta, E., Suárez, C. M.: Influence of ambient light on the quality of laser digitized surfaces. In : Proceedings of the world congress on engineering, **1** : 32-37, 2008.

17) T, Arakida., M, Kanazawa., M, Iwaki., T, Suzuki., S, Minakuchi.: Evaluating the influence of ambient light on scanning trueness, precision, and time of intra oral scanner. *J. Prosthodont. Res.*, **62** (3) : 324-329, 2017.

18) S, Ting-Shu., S, Jian.: Intraoral digital impression technique : a review. *J. Prosthodont.*, **24** : 313-321, 2015.

19) Nayyar, N., Yilmaz, B., McGlumphy, E.: Using digitally coded healing abutments and an intraoral scanner to fabricate implant-supported, cement-retained restorations. *J. Prosthet. Dent.*, **109** (4) : 210-215, 2013.

20) Nedelcu, R. G., Persson, A. S.: Scanning accuracy and precision in 4 intraoral scanners : an in vitro comparison based on 3-dimensional analysis. *J. Prosthet. Dent.*, **112** : 1461-1471, 2014.

21) Schaefer, O., Decker, M., Wittstock, F., Kuepper, H., Guentsch, A.: Impact of digital impression techniques on the adaption of ceramic partial crowns in vitro. *J. Dent.*, **42** : 677-683, 2014.

22) Seelbach, P., Brueckel, C., Wöstmann, B.: Accuracy of digital and conventional impression techniques and workflow. *Clin. Oral Investig.*, **17** : 1759-1764, 2013.

23) Ender, A., Mehl, A.: Influence of scanning strategies on the accuracy of digital intraoral scanning systems. *Int. J. Comput. Dent.*, **16** : 11-21, 2013.

24) H, R, Park., J, M, Park., Y, S, Chun., K, N, Lee., M, Kim.: Changes in views on digital intraoral scanners among dental hygienists after training in digital impression taking. *BMC Oral Health*, **15** : 151, 2015.

25) 深澤翔太, 大平千之, 小林琢也 : 口腔内スキャナーの位置再現精度に関する研究. 日本補綴歯科学会第 125 回学術大会プログラム・抄録集, P.183.

# 3. 구강 내 스캐너를 이용할 때의 교합채득

쇼와대학 치학부 치과보철학강좌
Masayuki Takaba(髙場雅之)
Kazuyoshi Baba(馬場一美)

## 교합채득의 실제

구강 내 스캐너를 이용해 교합을 채득할 때는, 기존 방법에서 사용하는 실리콘이나 파라핀 왁스, 석고 등의 교합채득용 재료가 필요 없다.

교두감합위에서 상·하악의 치열을 광학적으로 스캔하면, 이것을 참조해 미리 기록된 상·하악의 치열 형태가 자동으로 중첩되어 악간관계가 재현된다. 그림 1~8에 3M™ True Definition Scanner, TRIOS3 Oral Scanner, CEREC AC Omnicam의 세 가지 기종을 사용한 교합채득에 대해 제시한다. 상·하악 치열 및 교두감합위의 치열 스캔이 불충분한 경우는, 악간관계가 재현되지 않기 때문에 추가 스캔이 필요하다(그림 9).

## 구강 내 스캐너를 이용한 교합채득의 장점

구강 내 스캐너를 이용한 교합채득은, 왼쪽·오른쪽 중 한쪽 증례이면 지대치 전·후의 상·하악의 치열을 협측

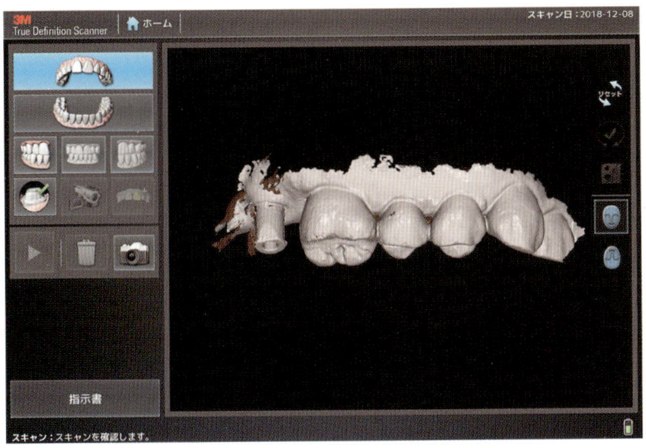


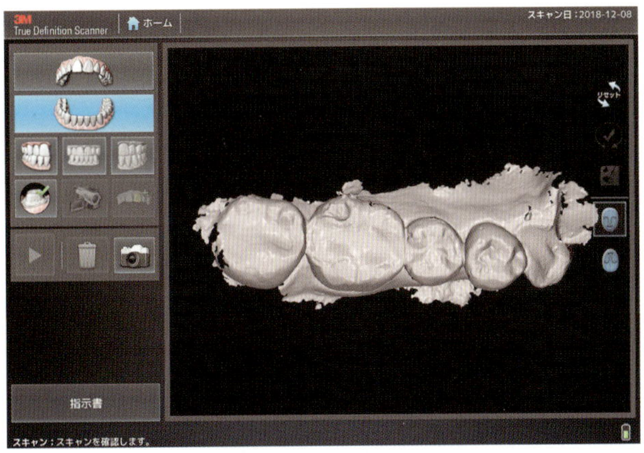


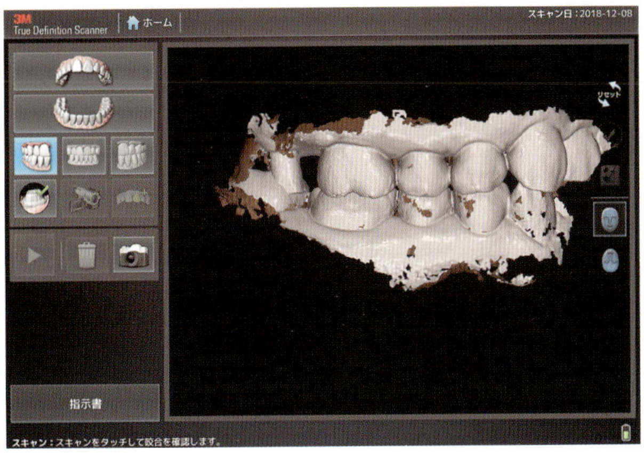


**그림 1~3.** 3M™ True Definition Scanner를 이용해 얻은, #17 임플란트 상부 구조 제작을 위한 상악 치열의 디지털 인상, 하악 치열의 디지털 인상, 교합채득.

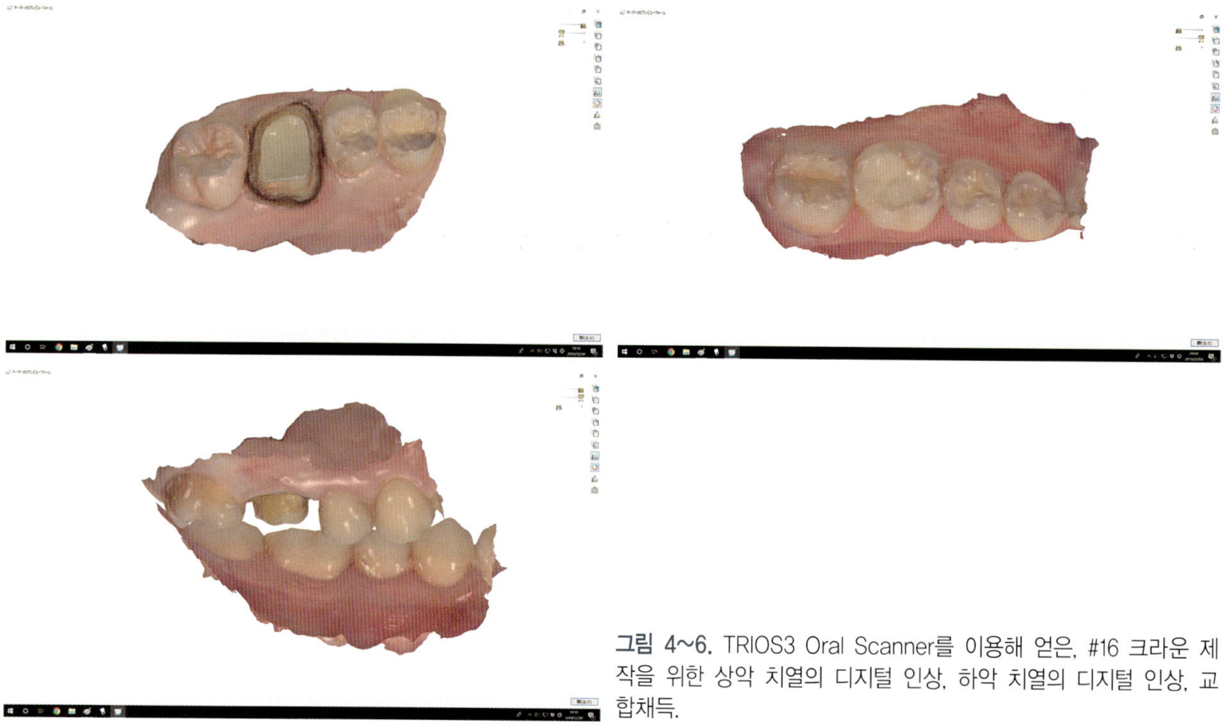

**그림 4~6.** TRIOS3 Oral Scanner를 이용해 얻은, #16 크라운 제작을 위한 상악 치열의 디지털 인상, 하악 치열의 디지털 인상, 교합채득.

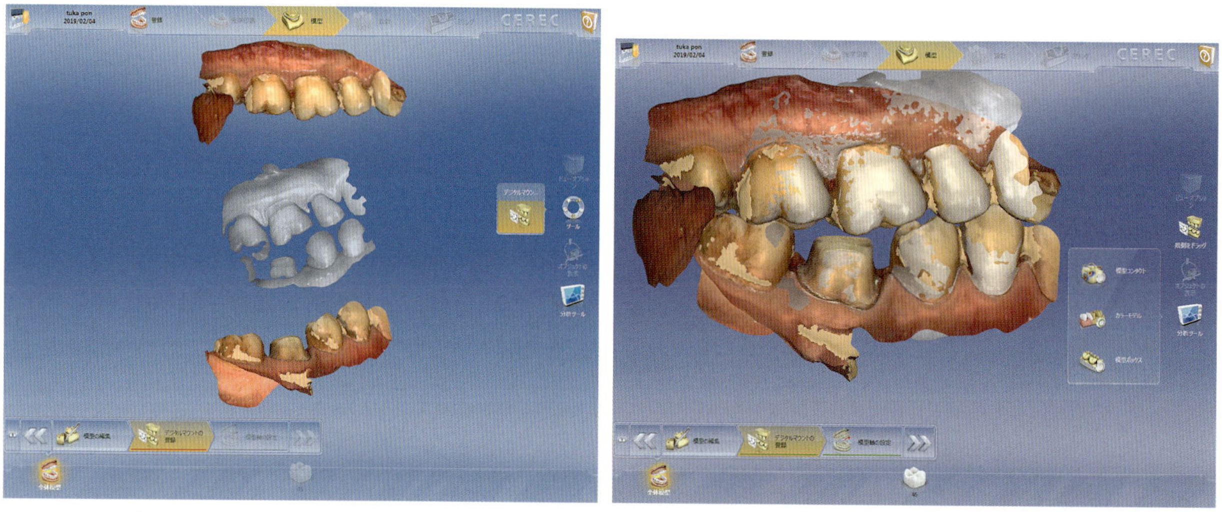

**그림 7, 8.** CEREC AC Omnicam을 이용해 얻은, #46 크라운 제작을 위한 상·하악 치열의 디지털 인상, 교합채득.

방향에서 2~3초 정도 스캔하면 끝나므로, 기존 방법에서 이용하는 실리콘이나 석고 등 교합채득재의 경화 시간과 비교하면 짧은 시간에 채득이 가능하다. 교합채득재가 불필요할 뿐만 아니라 모형의 교합기 장착도 불필요해서, 이론적으로는 교합관계의 재현성이 기존 방법보다 뛰어나다. 임상적으로도 완성된 치관 보철물의 교합조정량이 적은 것을 실감할 수 있다.

기존 방법으로 최후방 구치를 포함한 브리지나 연속한 복수 치아의 치관 보철을 하는 증례에서는, 환자의 교두감합위가 안정되어 있어도 해당 부위의 인상채득·교합채득만으로는 모형에서 교두감합위를 재현할 수 없는 경우가 적지 않다. 그러한 경우는 전악의 인상채득·교합채득이 필요하다. 구강 내 스캐너를 이용하면, 이러한 증례에서도 해당 부분만 인상채득·교합채득을 해도 보철

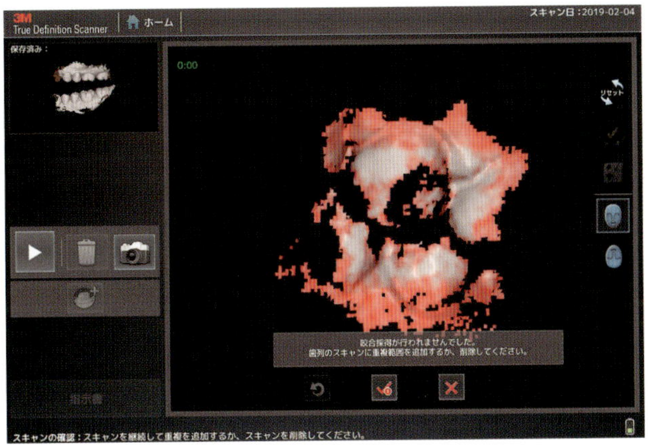

**그림 9.** 교합채득이 정확히 되지 않았을 때는 오류 메시지가 표시된다.

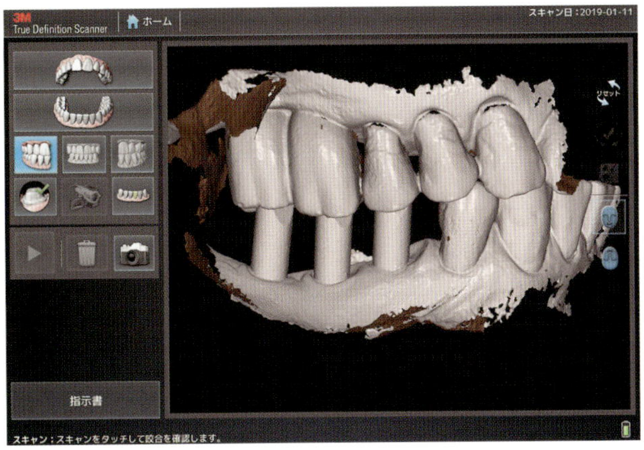

**그림 10.** #45~47 임플란트 상부 구조 제작을 위한 디지털 인상. 보철치료를 하는 쪽만의 인상채득·교합채득.

물 제작이 가능하다(그림 10, 11). 구강 내 스캐너를 이용할 때는 오히려 그러는 편이 인상채득·교합채득의 정밀도가 높다[1].

## 구강 내 스캐너를 이용한 교합채득의 유의점

### 1. 교합을 채득할 때의 깨무는 강도

구강 내 스캐너를 이용한 일반적인 디지털 인상법에서는, 상·하악 치열의 형태 데이터를 교합 부하가 없는 상태에서 스캔하는 한편 악간관계기록은 교합 부하를 가해 상·하악 치열을 접촉시킨 상태를 스캔하고, 이들을 중첩해 악간관계를 재현한다. 다시 말해서 다른 조건에서 기록된 형태 정보를 중첩하는 셈이다.

필자들이 '구강 내 스캐너를 이용한 교합채득에 대한 깨무는 강도의 영향'에 관해 검증[2]한 결과, 강하게 깨무는 것에 의해 지대치·대합치와의 클리어런스가 수직적으로 감소하는 것이나, 교합접촉이 보이는 상·하악 구치가 침하하는 것이 관찰되었다(그림 12, 13). 또한 구강 내 스캐너의 클리어런스 측정 모드에서도, 시각적으로 교합접촉 상태가 변화하는 것을 알 수 있다(그림 14, 15).

구강 내 스캐너를 이용한 교합채득에서는 깨무는 강도에 의한 악간관계의 변화를 기록할 수도 있지만, 앞에서 서술한 것과 같이 깨무는 강도가 너무 크면 치열 형태 데이터와 교합채득 데이터 사이에 어긋남이 발생해 데이터 처리 오류의 원인이 될 가능성이 있으므로, 강하게 깨물

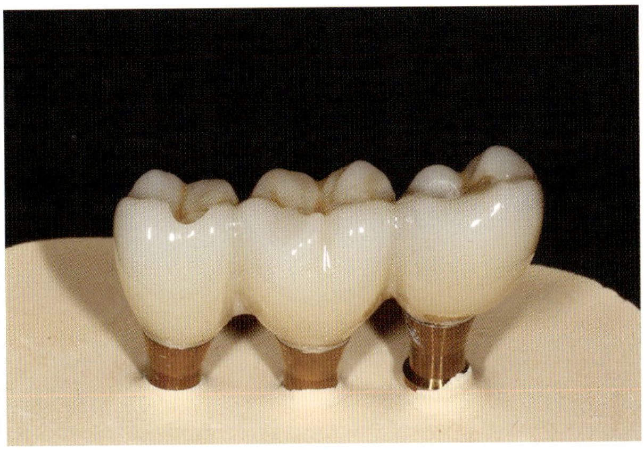

**그림 11.** 지르코니아를 이용한 상부 구조.

도록 지시하는 것은 피해야 한다.

### 2. 흔들리는 치아에 대한 대응

앞에서 서술한 것처럼 지대치를 포함한 치열의 인상과 대합 치열의 디지털 인상은 교합 부하가 없는 상태로 채득하기 때문에, 지대치를 포함한 전·후 치아에 흔들리는 치아가 있는 경우는 교두감합위에서의 악간관계 거리가 쉽게 변화할 수 있다는 사실로부터, 과도하게 교합 부하가 걸리지 않는 상태로 교합을 채득할 필요가 있다.

### 3. 조형 모형과 STL 데이터의 교합 상태 차이

구강 내 스캐너를 이용해 디지털 인상을 채득한 경우 단일 구조(monolithic)의 재료를 이용하면 작업용 모형을

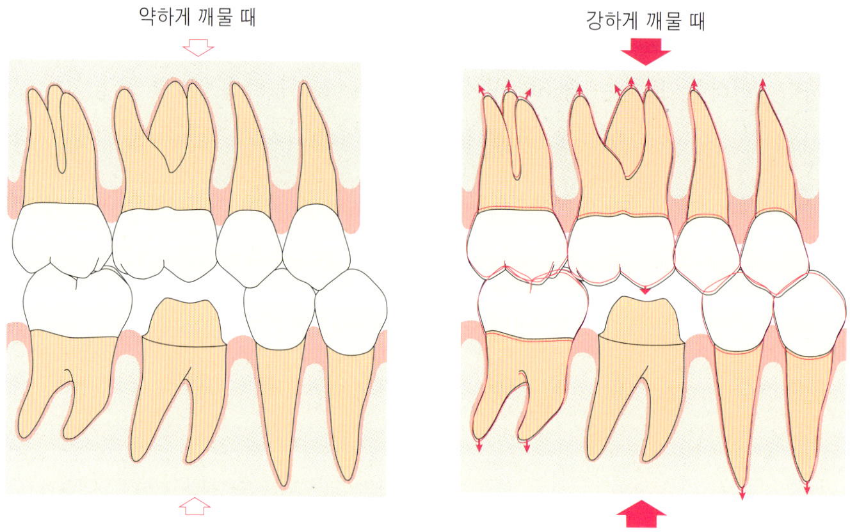


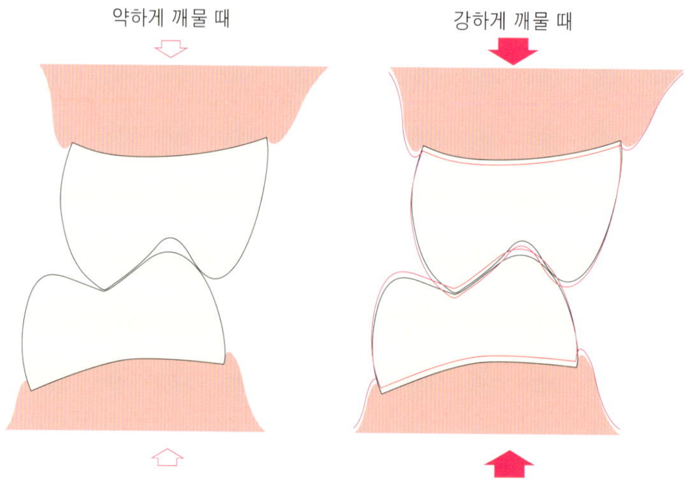


**그림 12, 13.** 디지털 데이터에서는 깨무는 강도 차이로 상·하악 치열이 모두 함입될 때도 있다.

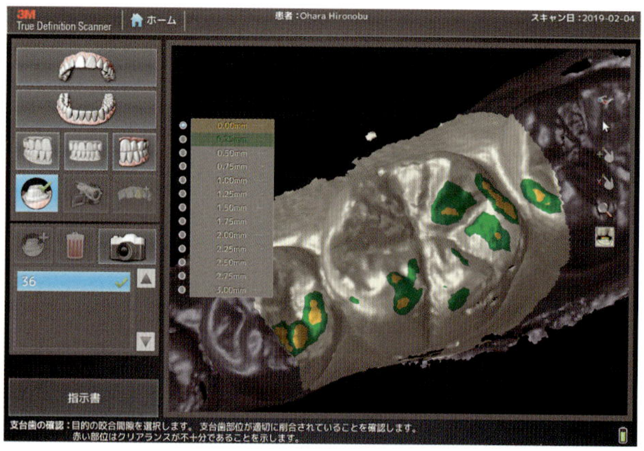


**그림 14.** 약하게 깨물 때의 교합접촉 상태(10% MVC).

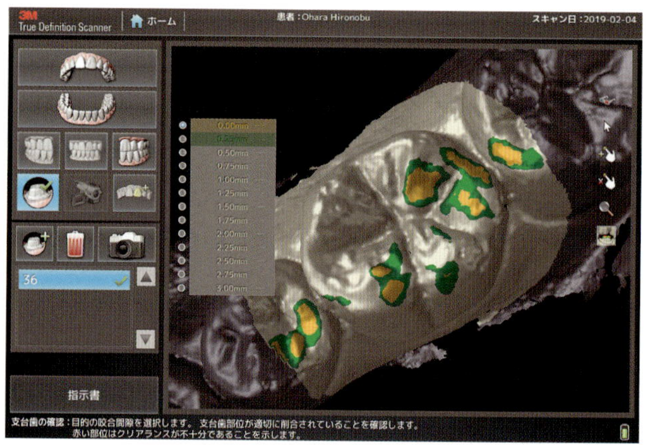


**그림 15.** 강하게 깨물 때의 교합접촉 상태(80% MVC).

제작하는 일 없이 보철물을 제작할 수 있다(그림 16~19).

한편 레이어링(layering) 도재를 사용한 bi-layer의 올세라믹 크라운에서는 프레임에 도재를 축성하기 위한 모형이 필요하다. 이러한 모형은 광조형 방식[SLA(stereolithography apparatus): CAD 데이터를 다층의 면 데이터로 내보내기(export)를 해, 광경화성 수지액의 가장 바깥층을 자외선 레이저로 선택적으로 경화시키면서 다층에 걸쳐 적층하는 방법/DLP(digital light projector): SLA와 마찬가지로 자외선으로 경화하는 광경화성 수지액에 LED 광선을 쪼여 다층에 걸쳐 적층하는 방법]의 3D 프린터로 제작되어, 도재 축성 작업은 이 광조형 모형 위에서 이루어진다. 현시점에서는 광조형 모형의 정밀도에 대한 검증이 충분하지 않고 관련된 과학적 증거(evidence)도 부족해, 임상적으로 문제가 되는 경우가 있다.

그 예로서 layering 도재를 사용한 올세라믹 크라운 제작에 이용한 광조형 모형과 제작된 크라운을 그림 20, 21에 보이는데, 광조형 모형(그림 22)과 교합채득 후의 STL(stereolithography) 데이터(그림 23)에서 상·하악 견치 사이의 관계를 비교하면, 둘 사이가 분명히 다른 것을 알 수 있다(광조형 모형이 떠 있음).

당연히 이 모형에서 제작된 크라운을 구강 내에서 시적하면 모형과 동일한 상태(그림 24)가 되어, 많은 교합조정이 필요하다. 광조형 모형의 질은 맨 처음보다 상당히 개선되었지만, 위와 같은 상황이 적잖이 관찰되는 일이 있으므로 주의를 필요로 한다. 적어도 기공 조작을 시작하기 전에, 모형과 STL 데이터의 교합관계에 차이가 없는 것을 확인할 필요가 있다.

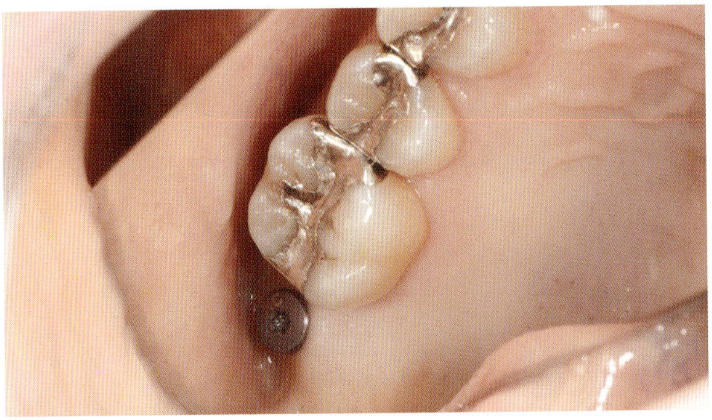

**그림 16.** #17 임플란트 식립 후의 구강 내 사진.

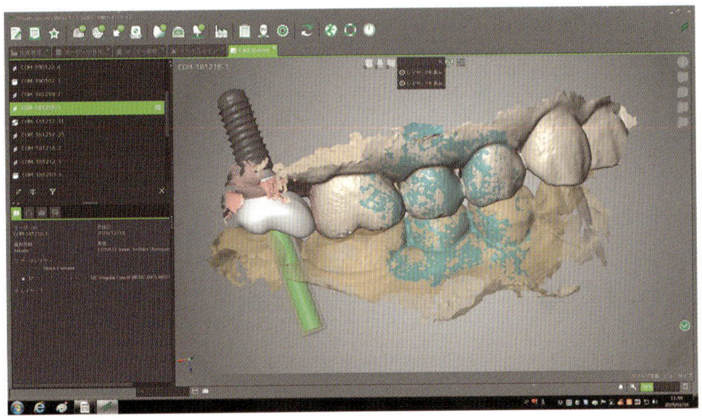

**그림 17.** CAD 소프트웨어로 설계.

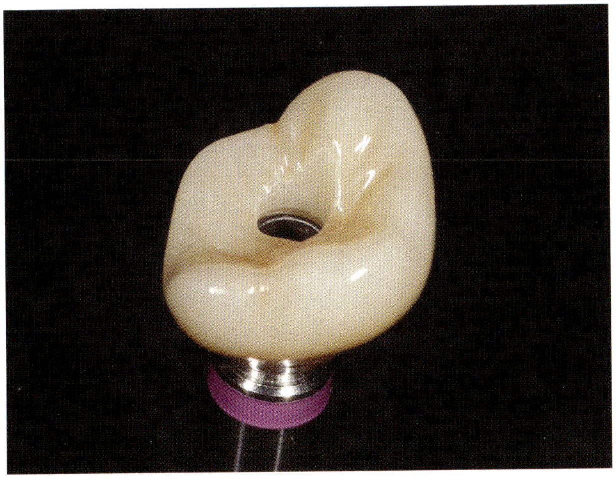

**그림 18.** #17 지르코니아를 이용한 상부 구조.

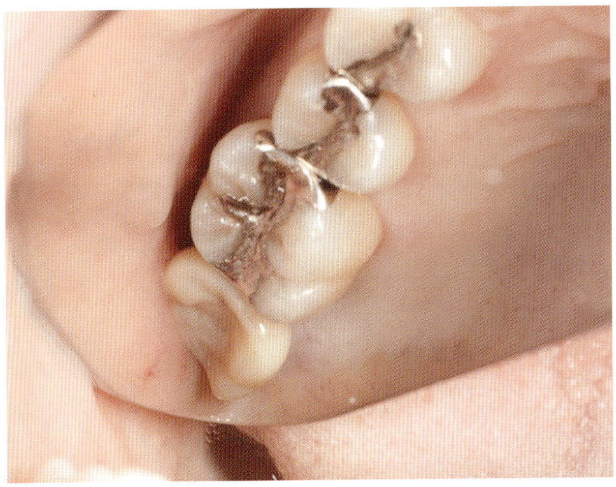

**그림 19.** 상부 구조 장착 후의 구강 내 사진.

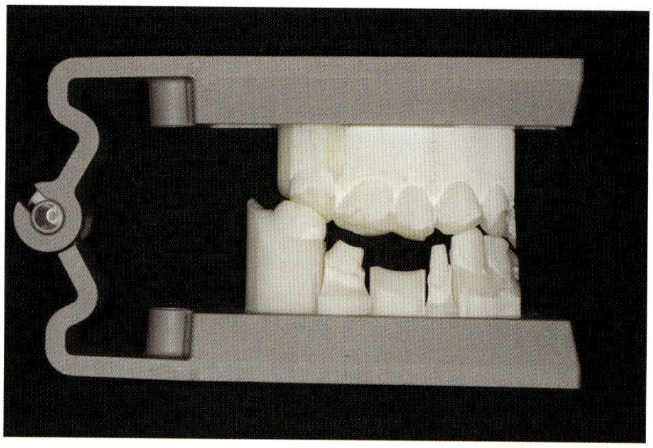

**그림 20.** 광조형 모형.

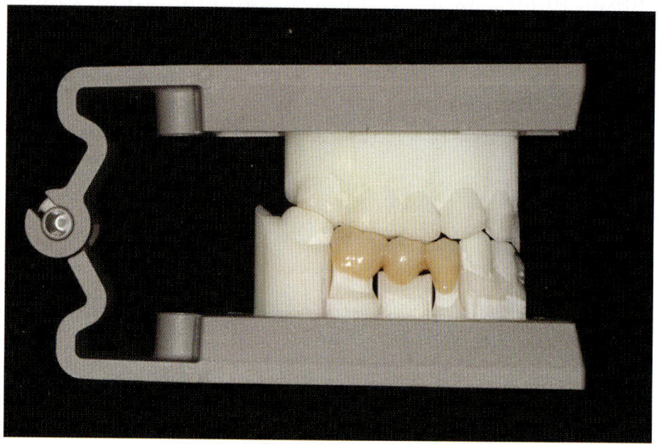

**그림 21.** Layering 도재를 사용한 올세라믹 크라운.

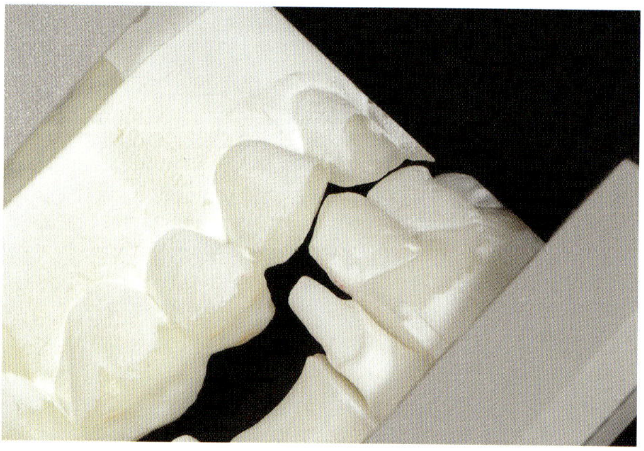

**그림 22.** 광조형 모형에서 교합접촉 상태.

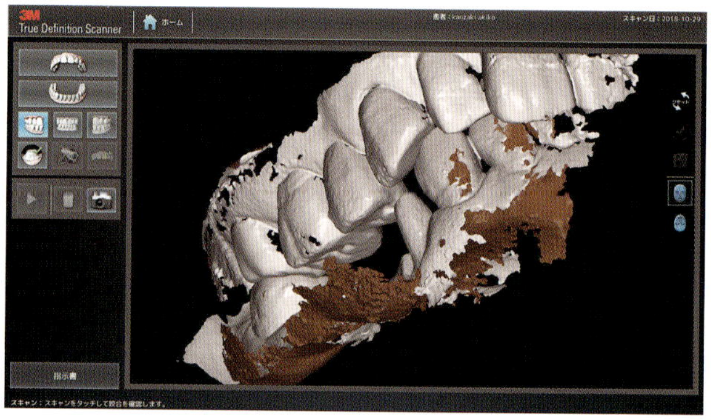


**그림 23.** 구강 내 스캐너의 교합접촉 상태.

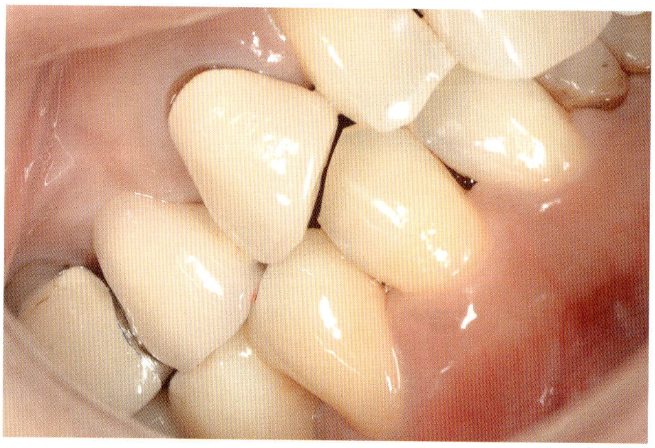

**그림 24.** 접촉점 조정 후 교합조정 전의 구강 내 시적 사진.

## 참고문헌


1) Ender, A., et al.: Accuracy of complete-arch dental impressions: A new method of measuring trueness and precision. *J. Prosthet. Dent.*, **109** (2) : 121-128, 2013.

2) 岩内洋太郎, 谷口飛鳥, 三好敬太, 上村江美, 西山弘崇, 高場雅之, 田中晋平, 馬場一美 : 口腔内スキャナーによる咬合採得に対する咬みしめ強度の影響. 日本デジタル歯科学会誌, **7** : 135, 2017.

# 4. 구강 내 스캐너 응용에 적합한 증례와 적합하지 않은 증례

가나가와치과대학 대학원 치학연구과
1)구강종합의료학강좌/2)디지털치과진료과/3)기공과(SORK)
Katsuhiko Kimoto(木本克彦)[1]
Noriyuki Hoshi(星 憲幸)[1,2]
Katsuichiro Maruo(丸尾勝一郎)[1]
Erika Inoue(井上絵理香)[3]
Toshifumi Nakashizu(中静利文)[3]

## 시작하며

근래 구강 내 스캐너(Intra Oral Scanner; 이하 IOS)의 눈부신 진보로, 일상 임상에 있어서 디지털 인상의 실용화가 진행되고 있다. 특히 보철치료와 임플란트 치료에서는 IOS를 사용할 기회가 많은데, 크게 나누면 다음의 네 가지로 분류된다.

Ⅰ. 인레이·크라운·브리지 등의 고정성 보철물 제작을 위한 인상
Ⅱ. 임플란트의 술전 시뮬레이션·수술용 가이드·즉시 임시보철물 제작을 위한 인상
Ⅲ. 임플란트의 맞춤 지대주·상부 구조 제작을 위한 인상
Ⅳ. 의치 제작을 위한 인상

여기서는 보철치료와 임플란트 치료를 중심으로 IOS의 응용에 적합한 증례와 적합하지 않은 증례를 소개하고, 주의 사항에 대해서도 설명한다.

## Ⅰ. 인레이·크라운·브리지 등의 고정성 보철물 제작을 위한 인상(표 1)

### 1. 개요

IOS의 응용은 인레이·크라운·브리지 등 치관 수복처치를 위한 인상이 가장 범용성이 높고, 일상 임상에서도 응용되는 장면이 많다. 하지만 보험 치료 범위에서 구강 내 스캐너의 사용은 인정되지 않아, 현재는 비보험 진료에 대한 응용에 한정된다. CAD/CAM 크라운에 관해서도, 인상은 기존 방법으로 채득하는 것이 필수로 되어 있으므로 주의가 필요하다(일본의 경우, 2019년 3월 현재).

자연치의 디지털 인상에서 가장 유의해야 할 점은 마진의 위치이다. 보이지 않는 부분은 스캔할 수 없는 IOS의 특징으로부터, 일반적으로 0.5mm 이상의 치은연하 마진의 촬영은 어려우므로, 치은연하 깊은 곳에 마진이 있는 경우에는 전기소작기나 레이저 등으로 치은식육을 제거하든지, 이중압배법(double cord technique)을 함께 사용한 기존 방법의 인상채득이 바람직하다. 또한 치은으로부터의 출혈이나 침출액도 마진 부분을 스캔할 때 물리적인 방해가 되거나 스캔할 때 빛의 굴절을 일으키므로, 치주조직을 잘 컨트롤하는 것이 강하게 추천된다.

표 1에 IOS의 적합성 여부를 제시하고, 그림 1~4에 IOS에 적합한 증례를 제시한다.

### 2. IOS에 적합하지 않은 증례

#### 1) 지대치 형성이 불충분한 증례

- IOS뿐만 아니라 기존 방법도 불연속적인 마진(그림 5)이나 언더컷 등이 있어서 형성이 불충분한 지대치(그림 6)는 적합이 나빠진다. 특히 세라믹 형성은 삭제량도 늘어나기 때문에 지대치 형태가 가운데가 볼록한 모양이 되기 쉬워 주의가 필요하다.
- 우각 부위가 예리하면 릴리프양이 늘어나기 때문에 적합 불량이 된다. 우각은 충분히 둥글게 처리할 필요가 있다(그림 7, 8).

**표 1.** 고정성 보철물 제작에서 IOS의 적합성 여부

| 적합한 증례 | 적합하지 않은 증례 |
|---|---|
| •치은연하 0.5mm~치은연상 마진의 인레이, 온레이, 크라운(그림 1, 2) | •지대치 형성이 불충분한 증례 |
| •래미네이트 베니어(그림 3) | •치은연하 0.5mm 이상으로 마진이 깊은 증례 |
| •접착성 브리지 | •포스트와 코어 |
| •3유닛까지의 브리지(그림 4) | •Long span 브리지 |
| | •개구량이 적은 환자의 구치부 |

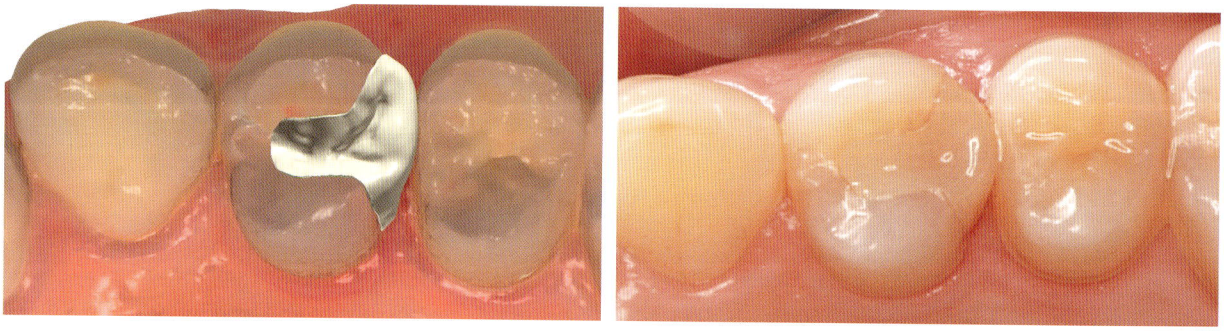

**그림 1-a, b.** 인레이 증례.

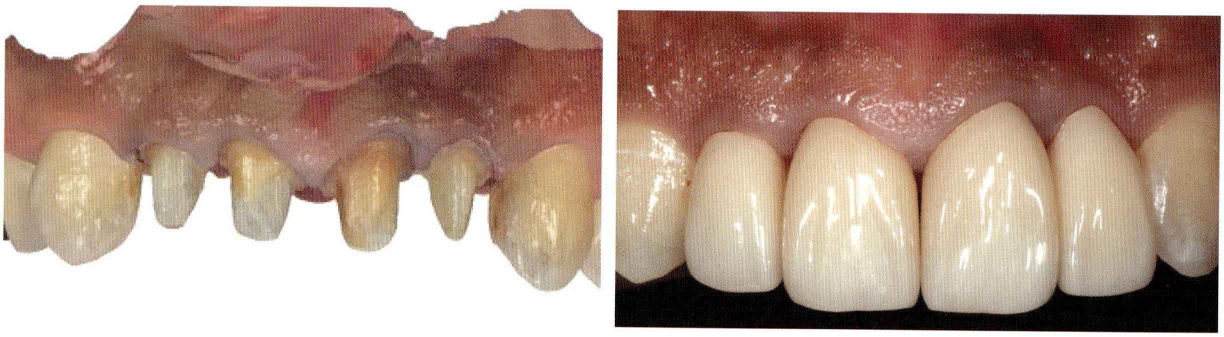

**그림 2-a, b.** 전치부 크라운 증례.

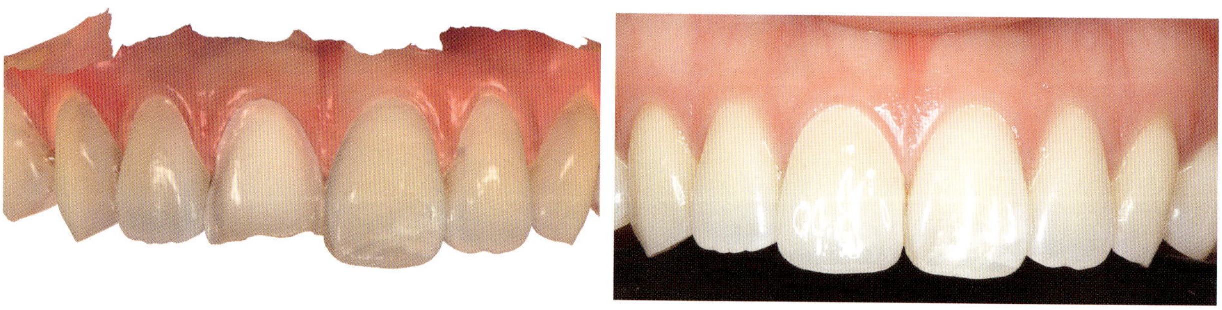

**그림 3-a, b.** 래미네이트 베니어 증례.

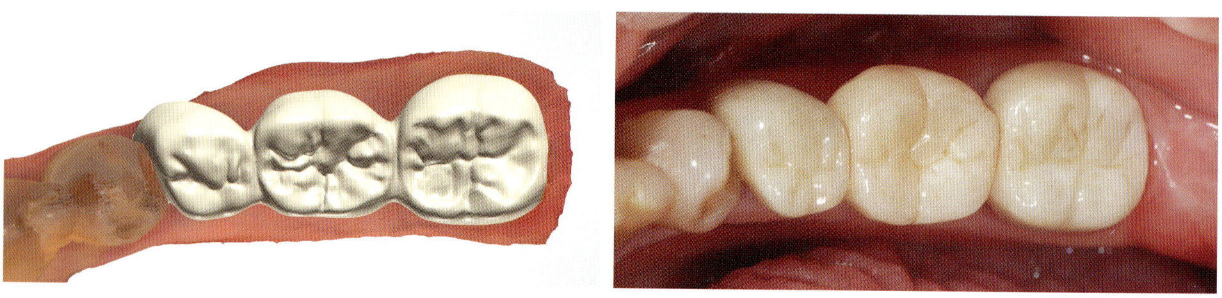

**그림 4-a, b.** 3유닛 브리지 증례.

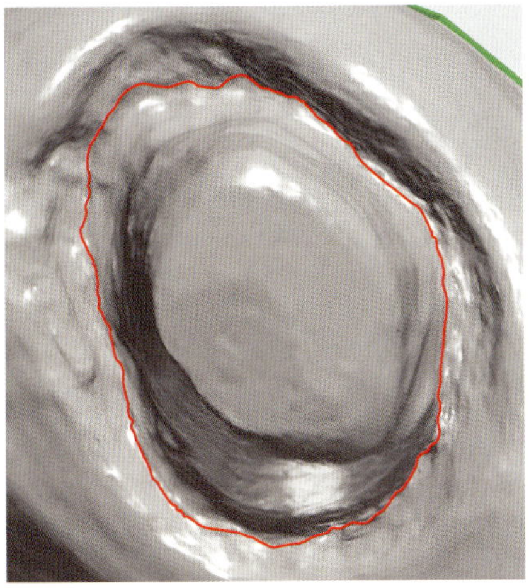

**그림 5.** 불연속적인 마진.

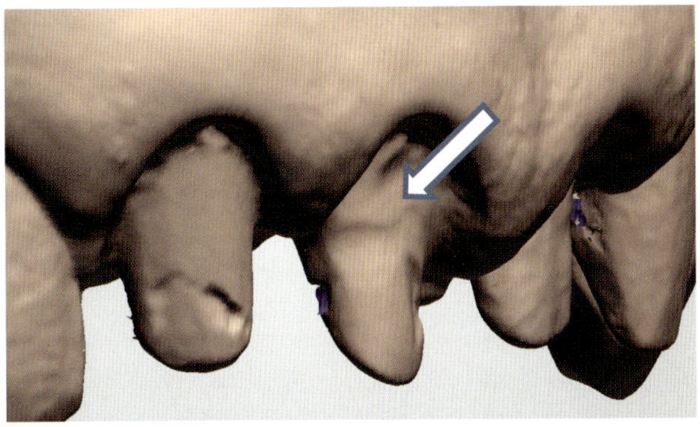

**그림 6.** 형성이 불충분한 지대치.

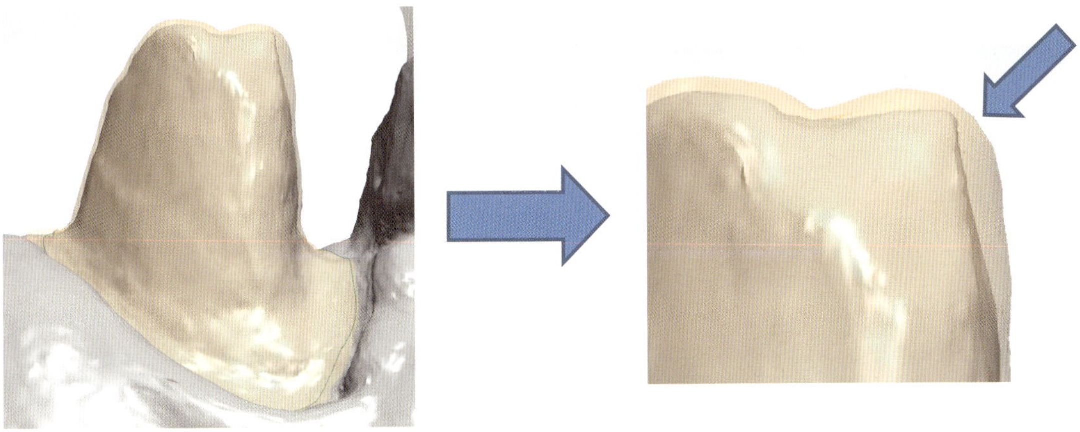

**그림 7.** 예리한 우각으로 릴리프양이 늘어난다.

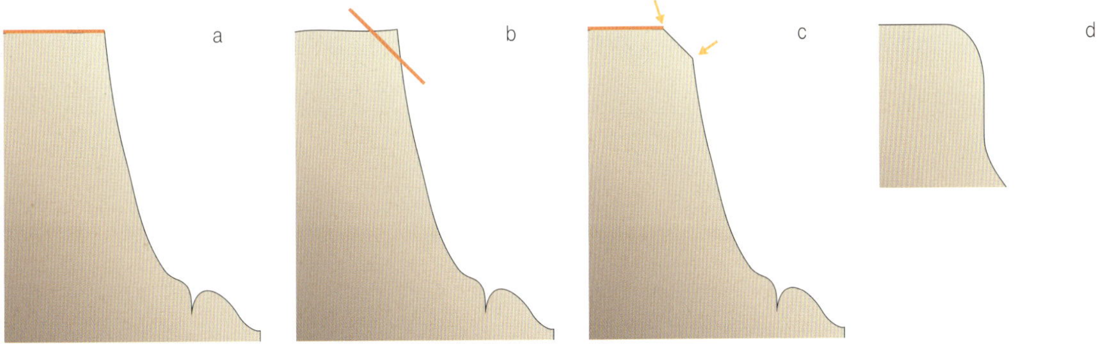


**그림 8.** 우각 부위의 처리. 단지 각을 없애기만 하면(b) 다른 곳에 우각이 생길 뿐이므로(c) 다시 릴리프가 필요해진다. 따라서 둥글게 처리할 필요가 있다(d).

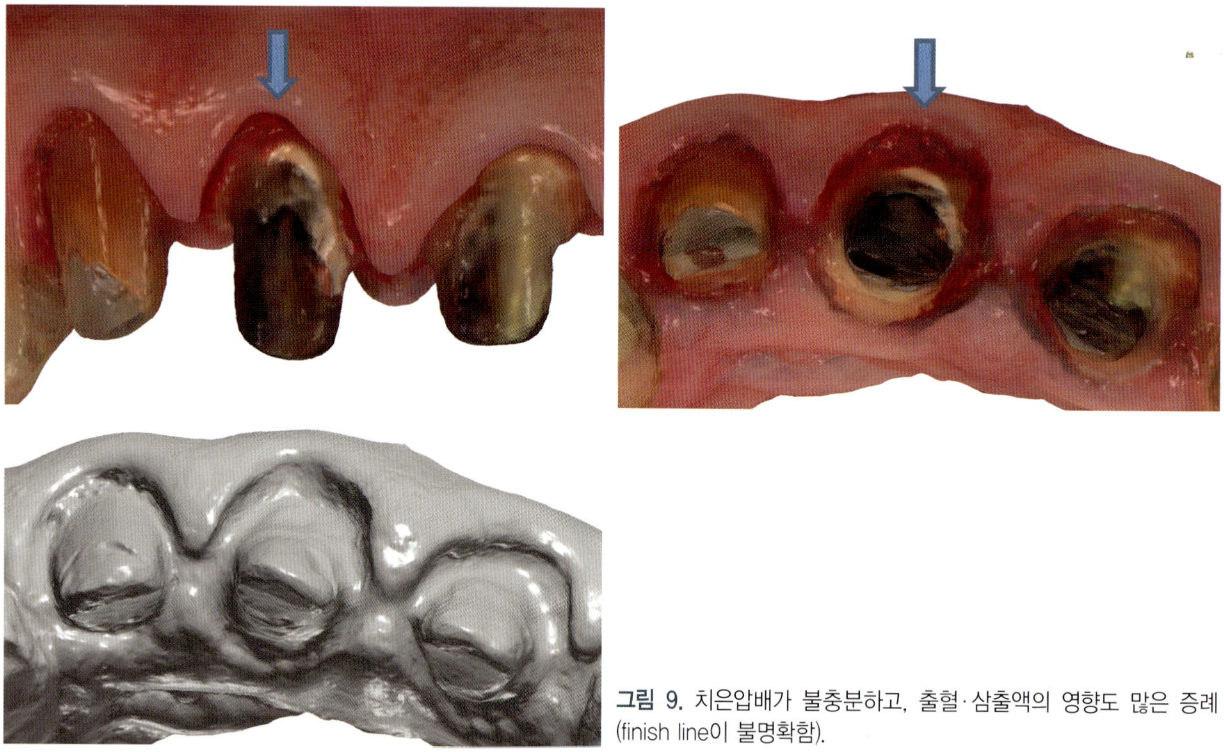

그림 9. 치은압배가 불충분하고, 출혈·삼출액의 영향도 많은 증례(finish line이 불명확함).

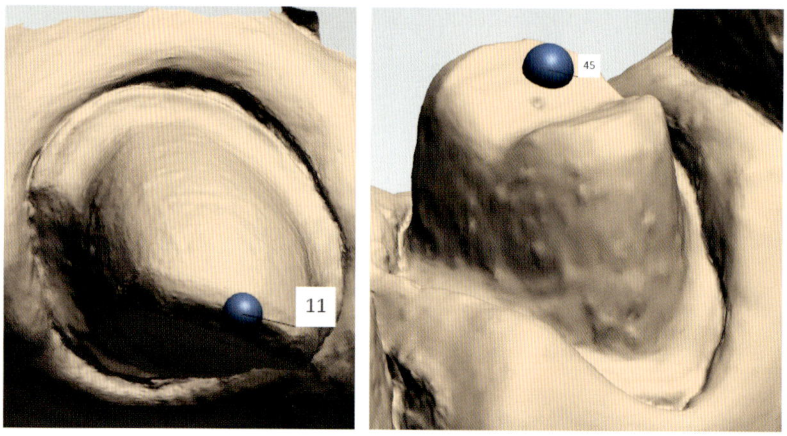


그림 10. 약간 치은연하로 깊어도 치주조직을 잘 컨트롤할 수 있으면 치은압배를 통해 마진을 명시할 수 있다.

## 2) 치은연하 0.5mm 이상으로 마진이 깊은 증례

치은연하에 마진을 설정한 증례에서는 마진이 치은에 덮여 있거나 너무 깊어, 빛의 반사를 얻을 수 없으므로 인상채득이 어려워진다(그림 9). 일반적으로 치은연하 0.5mm 정도까지가 적용 범위이고, 그 이상으로 깊은 증례는 출혈·삼출액의 영향도 받기 쉬우므로 주의가 필요하다. 하지만 충분히 치은압배가 되고 출혈·삼출액이 적은 증례이면 IOS에서도 인상채득이 가능해진다. 따라서 전 처치를 통해 치주조직을 잘 컨트롤하는 것이 중요하다(그림 10).

또한 타액이 많은 환자의 증례에서는 충분한 방습이 어려워, 치면이 타액에 덮인 상태로 촬영되기 쉽다. 그러나 기존의 인상채득과 달리 IOS에서는 협·설측을 개별적으로 촬영할 수 있으므로, 흡인기로 방습하면서 디지털 인상을 채득할 수 있는 장점도 있다.

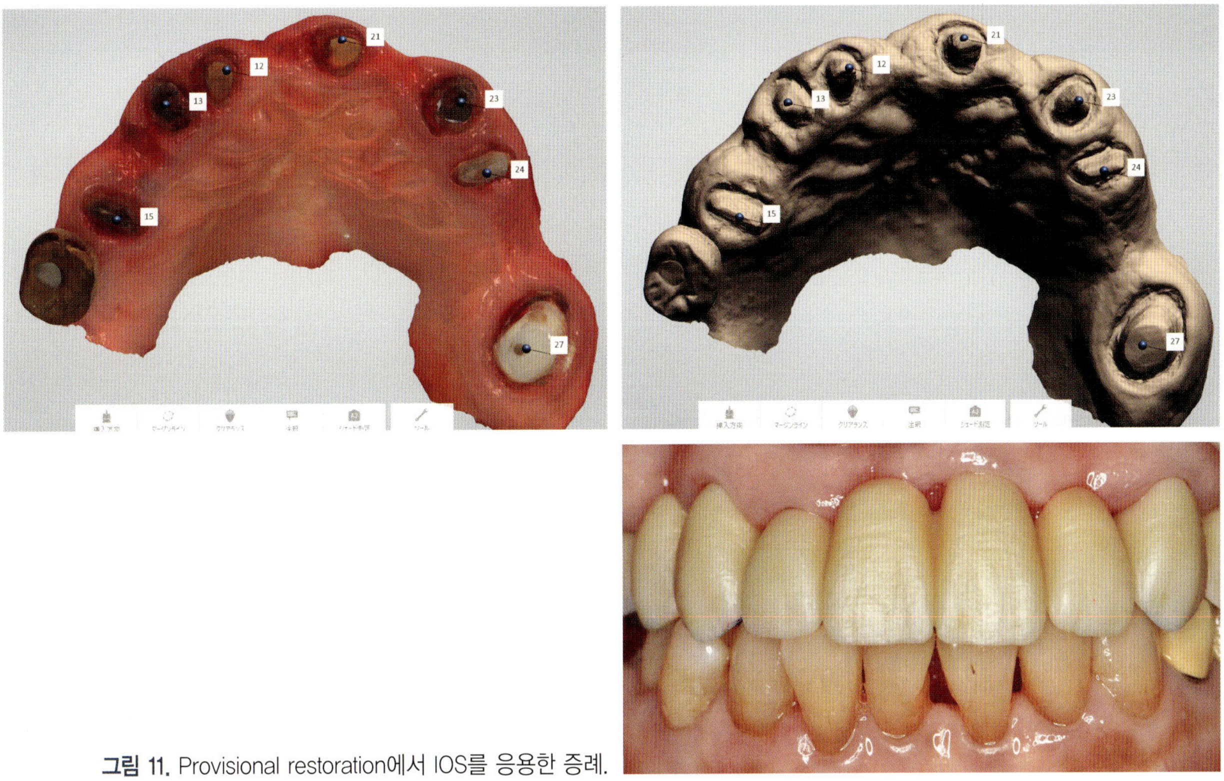


그림 11. Provisional restoration에서 IOS를 응용한 증례.

### 3) 포스트와 코어(Post & Core)

피사계 심도의 문제로, 현시점의 IOS로는 포스트의 끝까지 데이터를 채득할 수는 없다. 하지만 최근에는 전용 스캔 포스트도 등장하고 있어, 라이브러리와 연결함으로써 완전히 스캔할 수 없는 포스트의 깊은 부분도 채득이 가능하게 되었다.

### 4) Long span 브리지 증례

전치부를 포함한 전악의 long span 브리지 증례는, 기존의 정밀인상법과 비교해 재현성과 신뢰성이 뒤떨어지는 것으로 보고되어 있다[1]. 현시점에서 충분한 과학적 증거(evidence)가 없어, 주로 임시보철물(provisional restoration)에 응용한다(그림 11).

### 5) 개구량이 적은 환자의 구치부

개구량이 적은 증례에서는 IOS 헤드의 형태나 초점거리의 문제로 최후방 구치 원심면의 스캔이 어렵다(그림 12).

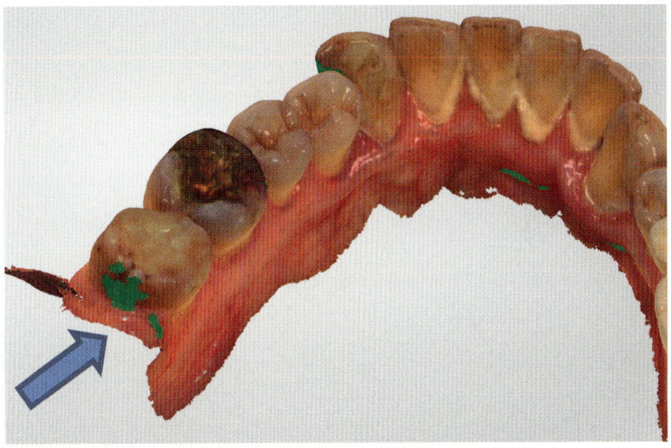

그림 12. 최후방 구치 원심면의 스캔이 어려웠던 증례.

## 3. IOS 응용의 주의 사항

- 모든 스캔에서 초보자가 가장 일으키기 쉬운 실수의 하나로서, 지대치 근·원심 치아의 인접면(그림 13)이나 근접한 지대치 측면(그림 14)의 촬영 누락을 들 수 있다. 수복물의 적합 상태나 접촉점을 설정하기 위해 빠뜨릴 수 없으므로, 스캔 후에 반드시 인접면을 확대해 확인할 필요가 있다.
- 인레이 등의 깊은 내측성 와동, 특히 인접면의 치은측

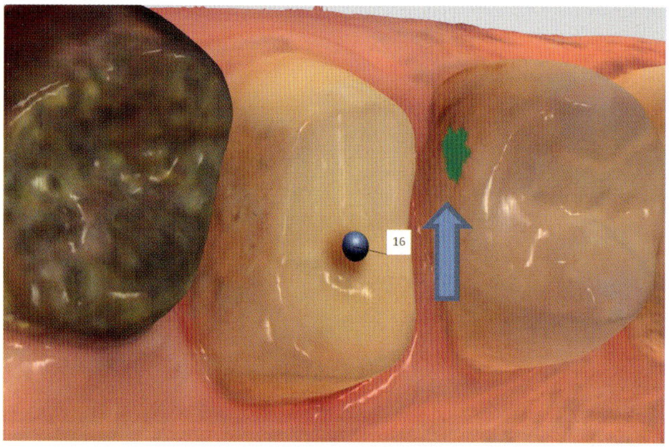


**그림 13.** 촬영 누락의 실수가 생기기 쉬운 곳 ①. 지대치 근·원심 치아의 인접면.

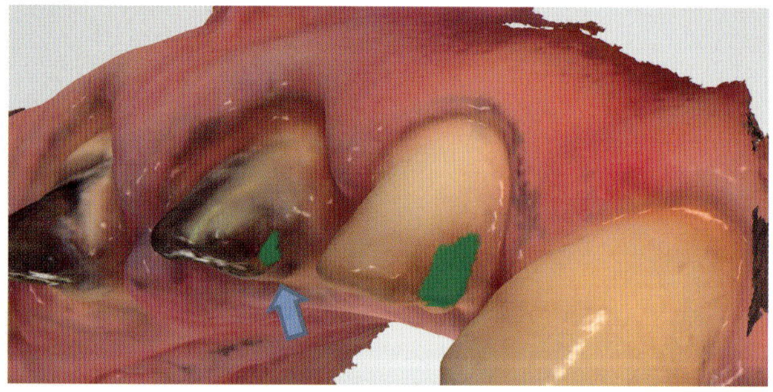

**그림 14.** 촬영 누락의 실수가 생기기 쉬운 곳 ②. 근접한 지대치의 측면.

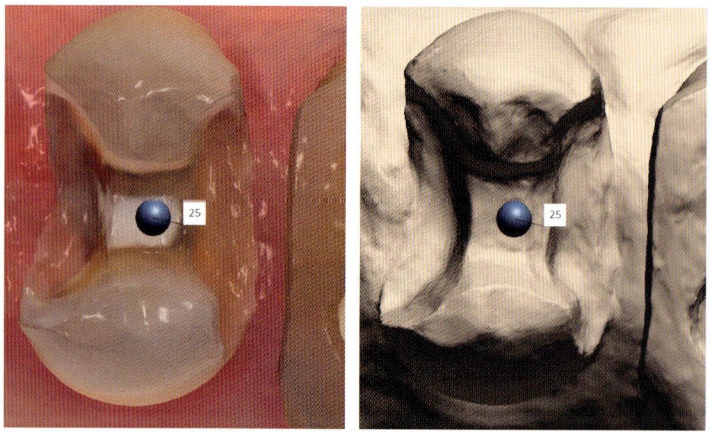


**그림 15-a, b.** 깊은 와동의 인레이와 치은연하 마진.

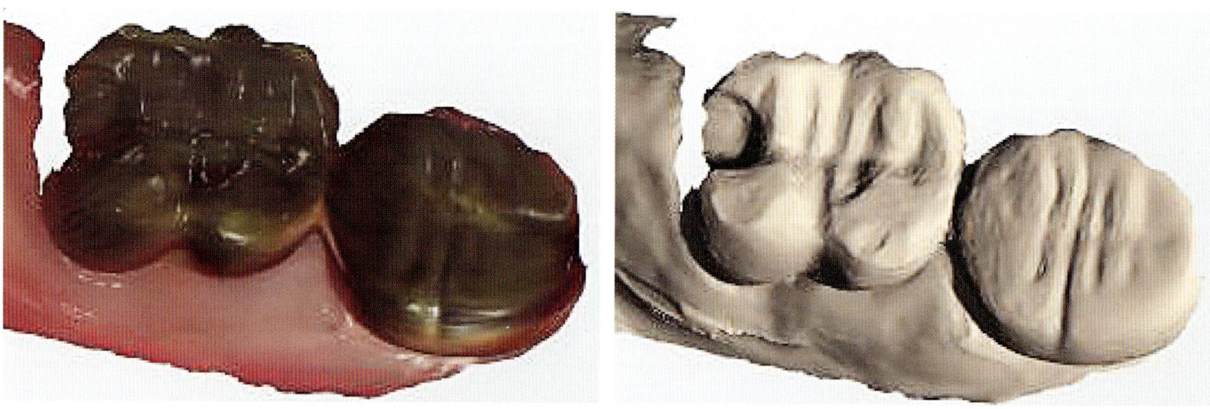

**그림 16-a, b.** 금속 수복물은 반짝거려 촬영이 어렵고, polygon도 거칠어진다.

와동 변연은 피사계 심도의 문제로 부적합이 되는 경우가 있으므로 주의가 필요하다(그림 15).

• 치관 보철물의 표면 질감에 따라서는 빛을 반사하기 쉬워지므로, 스캔할 때의 반응이 나빠지는 경우가 있다. 특히 금속이나 지르코니아는 스캔이 잘 안 되는 재질이기 때문에(그림 16), 스캔 파우더 등을 이용해 빛의 반사를 억제하는 것도 하나의 방법이다(그림 17).

• 치근 노출 등이 보이고 치은퇴축이 심한 증례에서는,

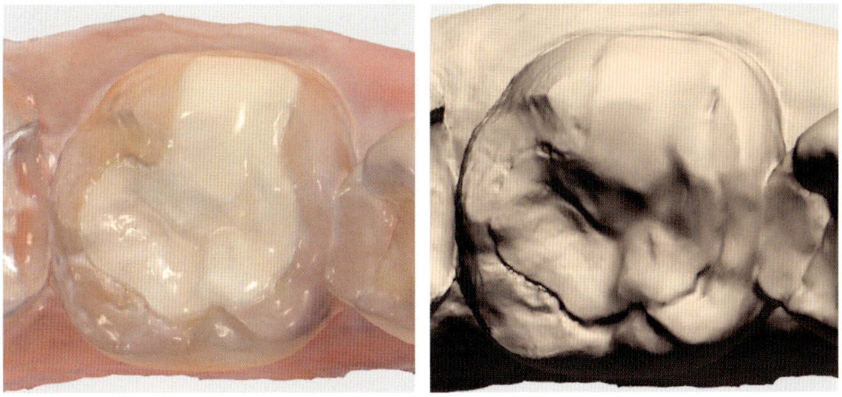

**그림 17-a, b.** 스캔 파우더를 이용해 촬영한 지르코니아 인레이. Polygon의 거칠어짐을 억제할 수 있다.

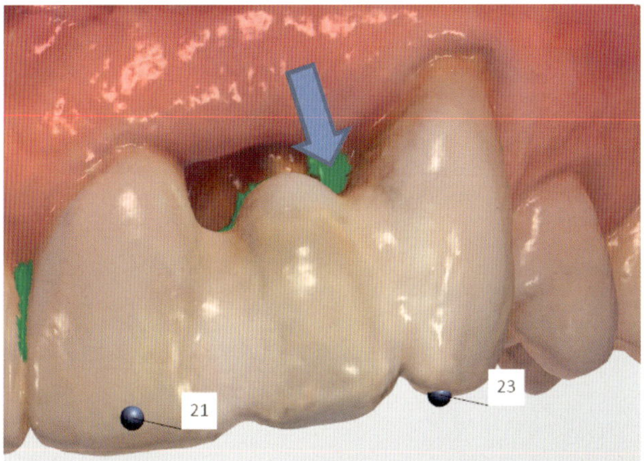


**그림 18.** 치은퇴축이 심한 증례는 촬영이 어렵다.

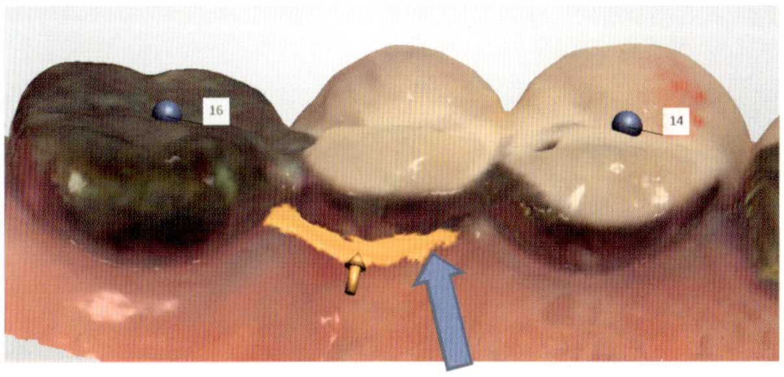


**그림 19.** 촬영이 어려운 경우의 결과 ①.

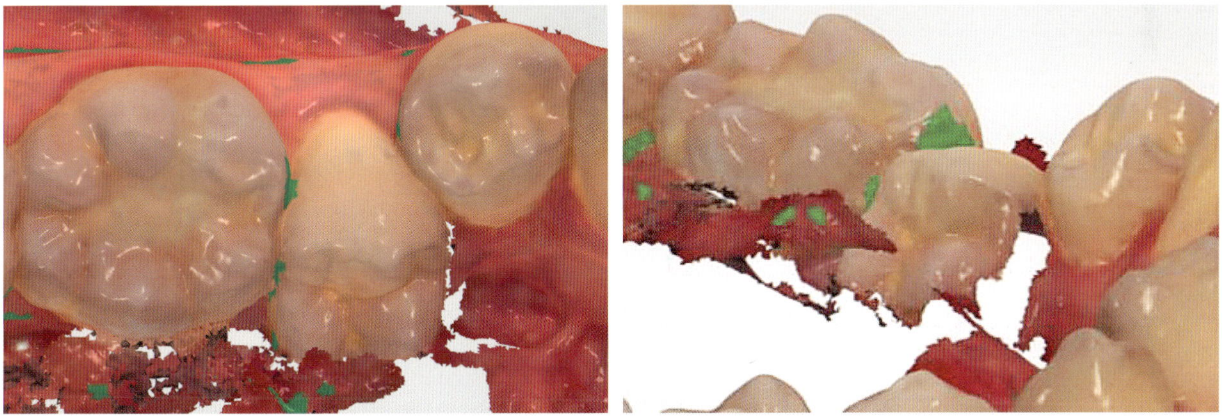

**그림 20.** 촬영이 어려운 경우의 결과 ②.

언더컷이 되어 촬영하기 어려우므로 테크닉이 필요하다(그림 18).

- 가공치 주위와 같은 촬영 범위 밖의 형태에는 스캐너가 대응할 수 없다(그림 19).
- 치아의 심한 위치 이상이나, 그에 동반해 구강전정이 좁아져 있는 증례에서는 촬영이 어려워지는 경우가 있다(그림 20).

## II. 임플란트의 술전 시뮬레이션·수술용 가이드·즉시 임시보철물 제작을 위한 인상(표 2)

### 1. 개요

임플란트 치료의 경우는 외과와 보철의 양 측면에서 구강 내 스캐너를 응용할 수 있다. 외과의 측면에서는, 술전 시뮬레이션과 수술용 가이드 및 즉시 임시보철물(provisional restoration) 제작을 목적으로 스캔한다.

현재 사용 가능한 임플란트 식립 시뮬레이션 소프트웨어의 대부분은, CBCT에서 얻은 DICOM 데이터와 구강 내 스캐너에서 얻은 STL 데이터의 중첩(superimpose)이 가능하다. 이렇게 하면 금속 등으로 인해 인공물(artifact)이 생긴 DICOM 데이터를 구강 내 스캐너로 얻은 STL 데이터에 옮겨 놓아 보다 정확한 식립을 계획할 수 있다.

결손부에는 소프트웨어에서 진단용 왁스업을 해, 식립 위치를 보철 주도적으로 시뮬레이션하는 것도 가능하다. 또한 발치 즉시 식립을 하는 증례에서는 앞에서 서술한 것처럼 DICOM 데이터와 중첩해 시뮬레이션함으로써, 발치 전의 부분을 데이터에서 삭제해 수술용 가이드를 제작할 수 있다.

즉시 하중 증례에서는, 구강 내 스캐너로 발치 전의 형태를 스캔해 DICOM 데이터와 중첩함으로써, 수술용 가이드 제작 및 구강 내에 있는 현 상태의 치아와 같은 형태의 즉시 임시보철물을 제작할 수 있다.

표 2에 제시한 것처럼 임플란트의 술전 시뮬레이션·수술용 가이드·즉시 임시보철물 제작을 위한 인상에서는, 현재 CAD 소프트웨어에서 진단용 왁스업이 가능한 1~5개 치아의 소수치 결손이 IOS의 적응증이다.

한편 전치부의 다수 치아 결손에서, CAD 소프트웨어의 진단용 왁스업으로는 전치 절단의 위치와 정중의 결정이 어려운 증례나 무치악 등으로 교합 평면을 결정할 수 없는 증례에서는, 기존대로 모형에서 왁스업을 하거나 교합을 채득해 진단용 템플릿(template)을 사용한 이미지 진단이 필요하다(그림 21~23).

### 2. IOS 응용의 주의 사항

- 소프트웨어에서 CT와 조합해 식립을 시뮬레이션하는 경우는 원칙적으로 전악을 스캔한다.
- DICOM 데이터와 중첩하기 위해 가능하면 고르고 정확하게 스캔한다.
- 결손(점막면의 인상) 범위가 커지면 스캔의 오차가 커지는 경향이 있어서 주의가 필요하다.
- 전치부를 포함한 결손의 경우는 정중 위치나 색조 정보 등의 구강 내 스캐너 데이터가 필요하다.

## III. 임플란트의 맞춤 지대주·상부 구조 제작을 위한 인상(표 3)

### 1. 개요

임플란트 상부 구조 제작을 위한 디지털 인상은 자연치의 인상과 달리, 스캔 보디라고 불리는 디지털 인상용 코핑을 장착하고 스캔한다. 스캔 보디는 일반적으로 PEEK(polyetherether ketone) 소재로 되어 있어, 임플란트의 지름이나 플랫폼의 형태에 따라 스캔 보디의 형태나 평평한 면이 다른 경우도 있다. 스캔 보디를 임플란트 레벨 혹은 지대주 레벨에서 나사로 고정해 스캔한다. 스캔 후 데이터를 치과기공소에 송신하면, 치과기공소는 CAD 소프트웨어에서 같은 스캔 보디의 라이브러리를 중첩해 임플란트의 위치를 확인하고, 타이타늄 베이스를 선

**표 2.** 임플란트의 술전 시뮬레이션·수술용 가이드·즉시 임시보철물 제작을 위한 인상에서 IOS의 적합성 여부

| 적합한 증례 |
|---|
| • CAD 소프트웨어에서 진단용 왁스업이 가능한 1~5개 치아의 소수치 결손 |
| **적합하지 않은 증례** |
| • 전치부 절단의 위치, 정중, 교합 평면 등을 CAD 소프트웨어의 진단용 왁스업으로는 결정할 수 없는 다수 치아 결손 |

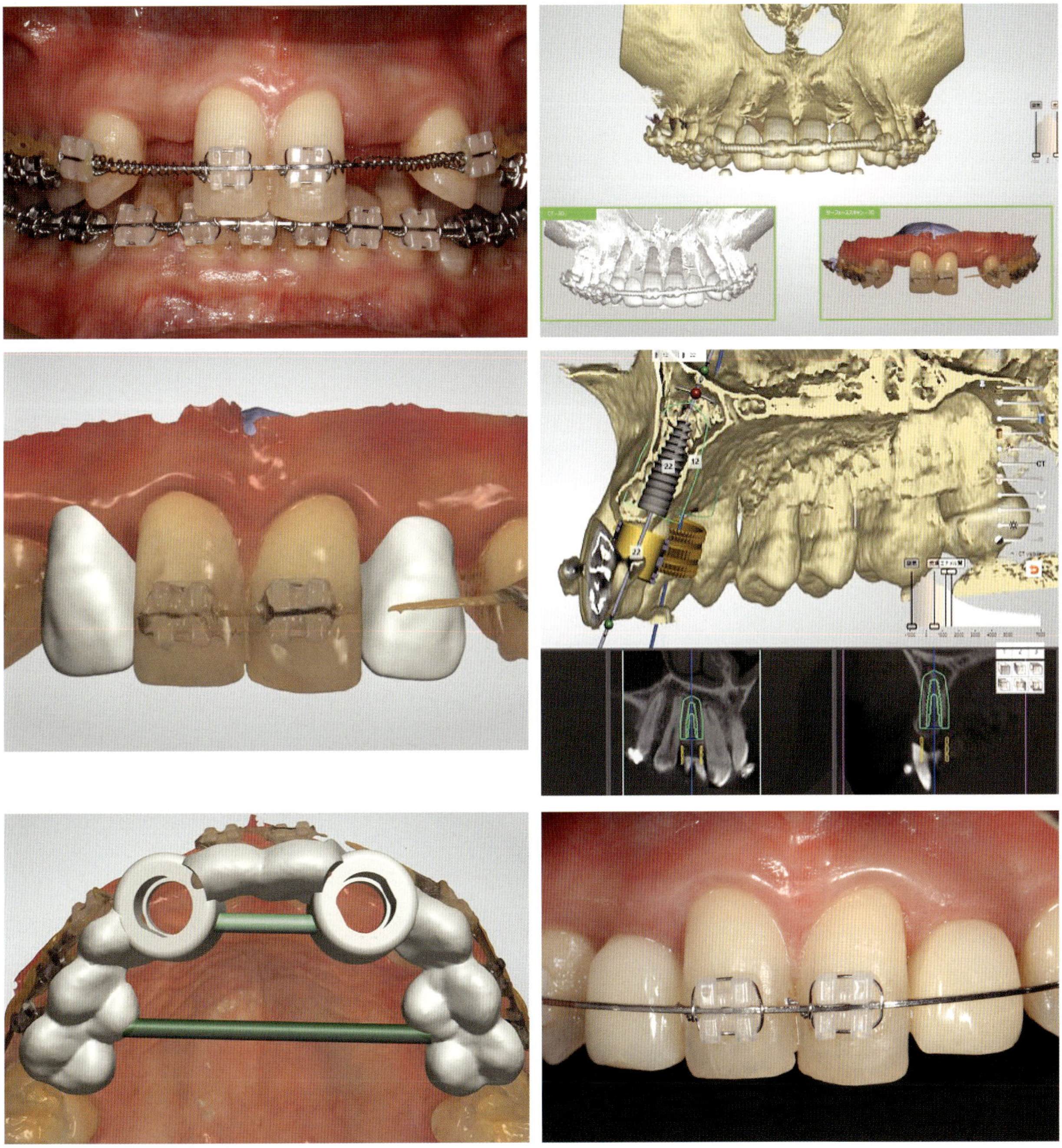

**그림 21.** 양측 측절치 결손에 대해 IOS와 CBCT 촬영만으로 식립 시뮬레이션·수술용 가이드·즉시 임시보철물을 제작한 증례. 교정치료 중인 환자는 기존 방법의 인상채득이 어려워 IOS의 혜택이 크다.

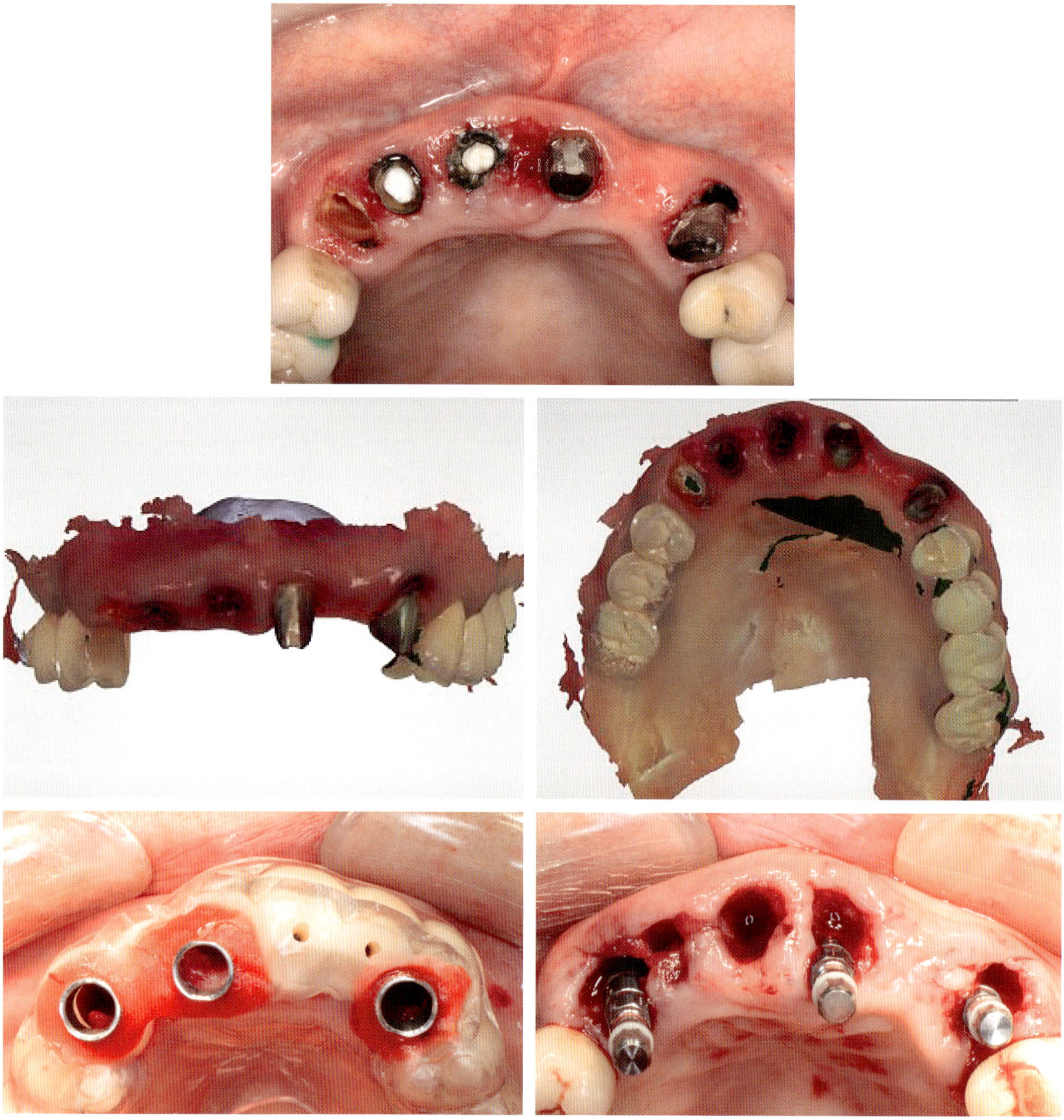

**그림 22.** 발치 즉시 식립을 위한 수술용 가이드.

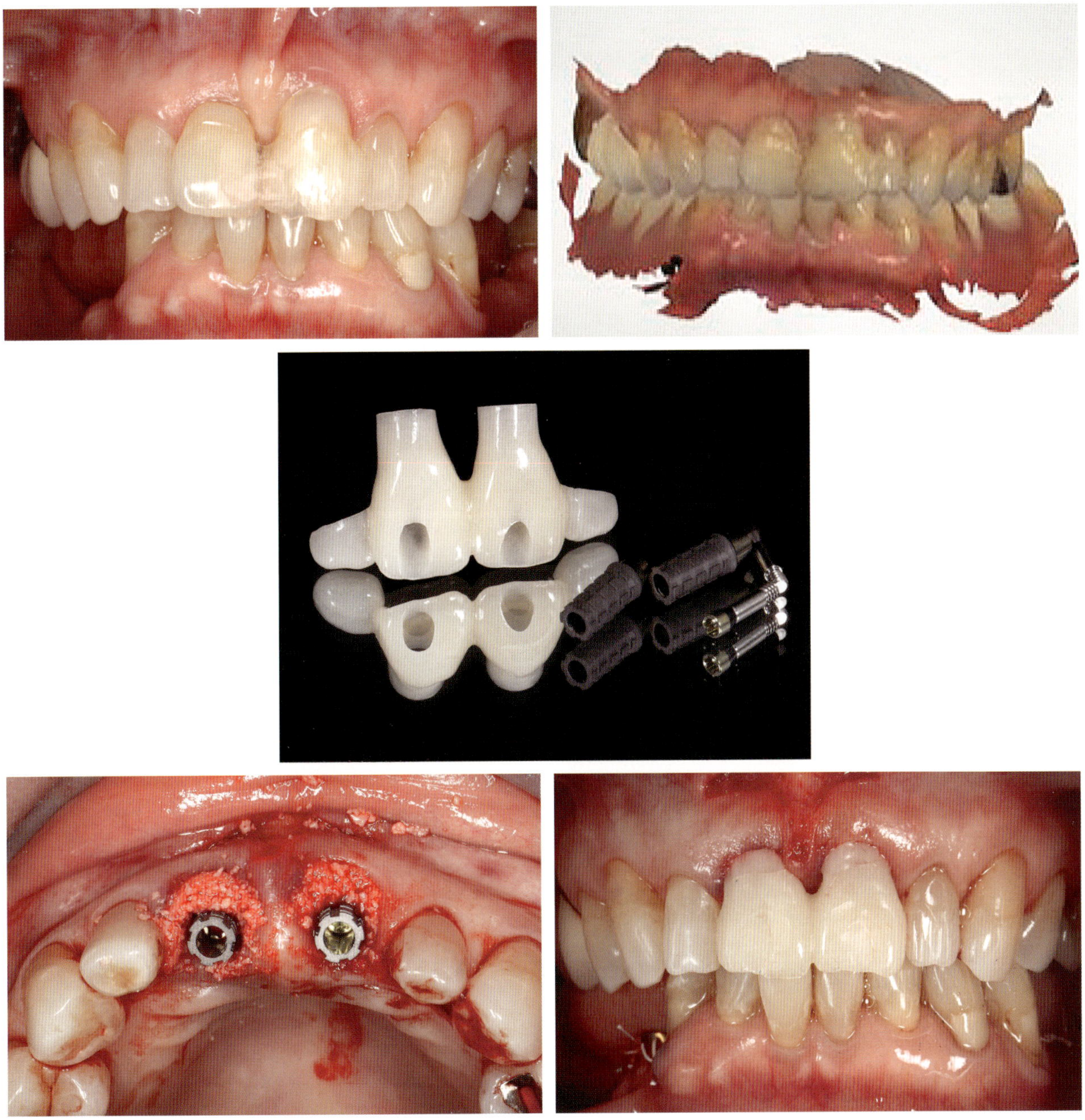

그림 23. 즉시 하중의 임시보철물.

표 3. 임플란트 상부 구조를 위한 인상에서 IOS 적합성 여부

| 적합한 증례 | 적합하지 않은 증례 |
|---|---|
| • 임플란트 치료에서 모든 고정성 수복 | • 임플란트 오버덴쳐<br>• 스캔 보디가 인접치나 대합치와 간섭하는 증례<br>• 스캔 보디 사이의 거리가 떨어져 있어서 점막면을 스캔할 수 없는 증례 |

정한 후 상부 구조를 설계한다.

표 3에 나타낸 것처럼, 고정성 임플란트 수복의 모든 증례에서 IOS를 적용할 수 있다(그림 24~26).

## 2. IOS에 적합하지 않은 증례

### 1) 임플란트 오버덴쳐

어태치먼트뿐만 아니라 가능하면 점막면의 스캔도 필요하므로, IOS에는 적합하지 않다.

### 2) 스캔 보디가 인접치나 대합치와 간섭하는 증례

임플란트의 식립 방향이나 환자의 개구량에 따라 스캔 보디 자체가 들어가지 않는 증례는, IOS를 이용해 촬영할 수 없다(그림 27).

### 3) 스캔 보디 사이의 거리가 떨어져 있어서 점막면을 스캔할 수 없는 증례

스캔 보디 사이의 공간이 1개 치아 정도면 문제없지만, 그 이상 떨어지면 스캔 정밀도에 영향을 미칠 가능성이 커서, 스캔과는 별도로 검증용 지그(verification jig)를 채득할 필요가 있다(그림 28).

## 3. IOS 응용의 주의 사항

### ■ 스캔 보디의 선택

스캔 보디는 IOS에서 사용하는 것이 아니라 설계 소프트웨어의 스캔 보디 라이브러리와 연결되어 있으므로, 사용하는 스캔 보디의 라이브러리가 설계 소프트웨어에 탑재되어 있는지를 치과기공소에 확인할 필요가 있다.

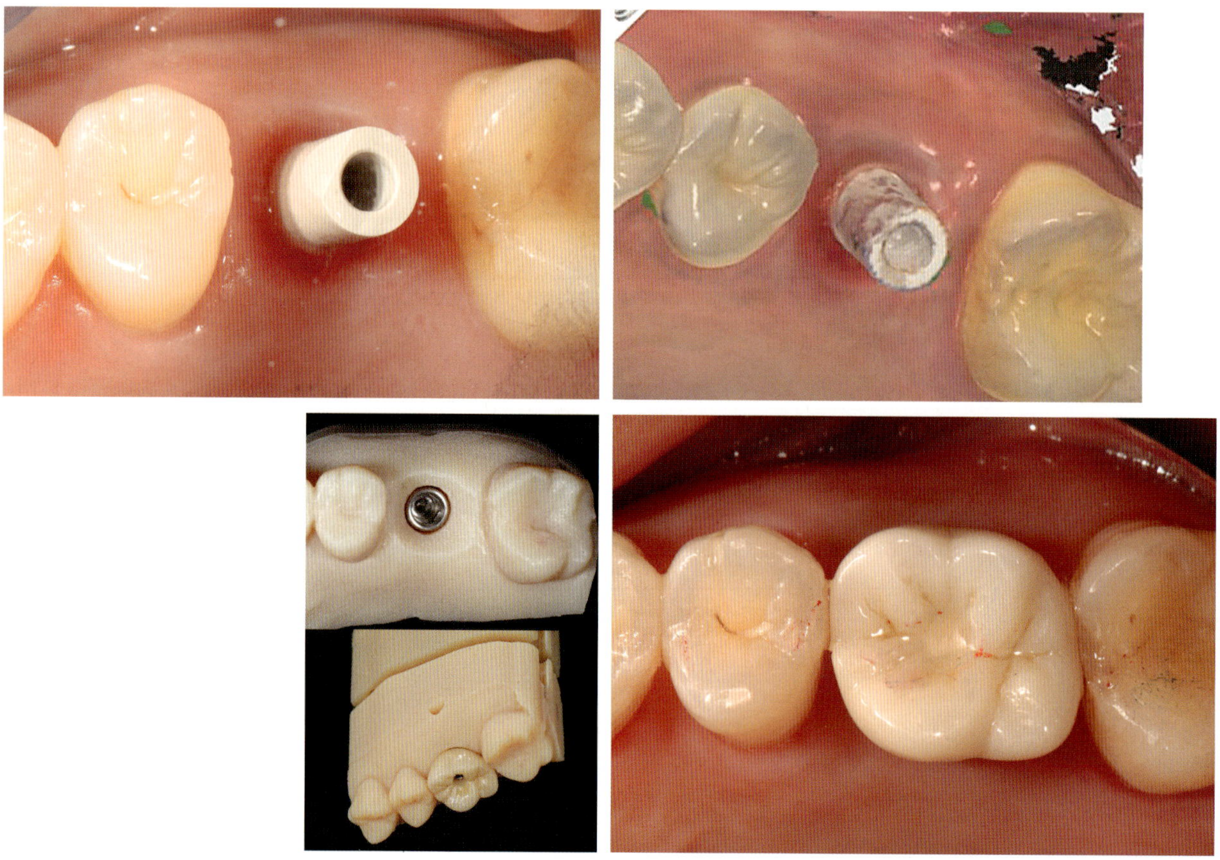

**그림 24.** 단독 치아 결손 증례.

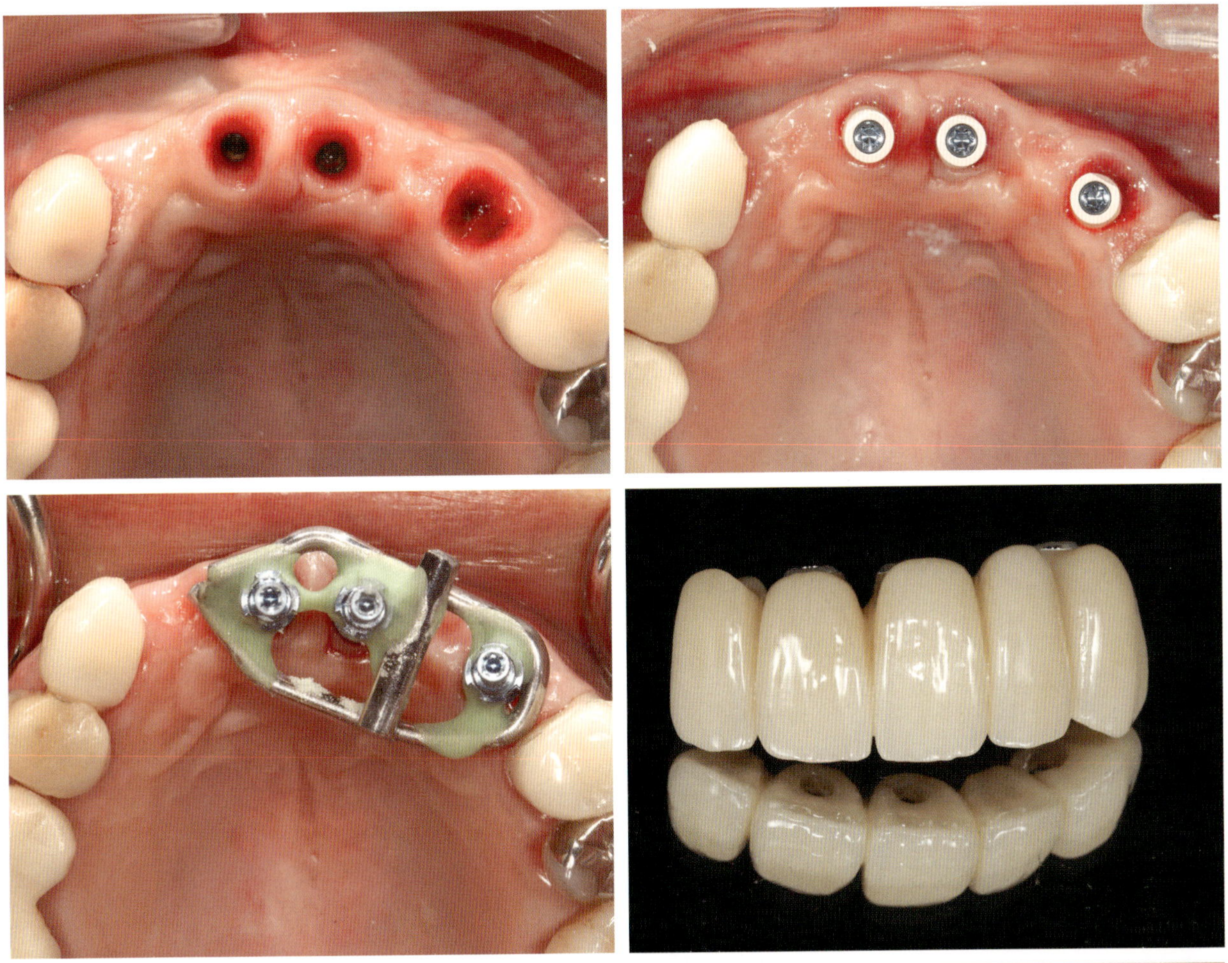

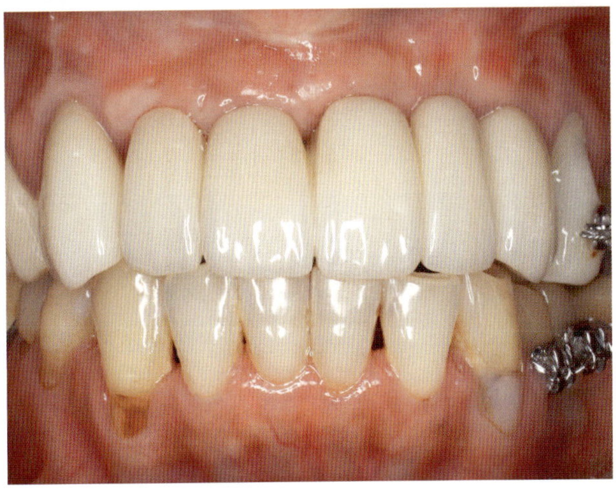

**그림 25.** 다수 치아 결손 증례.

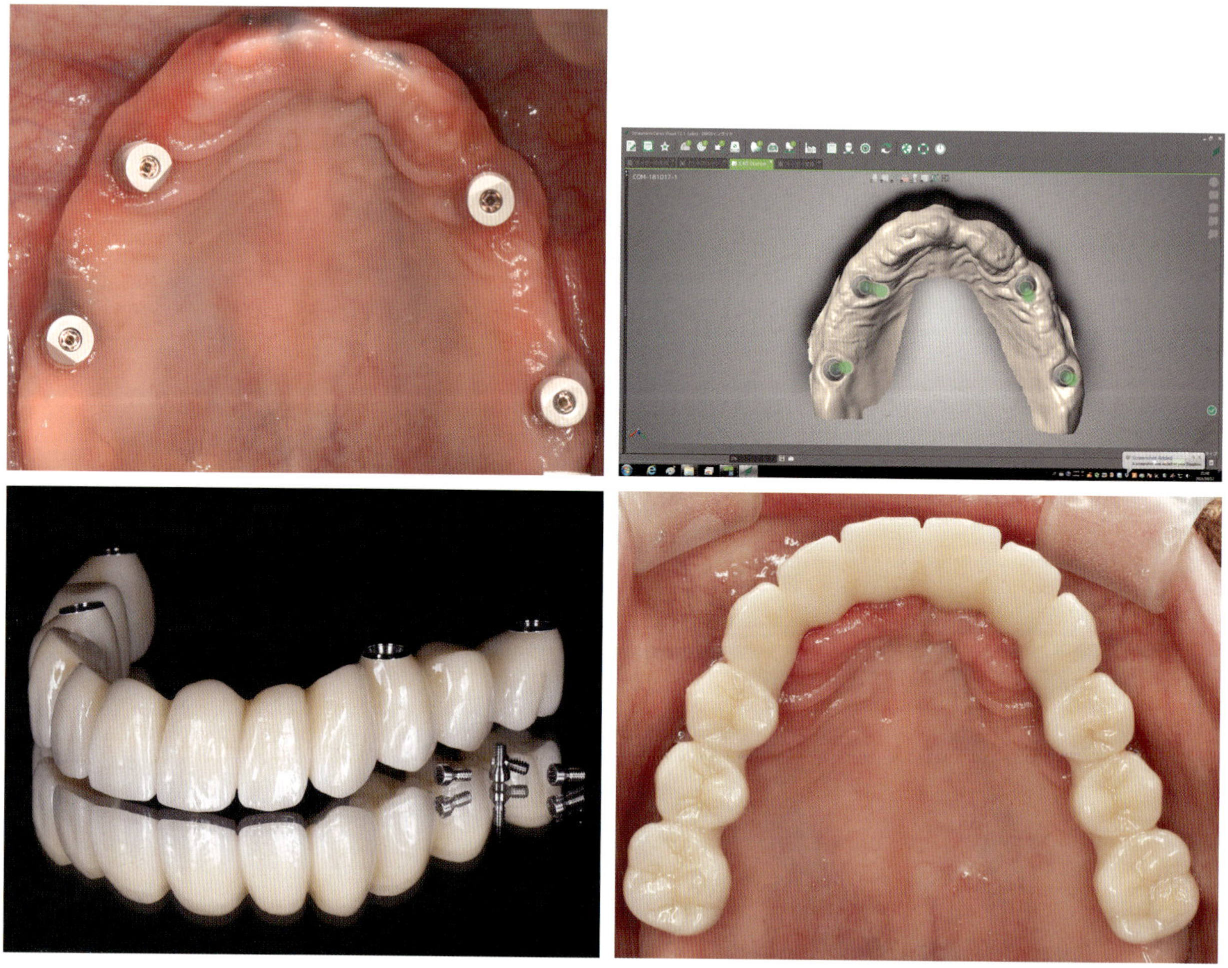

그림 26. 무치악 증례.

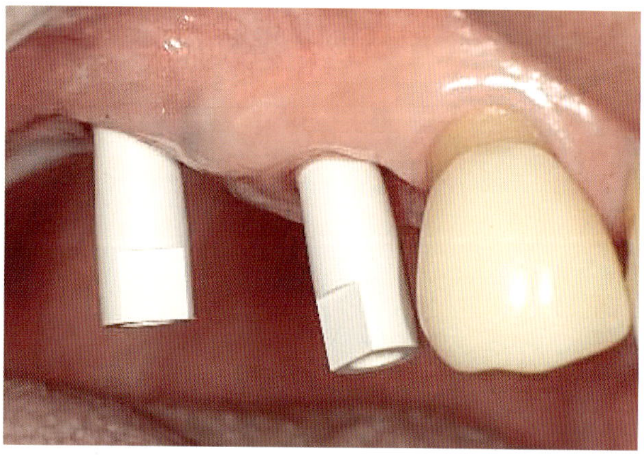

그림 27. 이와 같은 증례에서는 스캔 보디 자체가 들어가지 않으므로, IOS를 이용한 촬영이 불가능하다.

■ **스캔**

양 인접치의 접촉면 및 스캔 보디의 평평한 면의 촬영 누락에 주의한다. 스캔 보디는 평평한 면을 협(순)측에 위치시키는 것이 포인트이다(그림 29).

■ **CAD/CAM을 이용한 제작**

- 모델 빌더 등의 소프트웨어로부터 얻은 STL 데이터를 이용해 3D 프린터로 임플란트 모형을 제작하는 경우는, 사용하고 있는 임플란트 아날로그의 형태가 각각 다르므로 주의가 필요하다.
- 같은 임플란트라도 스캔 보디가 다르면 사용할 수 있는 타이타늄 베이스도 다르다. 단독관만 대응할 수 있는 제조사도 있으므로, 설계 변경이 있는 경우는 스캔 보디를 변경해 재스캔하는 것이 필요해질 때도 있다.
- 타이타늄 베이스는 설계 화면에서 높이나 마진 라인을

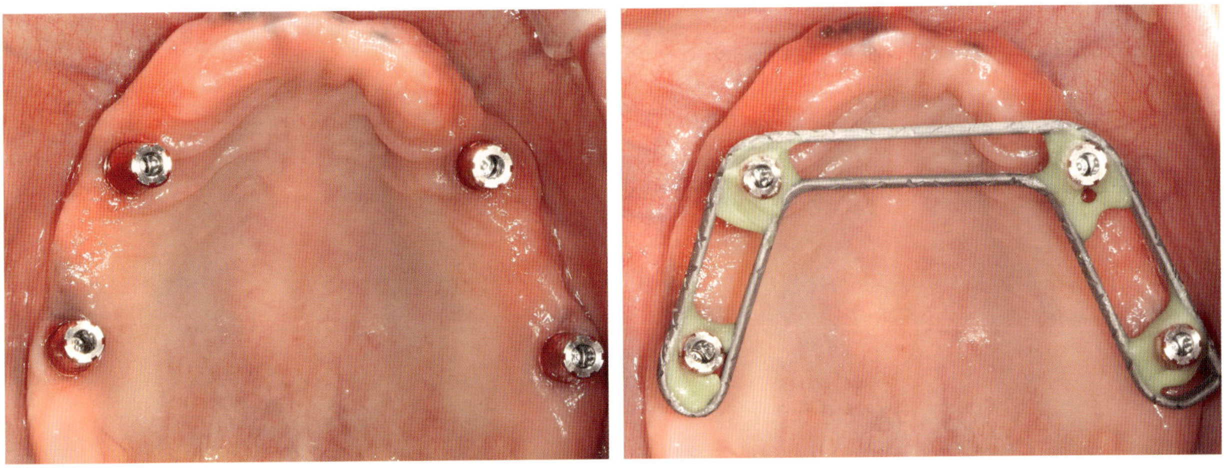

**그림 28.** 스캔 보디 사이의 공간이 1개 치아 이상 떨어진 증례에서는 verification jig를 채득할 필요가 있다.

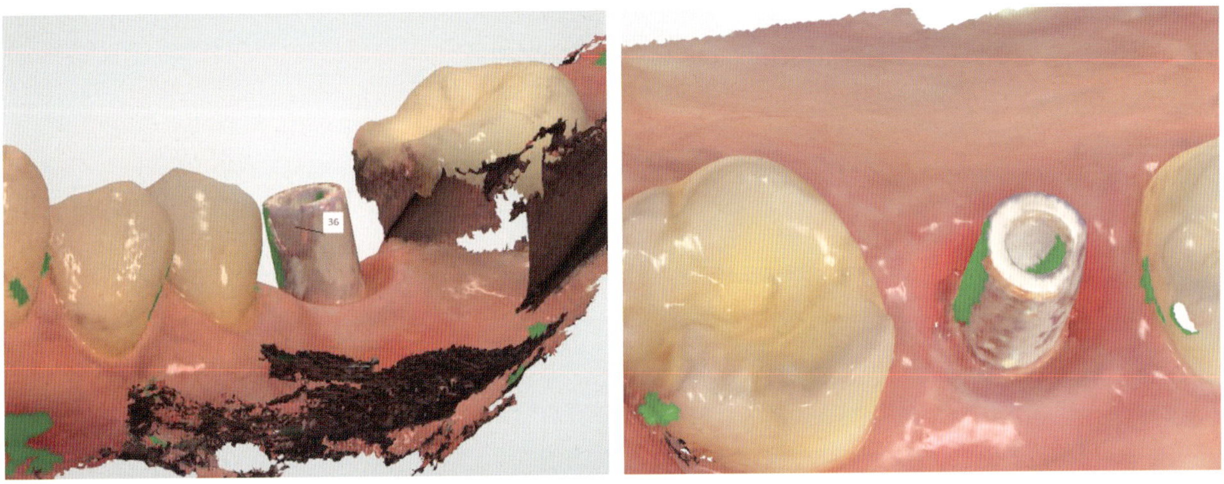

**그림 29.** 스캔 보디는 평평한 면을 협(순)측에 위치시킨다.

**표 4.** 의치를 위한 인상에서 IOS의 적합성 여부

| 적합한 증례 | 적합하지 않은 증례 |
|---|---|
| • 1~2개 치아의 중간 결손 | • 가동 점막까지 지지가 필요한 다수 치아 결손<br>• 무치악(특히 하악에서 치조제 흡수가 심한 증례) |

조정할 수 없으므로, 설계 중에 타이타늄 베이스 형태에 문제가 있는 경우는 다른 제조사의 스캔 보디로 다시 디지털 인상을 채득하든지, 아날로그 인상으로 변경해 제작하게 된다. 따라서 연구용 모형이나 방사선사진·CT 등에서 타이타늄 베이스의 형태를 디지털 인상 전에 확인해 두는 것이 필요하다.

## Ⅳ. 의치 제작을 위한 인상(표 4)

### 1. 개요

의치에 대한 구강 내 스캐너의 응용은 아직 소수치 결손의 중간 결손에 한정된다. 그 이유로는 다음과 같은 것을 들 수 있다.

- 구강 내 스캐너는 가동 점막부를 인식하기 어렵다(의치상 변연을 결정할 수 없음).
- 점막(근육) 운동의 기록이 어렵다(근육 형성을 할 수

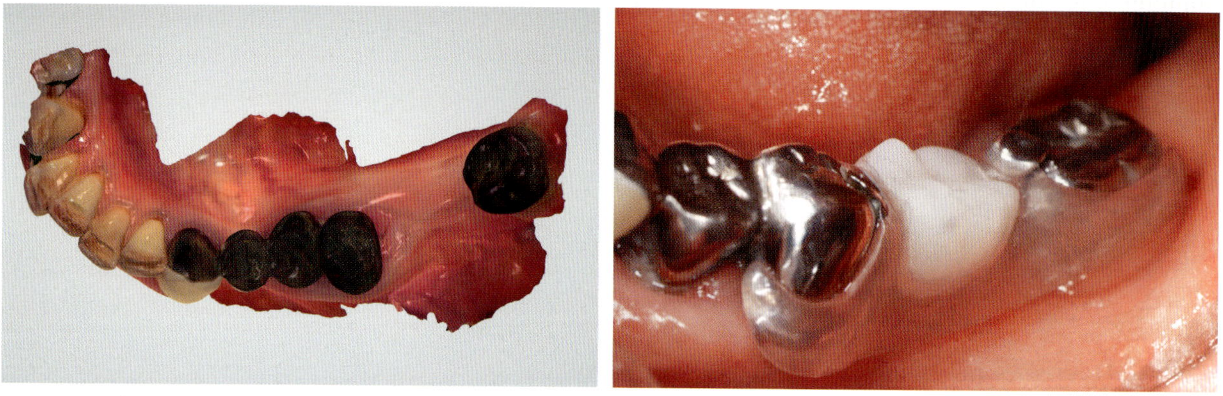

그림 30. 의치 증례에서 IOS에 적합한 증례. 1~2개 치아의 중간 결손 증례는 지대치가 랜드마크가 되므로 비교적 쉽게 디지털 인상을 채득할 수 있다.

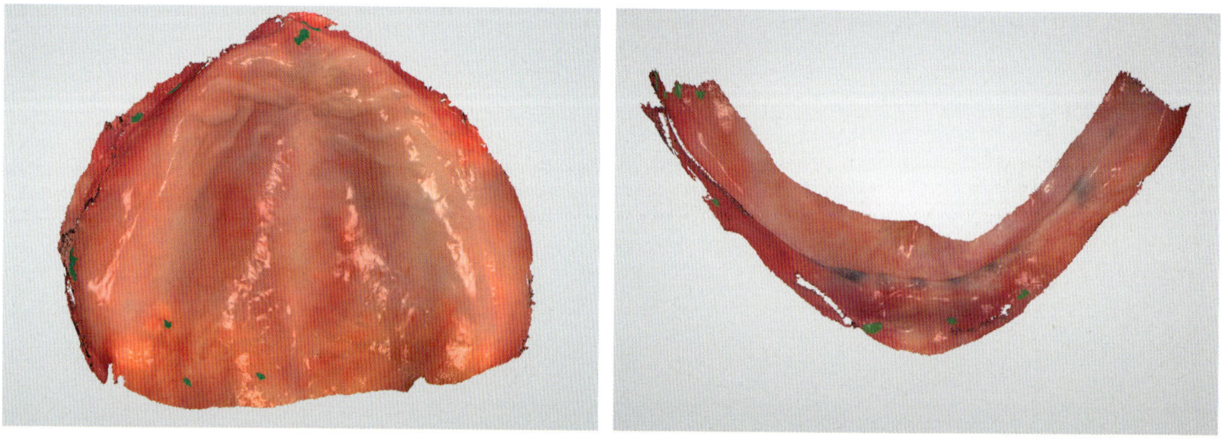

그림 31. 의치 증례에서 IOS에 적합지 않은 증례. 무치악 증례에서 상악은 치은협 이행부의 채득이 어려운 한계가 있다. 또한 하악은 혀를 포함해 가동 점막이 많으므로 IOS에 적합하지 않다(특히 치조제 흡수가 심한 증례).

없음).

- 다수 치아 결손에서는 교합채득을 할 수 없다.
- 배열의 기준이 되는 정보의 기록 및 시적을 할 수 없다(정중이나 안모와의 조화 등의 기록을 얻을 수 없음).
- 구강 내 스캐너를 이용한 디지털 인상으로 의치를 제작할 수 있는 치과기공소가 적다.

의치 증례에서 IOS에 적합한 증례를 그림 30에 보이고, 적합하지 않은 증례를 그림 31에 보인다.

## 마치며

여기에서는 IOS에 적합한 증례와 적합하지 않은 증례에 대해서 사용의 주의 사항을 포함해 소개했다. 현시점에서 모든 증례에 대해 IOS를 응용하는 데는 한계가 있고, 술자의 기술도 크게 관여한다는 점도 실감하고 있다. 하지만 앞으로 IOS 자체의 정밀도 향상이나 소형 경량화가 진행되고, 술자의 기술 향상도 기대되므로 IOS의 적응 범위는 한층 더 확대될 것으로 예상한다.

### 참고문헌

1) Ender, A., Zimmermann, M., Mehl, A.: Accuracy of complete and partial arch impressions of actual intraoral scanning systems in vitro. *Int. J. Comput. Dent.*, **22** (1) : 11-19, 2019.

# 5. 데이터 관리·확장성 및 치과의원과 치과기공소의 연계

교와 덴탈 라보라토리(지바 현 마쓰도 시)
Kenji Kimura(木村健二) /디지털 기공 팀 일동

다나카치과의원(지바 현 가시와 시)
Jyoji Tanaka(田中讓治)

## 시작하며

구강 내 스캐너(Intra Oral Scanner; 이하 IOS)의 보급에 동반해, 디지털 워크플로에 의한 보철 제작의 흐름이 가속화되고 있다. IOS는 치과의원, 치과기공소(이하 기공소) 모두에게 다양한 변혁을 가져오는 중요한 기기가 될 것이다. 특히 인상재 연화와 석고 주입 등의 작업이나 기공물 주고받기가 필요 없고, 효율적으로 디자인·가공으로 이행할 수 있다. 여기에서는, 치과기공사인 필자(Kimura)와 IOS 도입 치과의사(Tanaka)의 시점을 섞으면서 데이터 관리·확장성 및 치과의원과 기공소의 연계에 초점을 맞춰 설명한다.

## 치과의원에서 데이터 관리의 대처와 IOS 도입의 효과(Dr. Tanaka)

### 1. 치과의원에서 데이터 관리의 대처

체어사이드에서 검사·진단을 목적으로 하는 디지털 장비를 사용하게 되면서 원내 네트워크가 정비되어 왔다. 이것은 고도로 연계된 의료를 환자에게 제공할 수 있는 환경이 갖추어지는 것을 의미한다. 매일의 진료를 되돌아보면 실로 다양한 데이터를 활용하고 있는 것에 놀라게 된다. 이미 CT와 IOS가 없는 진료는 생각할 수 없다고도 느낀다. 이러한 시대가 되었다면, 정기적인 데이터의 백업 체제나 보안의 중요성을 충분히 인식하는 것이 필요할 것이다.

### 2. IOS 도입의 효과

#### 1) 진료의 변화

빠른 진료 사이클이 가능해졌으므로 이것을 환자에게 어필할 수도 있다. 인상이나 모형의 운반에 1일 그리고 기공소의 모형 제작 공정을 감안하면 단순히 헤아려도 2일은 단축할 수 있다. 또한 디지털 모형을 실시간으로 확인할 수 있으므로, 인상 불량은 그 자리에서 재스캔하고, 언더컷 확인이나 지대치 형성을 즉시 수정할 수 있는 것도 장점이다.

#### 2) 환자의 변화

일반적으로 보급되어 있지 않은 현황 속에서, 최신 기술을 어필할 수 있다. 필자의 치과의원에 내원하는 환자의 다수는 IOS를 보고 놀라고 기뻐해 주시는 분이 많다. 기존 방법을 이용한 인상채득의 불쾌한 이미지에서 크게 변해 환자의 부담도 많이 줄어든다. 촬영한 이미지를 바로 볼 수 있으므로, 환자의 동기부여 향상에 효과적이다.

#### 3) 진료실의 변화

증례에 따라 기존의 인상 방법을 선택할 때도 있지만, 임플란트 치료를 비롯한 비보험 치료의 대부분은 IOS를 이용하고 있어서 인상재 연화나 석고 주입의 작업이 크게 줄었다. 재료의 측면에서는 인상재, 석고, 트레이 등의 재료비를 줄일 수 있다. 또한 치과의원과 기공소 모두 감염의 위험을 줄일 수 있는 것이 장점이다.

### 4) 기공소와의 연계

이상적이라면, 데이터를 보내고 곧바로 기공소 측에서 점검해 주는 흐름도 실현 불가능하지 않을 것이다. 치과의원과 기공소의 거리가 떨어져 있어도, 거리를 느끼는 일 없이 순식간에 커뮤니케이션할 수 있는 것이 장점이다. IOS를 활용하게 되어, 기공소와의 커뮤니케이션에 깊이가 생겼다.

### 5) 기공물의 정밀도

조정 시간이 확실히 줄어들어 체어타임의 단축으로 이어진다. 만약 흔들리는 치아가 있으면, 구강 내에서 깨물었을 때의 치아 움직임을 석고 모형으로는 재현할 수 없어서 깨물었을 때의 바이트를 정확하게 재현할 수 없지만, IOS에서는 구강 내에서 깨물었을 때의 바이트를 가상공간에서 정확하게 재현할 수 있기 때문이라고 생각한다.

### 6) 유의점

IOS 적응증에 대해서는 자기 의원의 기준을 가지는 것이 좋다고 생각한다. 예를 들면, 임플란트 증례에서 임플란트 fixture가 근접해 있는 경우, 구강 내에 금속이 많은 경우 그리고 다수의 연속한 지대치가 있는 경우 등은 스캔 정밀도에 문제가 발생할 가능성을 고려하여, 기존 방법을 함께 사용해 디지털 데이터와 아날로그로 채득한 인상을 모두 기공소에 보낼 때가 있다. 그리고 어느 쪽을 사용해 제작할 것인지의 판단을 기공소와 상담하면서 신중하게 제작을 진행하는 것이 중요하다고 생각한다.

## 기공소에서 데이터 관리의 대처(Kimura)

기공 분야에서도 CAD/CAM의 발달로 제작 방법이 변화했다. 기존의 손기술에 의한 왁스업·매몰·주조를 중심으로 한 수작업으로부터, 디지털에 의한 일관된 시스템 안에서 디자인되고 밀링되는 흐름으로 이행했다. 그러한 상황 속에서 기공소는 기공물 제작에 있어서 다양한 데이터를 활용하고 있다. 예를 들면 색조 선택을 위한 사진, 환자 구강 내 사진, 안모 사진 데이터, CT 데이터, 치과의사와 치과기공사 사이의 메일이나 전화 상담 기록(전자 데이터, 종이 데이터), 상부 구조 설계 데이터 등이다.

현재 필자(Kimura)의 기공소에서는, 적극적으로 IoT 활용에 대처하고 있다. 2014년부터 '무선 태그(RFID)'를 모든 기공 상자(증례마다 모형이나 인상 등을 수납하는 상자)에 도입해, 기공 상자를 판독기에 올리면 등록된 환자 정보가 표시되는 시스템을 구축했다(그림 1, 2). 이 시스템에서는 치과의원과 환자 상세 정보 외에도 작업의 진척 상황, 담당자, 치과의원과의 상담 이력을 기록해, 작업자 사이의 정보 공유를 가능하게 했다.

비교적 용량이 큰 CT 데이터나 환자 치아의 색조·안모 사진 데이터는 사내의 공유 서버에 보관한다. 치과의원으로부터 데이터를 받는 타이밍이나 방법은 여러 가지인데, USB나 CD 등의 매체 이용, E-메일 첨부, 클라우드의 공유 폴더(치과의원-기공소 사이에서 공유 폴더를 구축) 등을 이용해 데이터를 주고받고 있다. 데이터는 치과의원과 환자마다 분류해, 작업자가 필요할 때 필요한 정보를 부족 없이 참조할 수 있다. CAD 설계 데이터는 각각의 CAD 시스템 안에 데이터를 축적하고 있지만, 정기적인 백업도 중요하다. 필자의 기공소에서는 앞으로도 계속해서 과제를 해결하면서 시스템 개량에 임할 생각이다. 디지털 시대에는 데이터의 관리 방법과 보안에 대해서 충분한 검토를 거듭하는 것이 필요하다.

## IOS로 촬영된 데이터의 행방

IOS로 촬영된 데이터는 어떤 흐름을 거칠까? 그림 3에 의원-기공소 사이의 IOS 연계에 필요하다고 생각되는 항목에 대해서 정리했다(2019년 2월 현재). 현재 일본에서 인가를 받은 IOS 6종 중 5종은 데이터 공유 방법으로서 클라우드 서비스를 전개하고 있다. 클라우드 서비스를 이용하지 않는 경우는, 기공소 측에서 대응할 수 있는 데이터 형식(.STL 등)으로 출력해 USB 등의 매체에 데이터를 넣어 기공소에 보내든지, 인터넷의 데이터 전송 서비스를 이용해 대응할 수 있다. 주목하길 바라는 점은, 제조사에 따라 상황은 다르지만 클라우드에 업로드된 데이

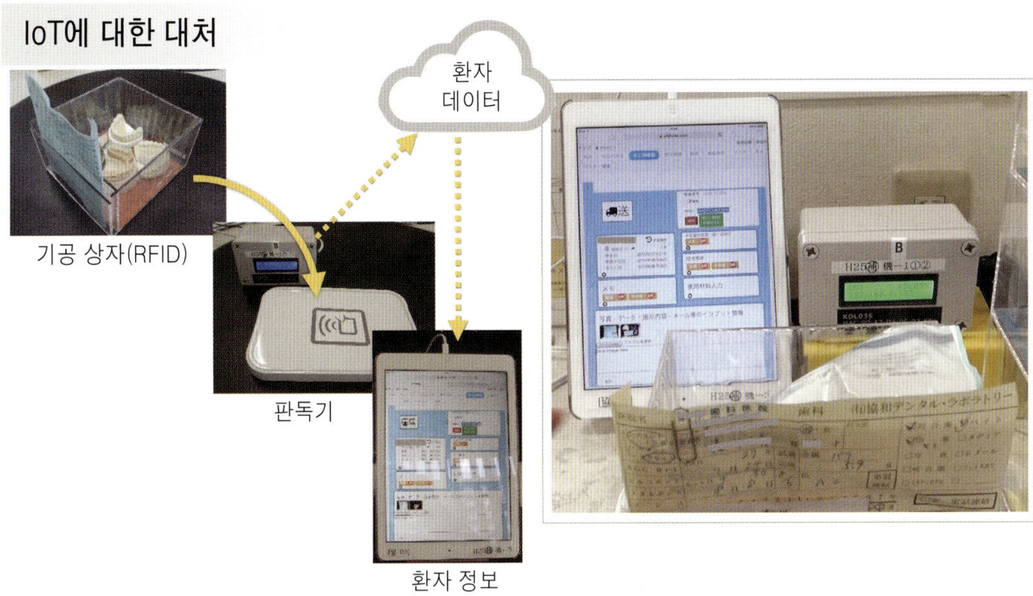


**그림 1.** 사내에서 IoT의 활용 형태. 기공 상자에 RFID를 넣고 기공물 정보를 등록한다. 판독기에 기공 상자를 두면 해당 환자에 관한 기공 정보를 볼 수 있다.

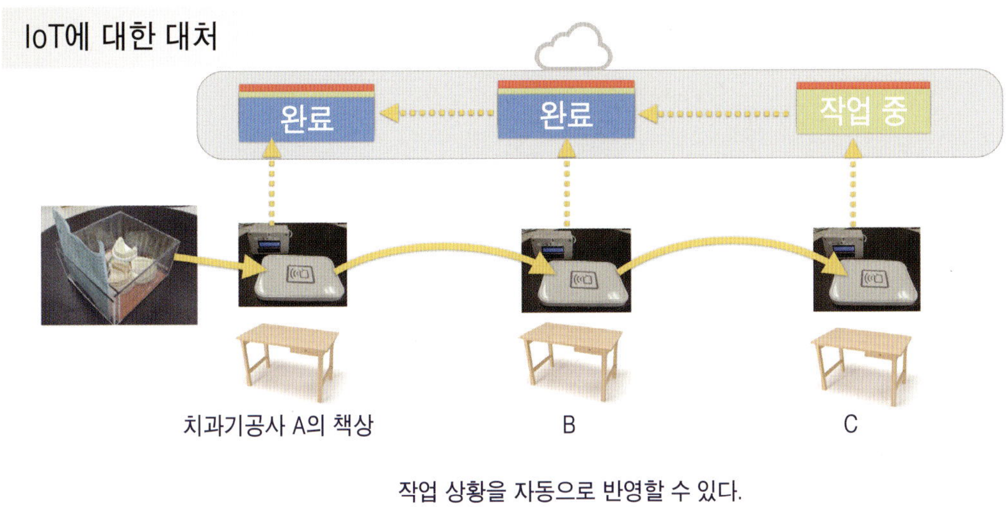


**그림 2.** 공정 관리도 가능하다. 각 치과기공사 책상에 판독기를 두는 것으로 작업 상황이 갱신되며, 기공물이 어떠한 공정, 작업자에 의해 제작된 것인지를 기록하는 것이 가능하다.

터가 반드시 영구적으로 보존되어 아무 때나 꺼낼 수 있는 것이 아니라는 사실이다. 다시 말해서 자기 의원의 환자 데이터는 치과의원에서 관리하고, 기공소에서 수주한 데이터는 기공소에서 데이터를 관리할 필요가 있다는 점을 시사하고 있다. 각 IOS의 특징을 파악해 강점과 약점을 아는 것이 중요할 것이다.

## 의원-기공소 사이에서 IOS 데이터의 흐름

### 1. 제조사 고유의 CAD 소프트웨어를 가진 IOS / 제조사 고유의 CAD 소프트웨어로 설계하는 경우

Dentsply Sirona나 3Shape처럼 제조사 고유의 CAD 소프트웨어를 가진 IOS의 경우는 전용 클라우드를 이용해 간편한 워크플로를 확립할 수 있다(Dentsply Sirona—

| 제품명 | 제조사명 | 의원-기공소 사이의 데이터 공유 | 메일 통지 | 클라우드 데이터 보관 기간 | 대응 CAD 소프트웨어 |
|---|---|---|---|---|---|
| 3Shape TRIOS<br>승인번호: 22800BZI00042000<br>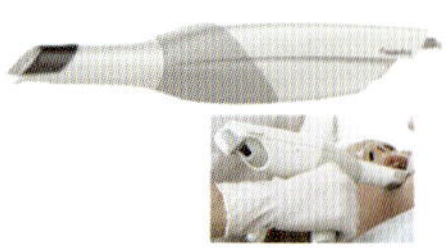 | 3Shape | **3Shape Communicate**<br>(클라우드에서 데이터 공유)<br>• TRIOS에서 직접 송신, 3Shape Communicate(클라우드)를 거쳐 기공소(3Shape dental system)로 데이터가 도착한다. | 있음 | • 데이터는 클라우드에 보관되지 않는다.<br>• 기공소가 Communicate를 갱신해 데이터를 받은 시점에서 클라우드의 데이터는 삭제된다. | • 3Shape Dental System<br><br>• 3Shape Dental System<br>• Dentsply/Sirona inLab<br>• exocad<br>• DentalWings<br>• 기타의 CAD 소프트웨어 |
| CEREC AC Omnicam<br>승인번호: 22500BZI00005000<br>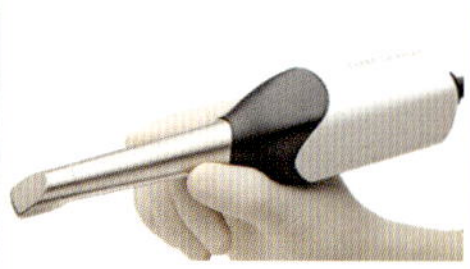 | Dentsply Sirona | **Sirona Connect**<br>(클라우드에서 데이터 공유)<br>• Sirona Omnicam에서 직접 송신, Sirona Connect(클라우드)를 거쳐 기공소(Dentsply/Sirona inLab)로 데이터가 도착한다. | 있음 | • Sirona Connect에 보관 기간 설정 가능(30일/3개월/6개월/12개월). 설정 기간이 지난 데이터는 삭제된다. | • Dentsply/Sirona inLab<br><br>• 3Shape Dental System<br>• Dentsply/Sirona inLab<br>• exocad<br>• DentalWings<br>• 기타의 CAD 소프트웨어 |
| 3M™ True Definition Scanner<br>승인번호: 22700BZX00088000<br>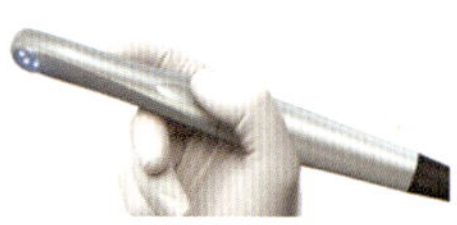 | 3M | **3M Connection Center**<br>(클라우드에서 데이터 공유)<br>• True Definition에서 직접 STL 데이터를 송신, 3M Connection Center(클라우드)에서 기공소에 메일 통지. 기공소는 3M Connection Center에서 데이터를 다운로드 | 있음 | • 반영구적으로 Connection Center에 데이터가 보관된다. | • 3Shape Dental System<br>• Dentsply/Sirona inLab<br>• exocad<br>• DentalWings<br>• 기타의 CAD 소프트웨어 |
| Trophy 3DI Pro α(CS3600)<br>승인번호: 22900BZX00139000<br>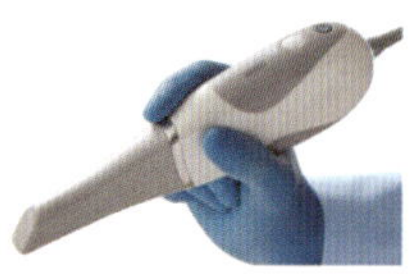 | carestream | **Trophy Connect**<br>(클라우드에서 데이터 공유)<br>• 데이터를 출력해, Trophy Connect(클라우드)에 데이터를 업로드(기공지시 입력)<br>• 기공소에 메일 통지, 기공소는 웹사이트에 접속해 기공지시서·데이터를 다운로드 | 있음 | • Trophy Connect에 일정 기간 보존된다. | • exocad<br><br>• 3Shape dental system<br>• Dentsply/Sirona inLab<br>• exocad<br>• DentalWings<br>• 기타의 CAD 소프트웨어 |
| iTero Element<br>승인번호: 22800BZI00004000<br>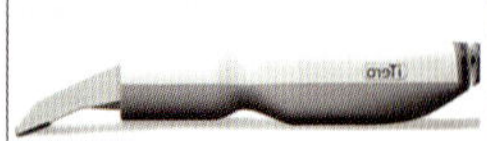 | Align Technology | **MY ALIGNTECH**<br>(클라우드에서 데이터 공유)<br>• iTero에서 직접 송신, MY ALIGNTECH(클라우드)에 데이터가 올라감. 기공소는 MY ALIGNTECH에서 데이터를 다운로드 | 없음 | • MY ALIGNTECH(클라우드)에 7년 동안 보존된다. | • exocad<br><br>• 3Shape Dental System<br>• Dentsply/Sirona inLab<br>• exocad<br>• DentalWings<br>• 기타의 CAD 소프트웨어 |
| Planmeca FIT®(PlanScan)<br>승인번호: 22800BZI00004000<br>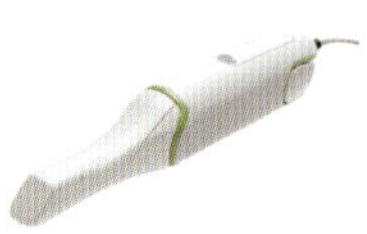 | Planmeca | **Romexis Cloud**<br>(해외에서 사용되는 클라우드)<br>※Planmeca FIT는 의원 내 완결형을 상정하고 있으므로 GC에서는 클라우드 사용을 추천하지 않음<br>• STL 데이터 내보내기 가능 | 없음 | | • 3Shape Dental System<br>• Dentsply/Sirona inLab<br>• exocad<br>• DentalWings<br>• 기타의 CAD 소프트웨어 |

**그림 3.** 일본 내 인가 IOS의 의원-기공소 사이의 데이터 공유에 관한 조사 내용.

Sirona Connect, 3Shape—3Shape Communicate). 제조사가 개설한 클라우드는 데이터의 용량을 고려하지 않아도 좋고, 보안은 제조사 측에서 고려하고 있다고 생각되기 때문에 안심하고 업로드할 수 있다. 기공소에서도 CAD 소프트웨어로부터 직접 클라우드에 데이터를 입력하므로 입력 누락도 없고, 가져오기(import) 작업도 필요 없어 원활하게 설계에 들어갈 수 있다(그림 4).

## 2. 제조사 고유의 CAD 소프트웨어를 가진 IOS / 다른 제조사의 CAD 소프트웨어로 설계하는 경우

Dentsply Sirona나 3Shape처럼 제조사 고유의 CAD 소프트웨어를 가진 IOS라도 다른 제조사의 CAD 소프트웨어로 설계하는 경우는, 데이터를 전용 클라우드에 업로드하지 않고 STL 형식으로 출력해 USB 등의 매체나 인터넷의 파일 전송 서비스 등으로 주고받게 된다. 제조사에 따라 출력에 라이선스 계약이 필요하거나, 출력하면 컬러 표시가 없어지는 경우가 있다. 이상의 사실로부터 자기 의원의 IOS와 발주처 기공소의 CAD 소프트웨어의 관계성을 파악해, 데이터를 주고받는 방법에 관해서 확인할 필요가 있을 것이다(그림 5).

## 3. 제조사 고유의 CAD 소프트웨어를 가지지 않은 IOS의 경우

### 1) 3M™ True Definition Scanner(3M)

3M™ True Definition Scanner처럼 제조사 고유의 CAD 소프트웨어를 가지지 않은 IOS는 전용 클라우드 '3M Connection Center'를 매개로 STL 출력하는 방법 외에, exocad, DentalWings, 3Shape에 대해서는 각 소프트웨어에 대응한 데이터를 얻을 수 있다. 이 경우에는 가져오기(import)를 하는 시점에서 곧바로 설계할 수 있는 형식으로 데이터가 구성되어 있는 것이 큰 특징이다(그림 6).

### 2) Trophy 3DI Pro α(CS3600)(Yoshida)

Trophy 3DI Pro α(CS3600)는 구강 내 촬영 후, 각 CAD 소프트웨어에 적합한 형식으로 데이터를 출력한다. 그리고 Trophy Connect에 액세스(access)해, 데이터를 붙여 업로드하면 기공소에 메일 통지가 되는 구조이다. 기공소는 Trophy Connect에 액세스해, 데이터를 다운로드한 후 지시서의 작성과 가져오기(import)를 거쳐 각종 CAD 소프트웨어로 설계하는 흐름이 된다(그림 7).

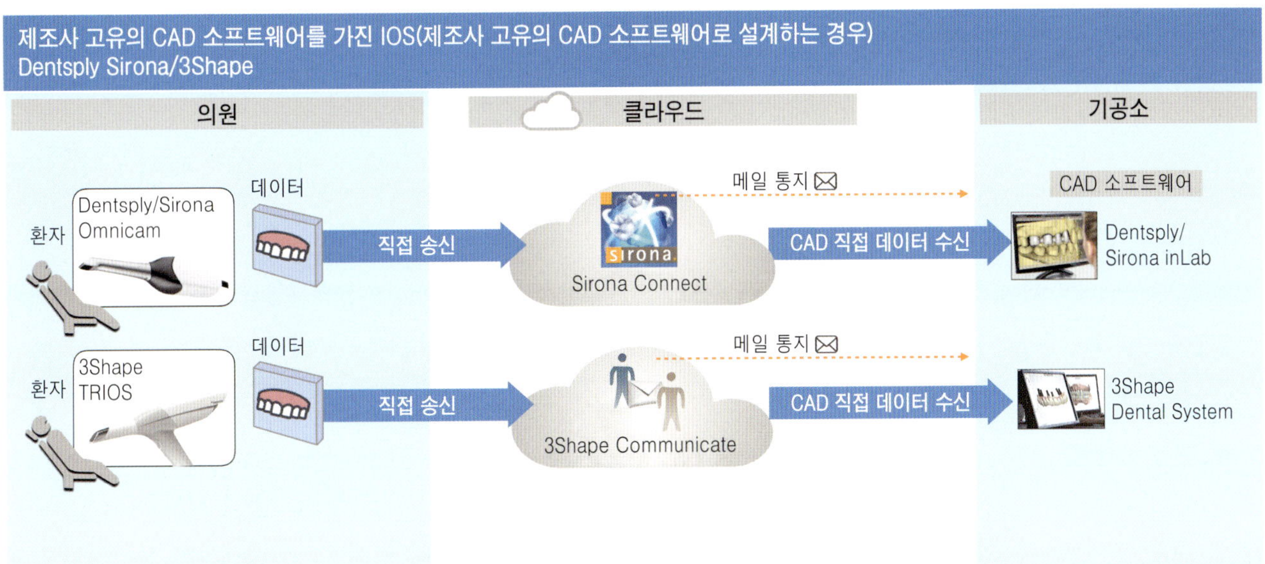


**그림 4.** 제조사 고유의 CAD 소프트웨어를 가진 IOS / 같은 제조사의 CAD 소프트웨어로 설계하는 경우.

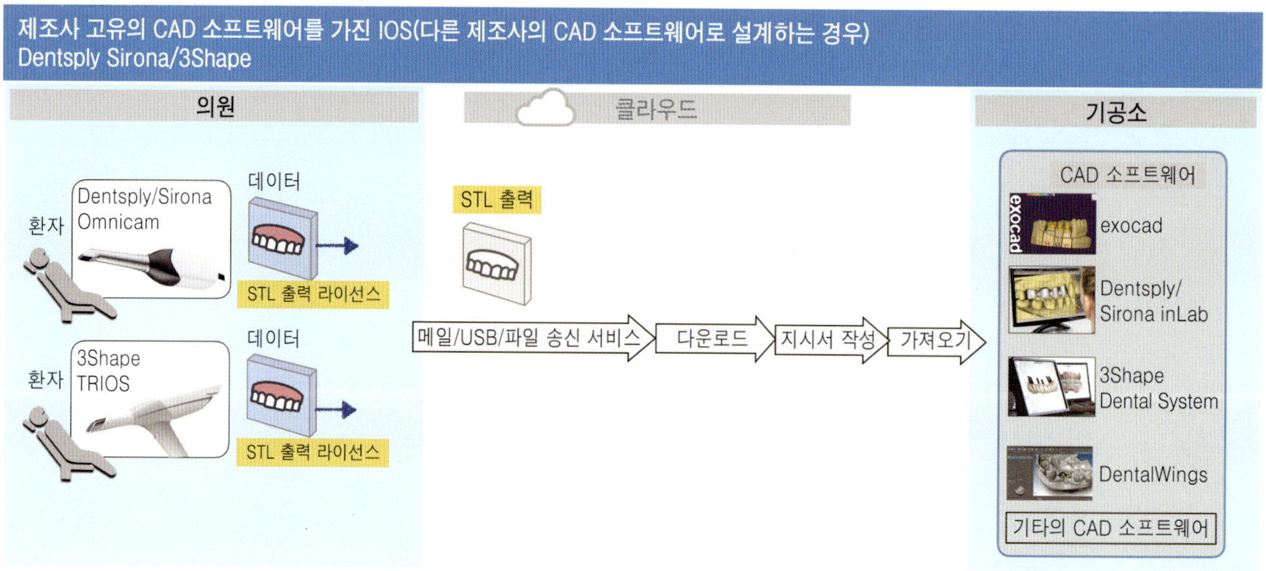


**그림 5.** 제조사 고유의 CAD 소프트웨어를 가진 IOS / 다른 제조사의 CAD 소프트웨어로 설계하는 경우.

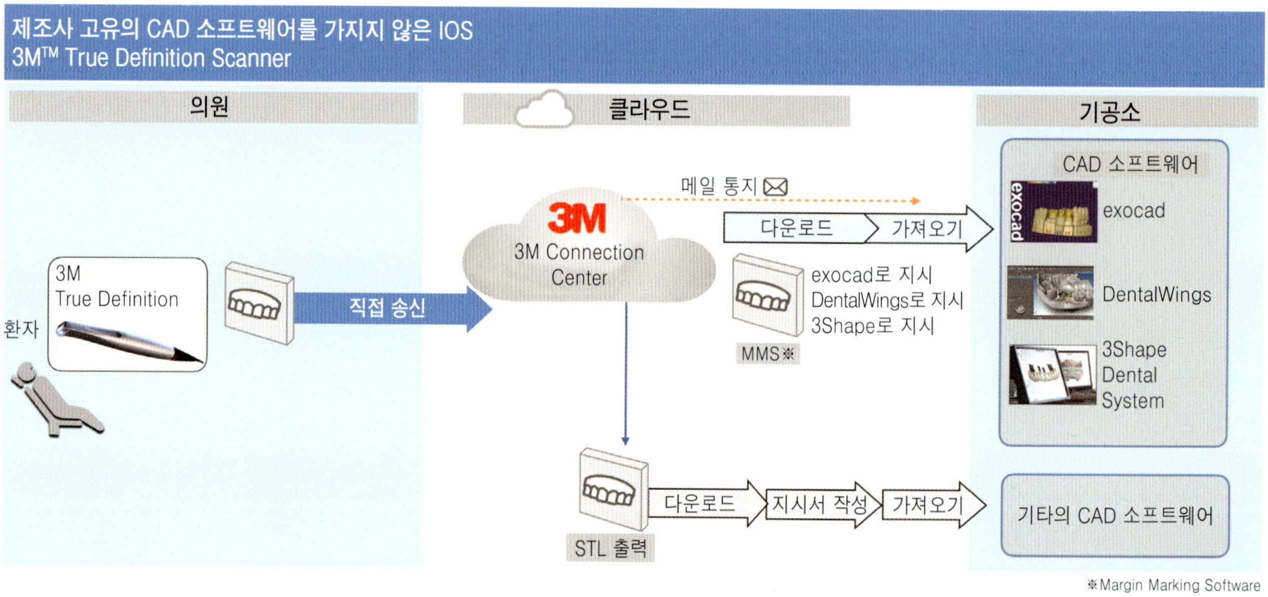


**그림 6.** 제조사 고유의 CAD 소프트웨어를 가지지 않은 IOS(3M True Definition).

### 3) iTero(Align Technology)

iTero element는 체어사이드에서 촬영 후, iTero에서 직접 전용 클라우드인 My Aligntech에 데이터를 송신한다. 기공소는 My Aligntech로부터 데이터를 다운로드 할 수 있다(그림 8).

* * *

이상과 같이 IOS에서 기공소에 데이터를 보낼 때는 각 제조사가 개설한 전용 클라우드를 이용하면 편리하다. 또한 수납처 기공소의 CAD 소프트웨어에 적합한 형식으로 데이터를 출력하면, 다양한 CAD 소프트웨어로 설계가 가능해진다. 해외에서는 그 밖에도 다양한 종류의 IOS가 발매되고 있어, 앞으로 일본 내의 전개에 주목하고 있다.

## 기공소에서 IOS 증례의 관리 체제

기공소에서 IOS 증례의 관리 체제를 필자(Kimura) 기공소의 워크플로로 설명한다. 앞에서 서술한 것처럼

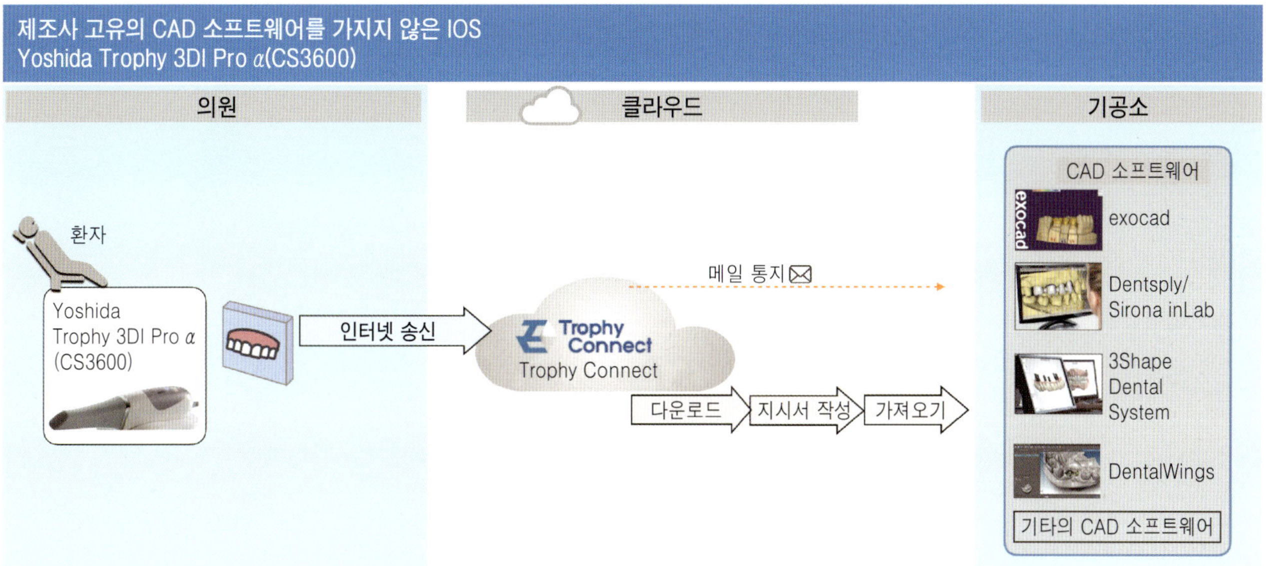


**그림 7.** 제조사 고유의 CAD 소프트웨어를 가지지 않은 IOS(Trophy).

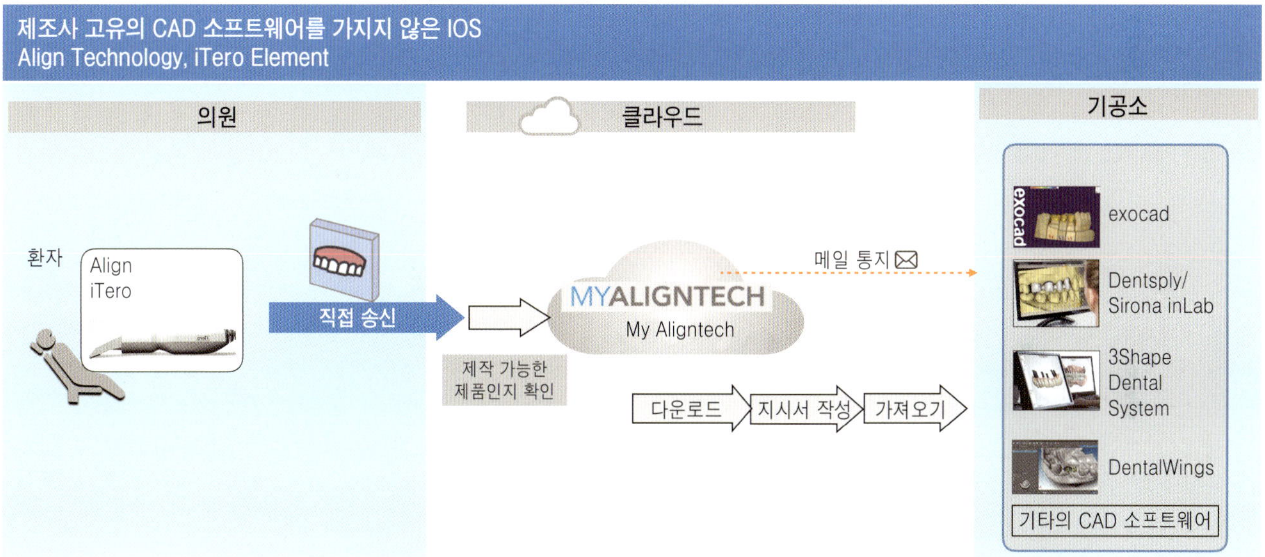


**그림 8.** 제조사 고유의 CAD 소프트웨어를 가지지 않은 IOS(iTero).

치과의원에서 데이터를 업로드하면 기공소에 메일 통지가 도착한다. 그러나 IOS 증례는 데이터가 존재할 뿐 '형태'가 없어, 수주 누락이나 작업 정체 등을 간과했을 때 이를 깨닫기 어렵다는 약점이 있다. 따라서 IOS 증례의 수주 원칙을 구축하고 작업을 진행하고 있다.

현시점에서는 전체 수주의 약 10%를 넘는 것이 IOS 증례이고 그 밖이 기존 방법에 의한 증례이며, IOS 증례도 기존과 같이 RFID 태그 포함 기공 상자를 준비해 눈에 보이는 형태로 취급하고 있다(그림 9~11).

또한 치과의원에도 협력을 요청해, IOS 증례일 때는 전화나 FAX로 소식을 받아 착오가 없도록 유의하고 있다. 디지털 활용이 가속화해 간편해지는 한편, 충실하고 정중한 확인 작업과 치과의원과의 연계가 더욱 중요하다고 느낀다. 앞으로의 방향성이 보이면 더 정비된 워크플로가 생길 것이다.

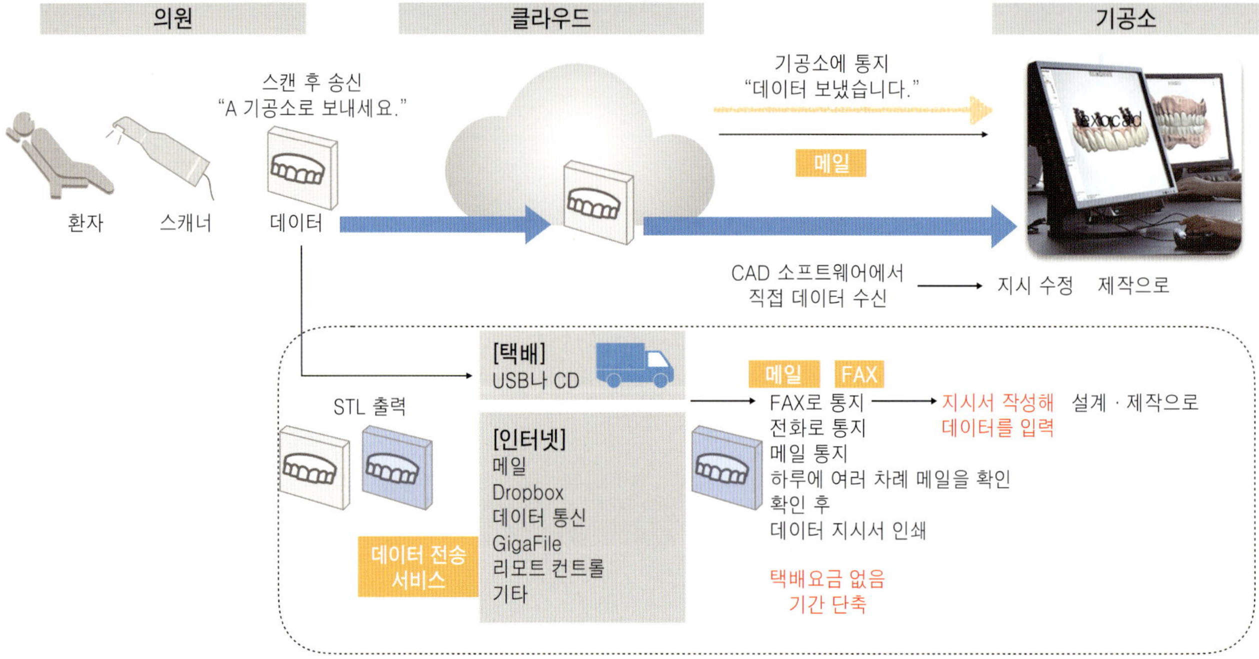


**그림 9.** 디지털 워크플로의 모델(필자 기공소의 경우).

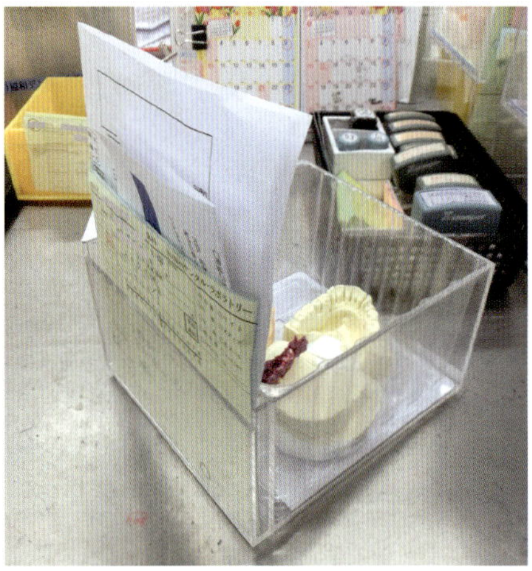

**그림 10.** 기존 기공물.

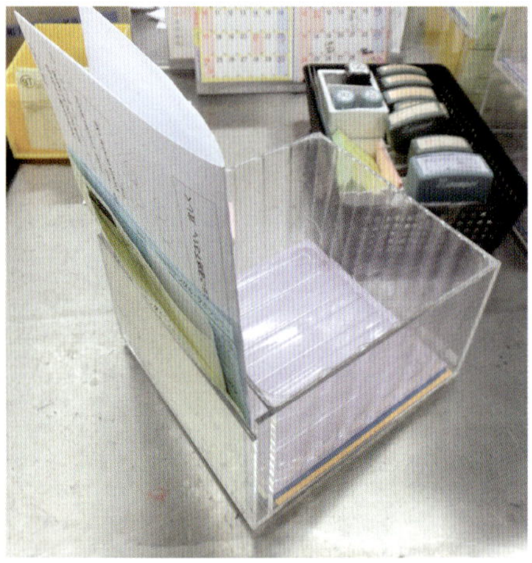

**그림 11.** 디지털 워크플로의 기공물. 인상이 채득된 트레이나 모형은 없다. 기공 상자에 수주 정보만 등록되어 있다.

## 데이터 활용으로 '보다 좋은 서비스·기공물' 제공의 가능성

치과기공 분야에서는 CAD/CAM을 이용한 제작이 일반화되었지만 기계의 고성능화가 진행되어 치과기공사의 '장인' 영역이 좁아져 왔다. 따라서 발상을 전환해, CAD/CAM을 숙지해 능숙하게 사용하는 등 새로운 분야로의 시도가 필요하다.

하나의 예를 들면, 5축 가공으로 깎고 남은 자투리가 적은 밀링의 실현이나 디스크 체인저에 의한 연속 운전의 활용을 생각할 수 있다(그림 12). 야간에도 기계를 가동할 수 있는 만큼, 1개 치아에 걸리는 밀링 시간을 길게 해 가능하면 기계로 완성하고 치과기공사만 할 수 있는 조정·마무리의 시간 배분에 중점을 둔다. 또한 CAD에서 설계한 것이 거의 그대로 형태가 되므로, 치아의 기능·형

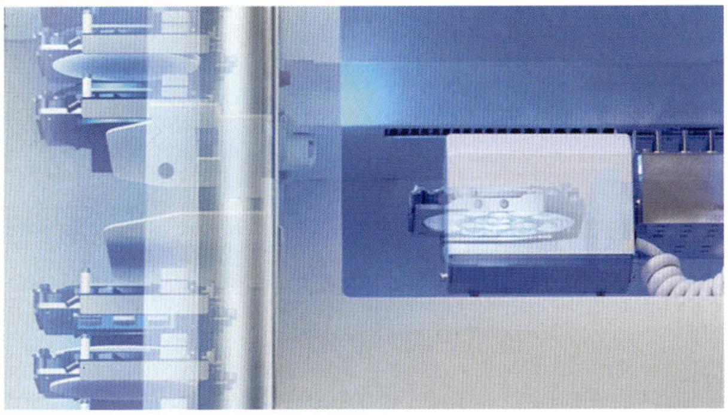

그림 12. 밀링 머신의 디스크 체인저 모습(출처: Roland사 홈페이지).

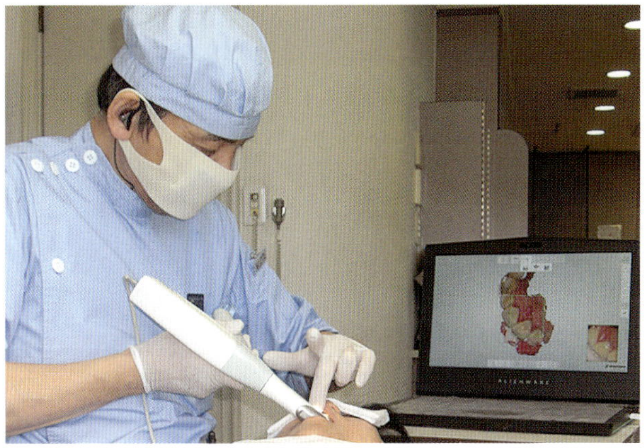

그림 13. IOS로 환자 구강 내를 촬영하는 모습.

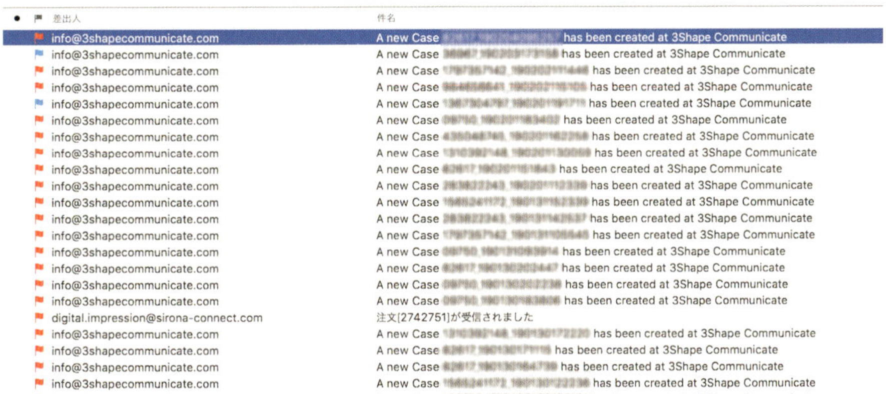


그림 14. 치과의원으로부터 데이터가 도착하면 메일 통지가 온다.

태를 숙지하고 있는 치과기공사가 CAD를 조작하면 품질 향상으로 연결된다. 필자 기공소에서는 이렇게 품질의 안정과 향상에 임하고 있다.

그리고 디지털 데이터는 CT 데이터나 모형 데이터, 진단용 왁스업 데이터 등을 중첩할 수 있다. 중첩해 다양한 분석을 하고, 더 좋은 서비스와 기공 품질을 제공할 수 있다. 현재는 치과의원과 기공소 각각의 PC에서 동시에 같은 데이터를 열람하면서 적시에 상세하게 토론할 수 있다. 임플란트 수술용 가이드 계획에 도움이 되거나 환자 설명용 디지털 자료 작성에 도움을 주는 등, 치과의사의 보조자로서 치과기공사의 새로운 역할의 가능성이 펼쳐지고 있다.

## IOS를 이용한 치과기공물 제작 워크플로 ~치과의원과 기공소의 연계~

다음으로 필자 기공소에서 수주 기회가 많은 3Shape의 경우를 중심으로, 워크플로에 따라 설명한다.

### 1. 치과의원: 지시서 작성·디지털 인상채득·클라우드에 데이터 업로드

PC에서 지시서를 작성하고, 환자 구강 내의 스캔을 시작한다(그림 13). 순서에 따라 촬영한 환자 구강 내 데이터를 클라우드에 업로드한다.

### 2. 기공소: 수주

기공소에 메일 통지가 도착한다(그림 14). 메일 내용을 확인해, 3Shape Communicate(그림 15~17)에서 의원

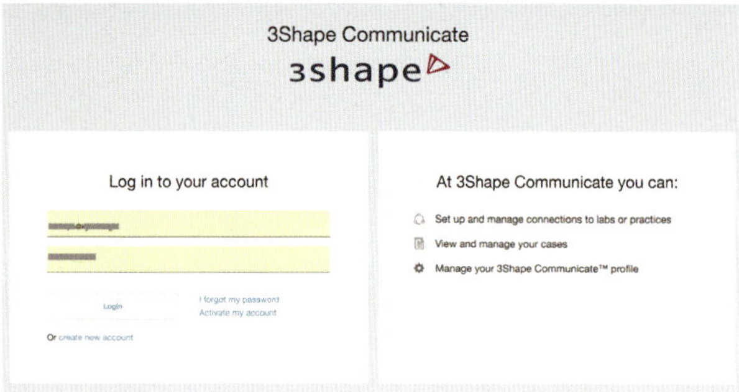


**그림 15.** 클라우드에 로그인한다. 사진은 3Shape Communicate의 로그인 화면.

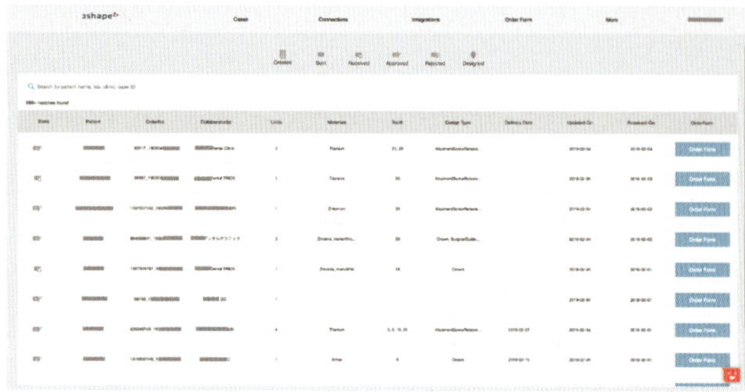

**그림 16.** 받은 IOS 데이터의 상세한 내용. 현재 상태 등을 확인할 수 있다.

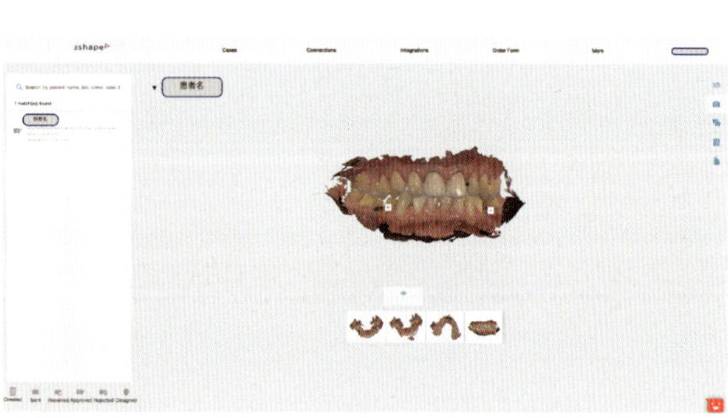

**그림 17.** 받은 IOS 데이터의 상황을 확인할 수 있다.

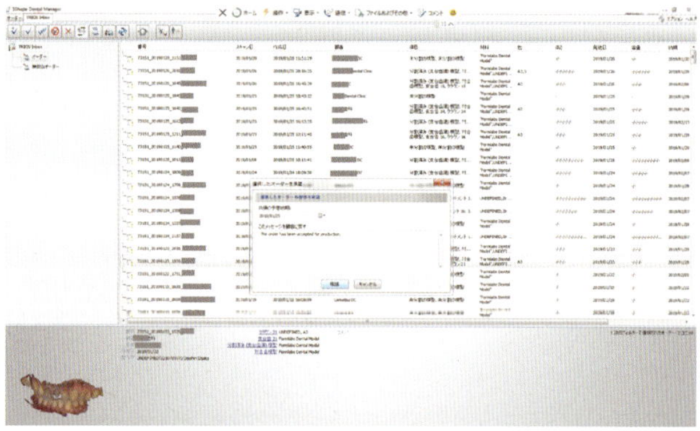

**그림 18.** CAD 소프트웨어(사진은 3Shape Dental Designer)에서 데이터를 수신하고 승인한다.

으로부터의 지시서를 확인하고 인쇄한다. 그리고 사내 시스템에 수주 등록 후, 생산 스케줄을 계획해 제작을 시작한다.

## 3. 기공소: 데이터 상세 확인

이 예의 경우, IOS 제조사 고유의 CAD 소프트웨어로 설계하기 때문에 소프트웨어에서 데이터 수신이 가능하고, 논스톱의 원활한 흐름으로 제작으로 이행할 수 있다. 수신 후 데이터와 지시서를 확인하고 승인한다. 이 시점에서 스캔 데이터의 상태를 잘 확인해, 제작에 있어서 문제점·불분명한 점이 있으면 치과의사에게 지시를 요청한다(그림 18, 19).

## 4. 기공소: CAD 소프트웨어를 이용해 설계

치아를 디자인한다. 단독관과 소수치의 IOS 증례에서

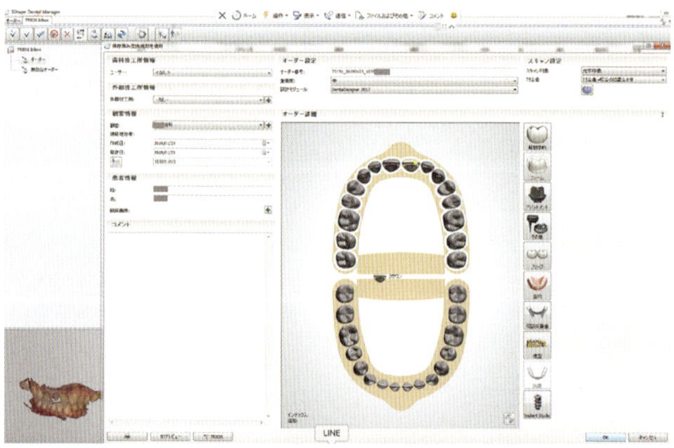

**그림 19.** 지시서를 확인한다.

는 조건이 맞으면 모형 없이 제작하게 된다. CAD 디자인의 단계에서 교합, 접촉 상태, 형태에 관해 좋은 정밀도로 재현하는 것이 중요하다(그림 20, 21). 다수 치아 증례나 시적이 예정된 경우 등 모형이 필요할 때는 3D 모델을 제작한다. 치과의사에게 지시를 요청할 필요가 있는 경우는

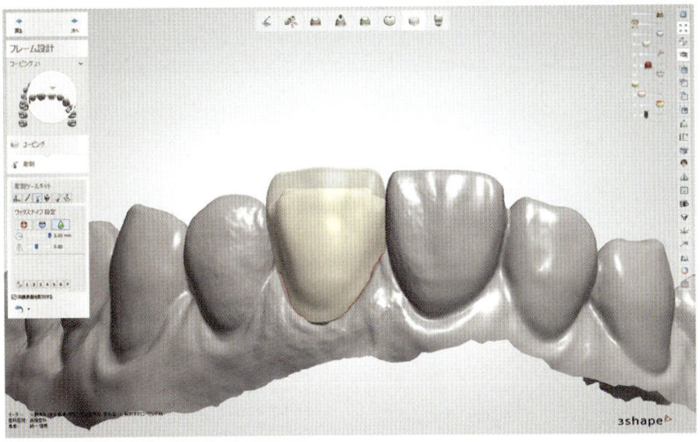

**그림 20.** 디자인의 일례. 3Shape Dental Designer로 설계하는 모습.

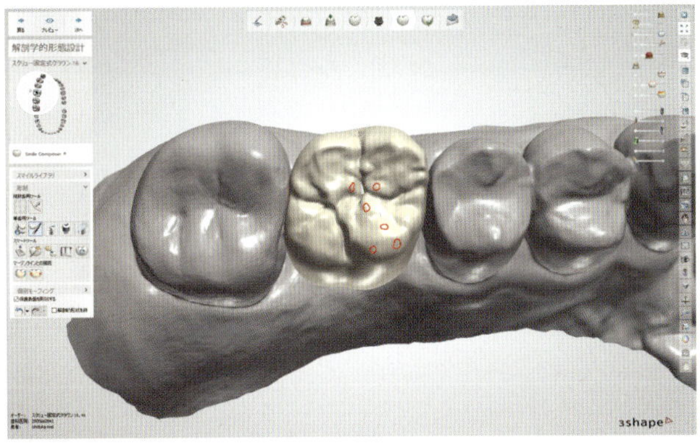

**그림 21.** 디자인의 일례. CAD 디자인은 교합 관계를 화면에서 확인할 수 있다는 점이 편리하다.

스크린숏 사진을 활용하면 편리하다.

## 5. 치과기공소: CAM·밀링

디자인 데이터를 CAM에 보낸다. 지르코니아 디스크에 배치, 서포트 등을 고려하여 쓸데없는 배치가 없도록 유의하고 있다(그림 22).

## 6. 치과기공소: 반 소결 스테인·소성·마무리

단독관~소수치 증례의 경우 조건이 맞으면 모형 없이 제작하기 때문에, 디자인의 단계에서 교합, 접촉 상태를 정밀히 설계한 후 고정밀도로 밀링 하고 있다. 마무리는 교합·접촉 상태를 손보지 않고 완성하고 있다(그림 23~25).

## 7. 기공소: 검품

납품할 때는 전용 상자에 넣은 크라운만 보내게 된다(그림 26, 27). 대합치의 조정을 전제로 제작이 진행된 경우 또는 인접치와의 접촉 상황 등 특별한 사항이 있는 경우는, CAD 설계 당시의 스크린숏을 인쇄·첨부하고 납품한다. 또한 상황에 따라서는 받은 디지털 데이터의 상황기록(교합 상황, 틀어짐이나 왜곡의 평가 등)과 기공물 평가란 등을 마련한 자료를 첨부할 때도 있다.

## 8. 치과의원: 구강 내 장착(Dr. Tanaka)

기공물·자료(기공소로부터의 전언이나 설계 당시 스

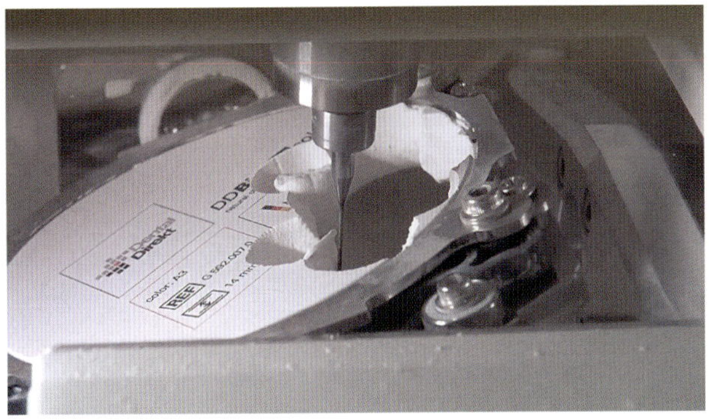

**그림 22.** 지르코니아 디스크를 밀링 하는 모습.

크린숏 등)를 확인 후, 구강 내에 장착한다. IOS 증례는 기존 방법과 비교해 조정 시간을 단축할 수 있다고 실감한다.

## 9. 피드백

모형 없이 제작한 IOS 기공물은 CAD 설계의 정밀도가 생명선이다. 따라서 증례마다 치과의사로부터 피드백을 얻는 것이 중요하다. 평가를 축적해 분석함으로써 치과의원과 기공소의 감각을 서로 맞춰 조정해 갈 수 있다(그림 28). 디지털 도입 초기에는, 디지털 데이터 외에도 실리콘 인상을 받아 정밀도를 검증한 시기가 있었다. IOS를 이용한 제작으로의 이행에 관해서는, 치과의원과 기공소 쌍방의 정보를 교환해, 서로의 감각을 가까이해 가는 작업이 필요하다고 생각한다.

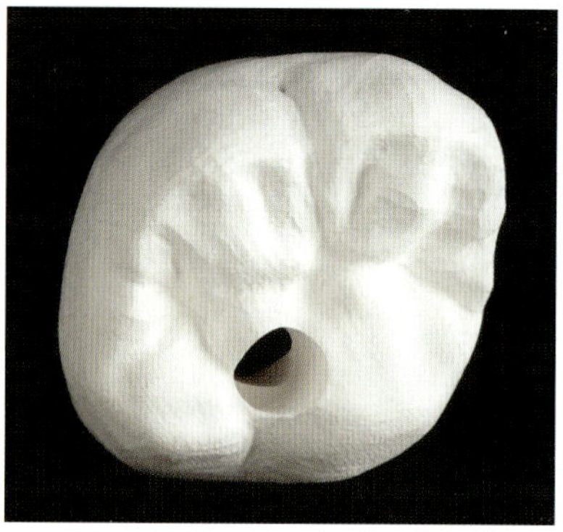

그림 23. 밀링이 끝난 반 소결 지르코니아 크라운.

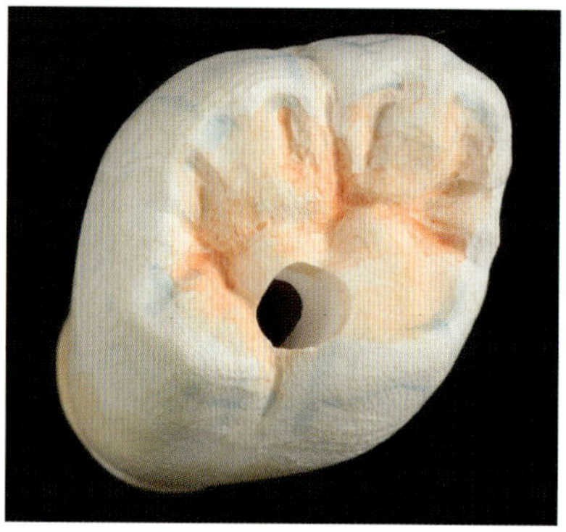

그림 24. 반 소결 크라운에 침투 스테인을 한 상태.

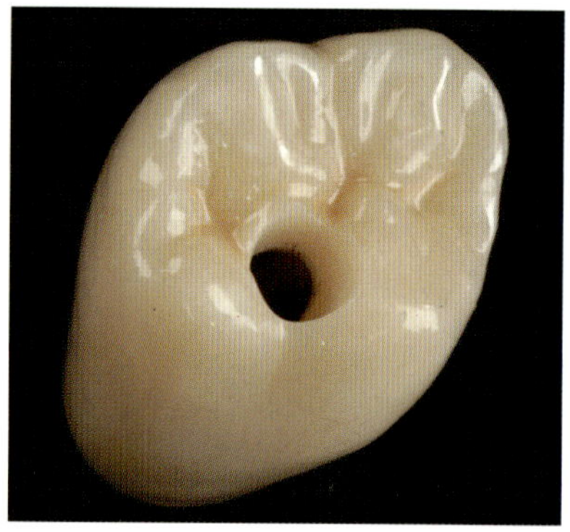

그림 25. 소결 후 마무리를 거쳐 완성한 크라운.

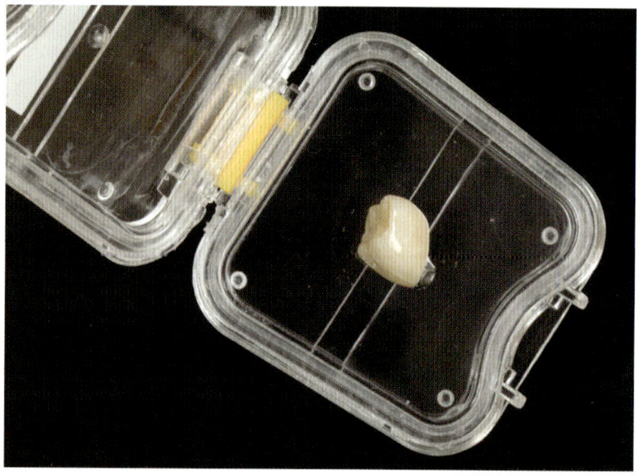

그림 26. 디지털 증례에서 납품하는 것은 제작한 크라운뿐이다.

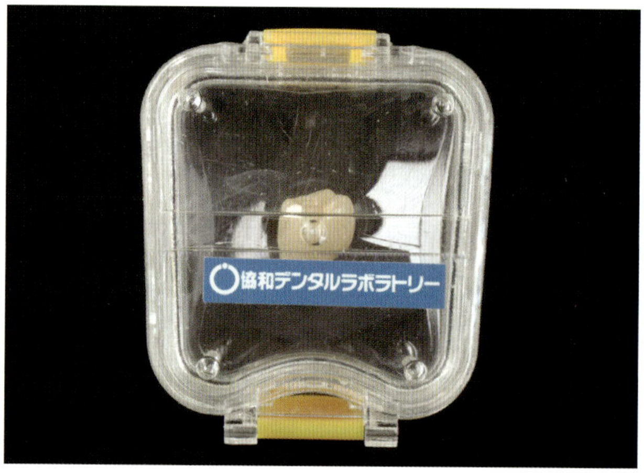


그림 27. 플라스틱 상자에 담긴 크라운.

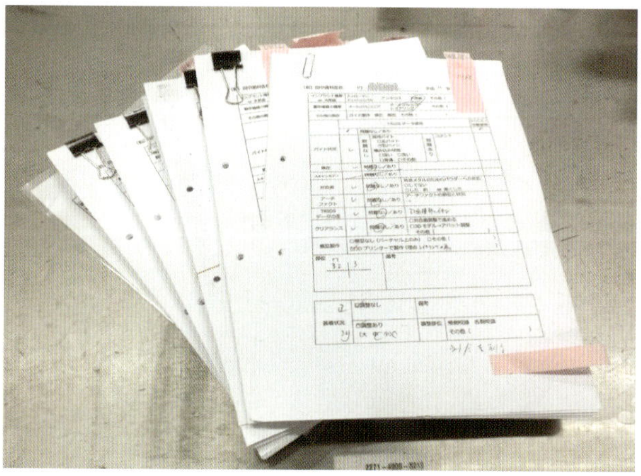

그림 28. 치과의원-기공소 사이에서 이루어졌던 디지털 데이터 증례 점검표. 장착할 때의 평가를 피드백 받아 설계 정밀도를 추구할 수 있다.

## 마치며

여기에서는 데이터 관리·확장성 및 치과의원과 기공소 사이의 연계 관점에서 IOS 활용의 자세한 사항을 정리했다. "디지털 워크플로로 원활하게 이행되지 않는다."라는 소리도 듣지만, 치과의원과 거래처 기공소 쌍방이 IOS의 특징을 이해하고, 나아가서는 확장성이나 연계에 대해 이해하는 것이 해결책이라고 생각한다.

기존의 간접법을 이용한 기공에는 동작 원리나 구조를 이해하지 못하는 부분이 있다고 이야기되어 왔다. 이것은 사용 재료의 팽창·수축이 영향을 미쳤기 때문임에 틀림없는데, 만약 디지털이 되면 모든 것을 해결할 수 있는 것일까?

아니, 그렇지는 않을 것이다. 확실히 재료에 의한 영향으로부터는 해방되지만, 디지털 나름의 이해하지 못하고 사용하는 부분이 생길 여지는 있다. 그것을 해결하는 것이 바로 '커뮤니케이션'이다. 자신들이 어떤 워크플로로 IOS 증례를 진행해 가는지, 치과의원과 기공소 측이 서로 검토하고 이해하는 것이 중요하다.

이번 내용의 공저자인 Jyoji Tanaka 선생은 일본에서는 빠른 단계에서 IOS를 도입해, 현재 대규모 증례까지 포함하여 비보험 치료에서는 거의 모두 IOS로 바뀌고 있다고 하였다. 도입 맨 처음부터 몇 개월은 IOS 데이터와 기존 방법을 병용해 의원–기공소 사이에서 비교 검증하고, 다양한 토론을 거치면서 워크플로를 확립해 왔다. 정말로 좋은 경험을 했다. 디지털을 접하면 접할수록, 이상하게도 적극적으로 커뮤니케이션하게 되어 상호 연계가 깊어졌다고 느낀다. 디지털은 거리를 느끼게 하지 않는다. 순식간에 커뮤니케이션이 되는 점을 최대한으로 활용하는 것이 좋다.

마지막으로 다나카치과의원의 치과위생사에게 들은 말을 빌려 적는다. "IOS를 사용하고 나서 기공소가 가깝게 느껴진다. 이전에는 사무적인 연계였지만, 지금은 원내 기공실 같은 깊은 유대가 생겨났다. 이렇게 느끼는 것은 함께 노력해 왔기 때문이 아닐까?"

치과의사, 치과위생사, 진료 보조 그리고 치과기공사는 디지털을 통해 팀 어프로치를 한층 더 발전시킬 수 있다. 지금까지의 내용이 독자 여러분의 디지털 워크플로에 대한 생각에 도움을 준다면 기쁘겠다.

교와 덴탈 라보라토리 디지털 기공 팀 팀원: Sakakura Minako(坂倉美菜子), Asano Shingo(浅野真吾), Kamiuse Mina(上鵜瀬美奈), Matsui Motoo(松井元生), Koyama Yudai(小山雄大), Kobayashi Asuka(小林明日香), Fukushima Shota(福島翔太)

## 참고문헌

1) 村上高宏, 田中譲治, 小林　平, 菅野岳志, 上里ちひろ, 坂倉美和子, 木村健二：フルアーチインプラントケースにおける口腔内スキャナーを用いた光学印象法の三次元的精度の検討. 日本口腔インプラント学会誌, **31** (4)：338-345, 2018.

2) 田中譲治, 村上高宏, 菅野岳志, 木村健二:口腔内スキャナー使用の光学印象による種々の臨床応用：フルアーチインプラント症例の光学印象からコピーデンチャーの製作まで. 日本口腔インプラント学会誌, **32** (1)：71-79, 2019.

# 6. 의원 도입과 운용·보수에 드는 비용 ① CEREC AC Omnicam

의료법인사단겐세이카이 니시신주쿠치과클리닉(도쿄 도 신주쿠 구)
Yukio Kusama(草間幸夫)

## 시작하며

Dentsply Sirona의 CEREC 시스템은 1987년 취리히 대학의 Mörmann 교수가 개발한 세계 최초로 실용화된 치과용 체어사이드 CAD/CAM 시스템이다.

프로토타입과 CEREC 1, CEREC 2까지는 밀링 유닛을 내장한 콤팩트한 구조였지만, CEREC 3가 되고 나서 구성이 이미징 유닛과 MC-L이라는 밀링 머신으로 나뉘고, 구강 내 스캐너(Intra Oral Scanner; 이하 IOS)는 Redcam에서 Bluecam 그리고 현 기종의 Omnicam으로 진화했다. 개발 맨 처음부터 구강 내에서 치아의 형태를 직접 광학적인 계측으로 촬영한다는 콘셉트가 답습되어, 현재 시장에 있는 많은 IOS의 선구가 된 시스템이다.

현재의 최신 시스템 구성은 IOS인 AC(Accuision Center) Omnicam, Ver.4.6 체어사이드 3D 소프트웨어, 원내 4축 밀링 머신인 MC, MC-X, MC-XL Premium 등으로 구성되는 '체어사이드 시스템'과, 모델 스캐너인 inEos X5, inLab 18 소프트웨어, 디스크 가공이 가능한 5축 밀링 머신인 MC-X5 또는 85mm 블록까지 가공이 가능한 4축 밀링 머신인 MC-XL Premium을 조합한 'inLab'이라는 '치과기공용 시스템'이 제공되고 있다. 각각의 데이터는 라이선스로 구별되고 있지만, 'Sirona Connect'라는 클라우드 서비스를 경유해 데이터의 업로드와 다운로드를 하면 데이터를 공유할 수 있다. 그 때문에 다양한 스타일로 폭넓은 도입 형태를 선택할 수 있는 것이 CEREC 시스템의 최대 특징이다.

여기서는 IOS를 주체로 하는 CEREC AC Omnicam의 운용에 대해서, 각각의 하드웨어와 소프트웨어, 관련 기기, 도입할 때의 선택 기준이나 도입비용, 운용비용 등에 관해서 고찰한다.

## 시스템의 개요

30년의 역사에 따른 노하우와 다양한 확장성, 나아가 적용할 수 있는 재료의 다양성으로부터 CAD/CAM 입문자에서부터 하이엔드(high-end) 사용자, 임플란트 전문의나 교정 전문의도 도입하는 틀림없는 시스템이라고 말할 수 있다. 기존 방식인 닫힌 시스템이어서 이후의 열린 시스템 대응을 우려했지만, 현재는 오픈 STL 데이터 내보내기도 선택할 수 있게 되어 열린 시스템 대응이 완비되었다.

### 1. CEREC AC Omnicam의 특징

시스템의 중심이 되는 것이 광학 센서로 3D 이미지를 촬영하는 IOS인 Omnicam이다(그림 1). Omnicam의 카메라는, LED에서 나온 백색광이 측정 그리드를 통해 컬러 패턴으로서 조사되어, 광 릴레이의 거울에 반사된 컬러 패턴을 R·G·B의 3원색으로 분해하고, 각각이 658×494(=325,052)픽셀의 3개의 CCD 프리즘에서 수신된 색 신호를 취득하게 되어 있다. 그러므로 파우더가 없어도 법랑질이나 상아질, 치은 표면이나 수복물 표면의 선명한 3D 이미지를 얻을 수 있다. 또한 측정 대상물의 높이는 컬러 패턴의 형태와 CCD 프리즘 위 수상 위치와 조사 위치의 위상을 액티브 삼각측량으로 계측한다.

비디오카메라를 이용한 형태 계측에 맞추어, 초당 18장의 사진 촬영으로 컬러 이미지가 매칭되고 인터페이스가 되어 표시된다. 스캐너 단독의 정밀도(오차)는 약 20㎛ 이하여서, 현시점에서는 매우 크다고 생각된다(표 1). 촬영할 때의 구강 내 습윤 환경에 의해 카메라가 흐려지지 않도록 카메라를 두는 받침대의 렌즈 해당 부분에 히터가 설치되어 있어, 선명한 영상을 촬영할 수 있도록 고안되어 있다.

또한 여러 대의 유닛체어 사이를 이동하기 위해, 전원 콘센트를 일단 뽑아도 CEREC의 내장 PC가 셧다운되지 않도록 보조 배터리가 내장되어 있다. 키보드는 소독액 등으로 닦아도 좋도록 방수가공이 되어 위생면을 배려하고 있다. 모니터는 17인치의 액정으로 터치식은 아니다. 언뜻 보면 터치식이 편리할 것 같지만, 시간이 지나면서 글로브의 파우더나 타액의 오염 등으로 불결해지기 쉬우므로 그 점도 배려하고 있다.

촬영할 때의 주의점으로는, 피사체의 표면에 수분이 있으면 계측광의 난반사나 산란이 일어나 계측 정밀도에 영향을 주기 때문에 잘 건조시키는 것 그리고 삼각측량 방식이므로 계측면에 빛이 되도록이면 수직으로 닿도록 지대치의 촬영면에 따라 카메라를 제대로 경사시키는 것인데, 현재 파우더가 필요 없는 카메라 완드(wand) 중에서는 최소·최경량이어서 구강 내에서 다루기 쉽다(그림 2).

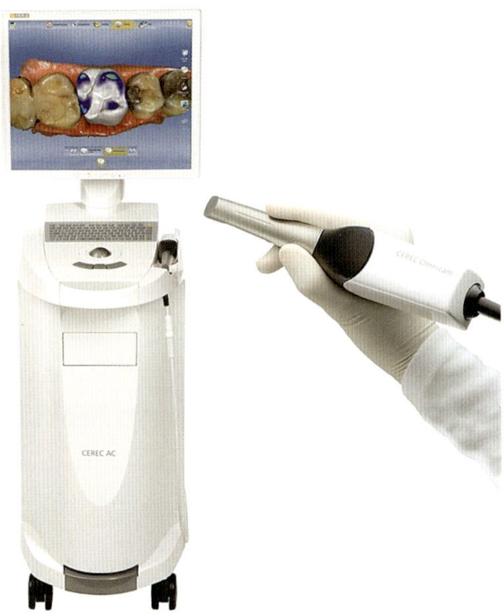

그림 1. CEREC AC Omnicam 본체(왼쪽)와 Omnicam IOS(오른쪽).

## 2. 밀링 머신(Milling machine)

밀링 머신은 모두 기본적으로는 2모터(MC-XL는 4모터) 4축 기구이지만, 블록 홀더가 전·후로 움직임으로써 최종적으로는 5축 기구와 같은 cutting path(절삭 궤적)

**표 1.** 기공용 스캐너 Identica를 기준값으로 했을 때 각종 IOS의 비교(참고문헌[1]에서 인용)

| | 정밀도 | 정확도 |
|---|---|---|
| Identica | 1.51㎛ | 기준 |
| Omnicam V4.5 | 8.33㎛ | 19.86㎛ |
| TRIOS3 | 43.75㎛ | 40.58㎛ |
| Trophy 3DI Pro α(CS3600) | 13.28㎛ | 30.01㎛ |
| 3M™ True Definition | 29.77㎛ | 29.77㎛ |
| iTero Element | 21.18㎛ | – |

| | CEREC Omnicam | TRIOS3 wireless | Carestream CS3600 |
|---|---|---|---|
| Size of Scanner head | 16 × 16 (round) | 23 × 20 | 20 × 17 |
| Wand Weight | 311 g | 340 g | 326 g |

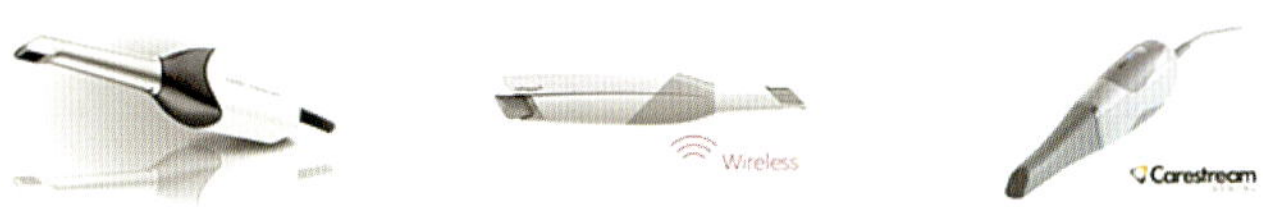

Axsys Dental Solutions

**그림 2.** 파우더가 필요 없는 각종 IOS 완드의 헤드 크기와 무게의 비교(출처: Axsys Dental Solutions 홈페이지).

를 재현할 수 있다.

밀링 정밀도에 관한 보고로는, 정밀 가공용 EF 버를 사용한 경우에서는 대형의 5축 기구 밀링 머신과 동등한 정밀도를 가지면서 약 절반의 시간에 밀링 할 수 있다고 보고되어 있다(그림 3). 재료에 따라 다르지만, 인레이 등에서는 최단으로 7분이고 크라운이라도 12~15분에 정밀도 높게 밀링을 끝내는 것이 가능하므로, 형성한 당일에 접착까지 완료시키는 '하루 만에 끝나는 치료(1 day treatment)'가 가능한 것은 이 밀링 머신의 성능에 힘입은 부분이 크다.

밀링 머신에는 아래와 같은 세 가지 라인업이 있고, 적응증의 범위에 따라 나뉜다. 원내의 환경에 맞추어 선택할 수 있다(그림 4).

① MC 밀링: 2모터, 밀링 시간 연장, 단독 치아용 블록 한정. Wet & Dry 밀링·그라인딩
② MC-X 밀링: 2모터, 밀링 시간 단축, 40mm까지의 블록 제한. Wet & Dry 밀링·그라인딩
③ MC-XL Premium 밀링: 4모터, 적응증 확대, 최대 85mm의 큰 블록까지. Wet & Dry 밀링·그라인딩

## 3. 밀링 버(Milling bur)

앞 3종류의 밀링 머신은 모두 건식 밀링(별도 진공 장치는 옵션)과 습식 밀링을 선택할 수 있어, 글라스세라믹(CEREC Blocs 등)이나 강화형 글라스세라믹(e.max

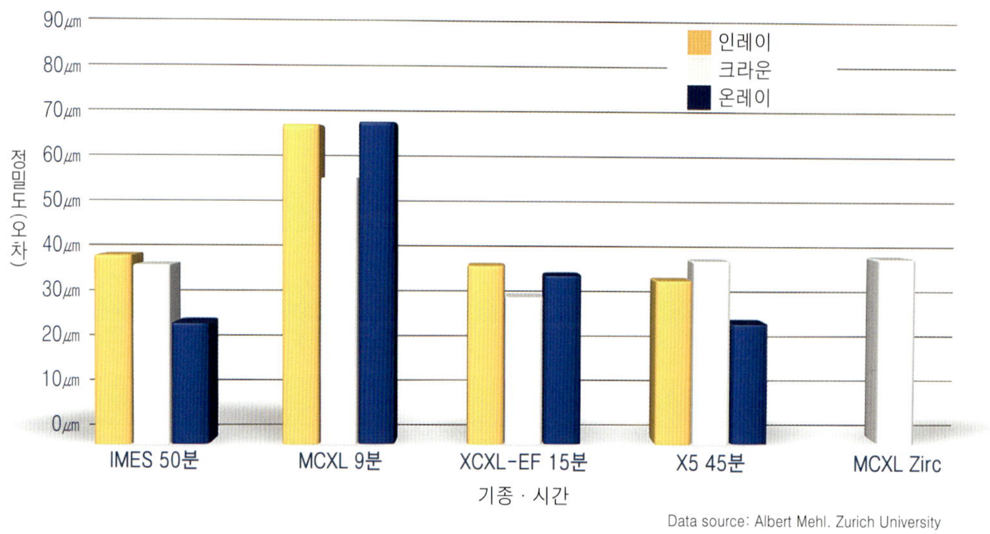


**그림 3.** MC-XL에 EF 버를 장착했을 때 5축 대형 기구와의 비교. 높은 정밀도와 짧은 밀링 시간이 특징이다.

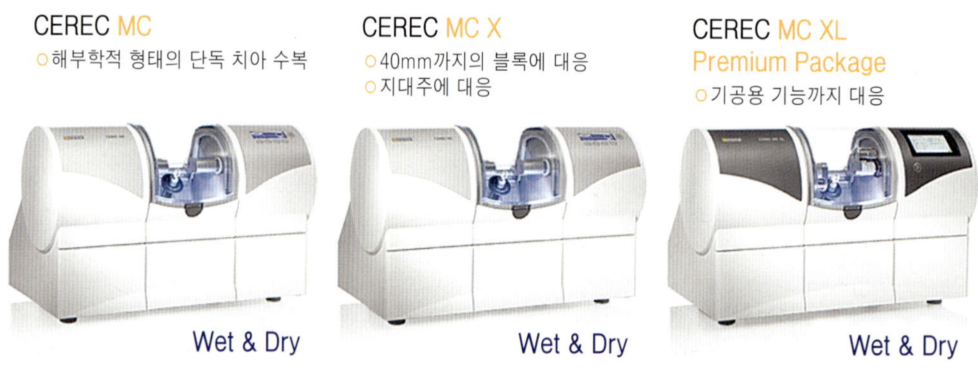


**그림 4.** CEREC 밀링 머신의 종류.

CAD, CERTLA, Suprinity 등), 하이브리드 재료(VITA ENAMIK 등)는 습식 밀링이 필수이고, 그라인딩용 다이아몬드 버는 2개 시스템에서 4종류가 있다(그림 5).

보통은 수복물의 내면을 절삭하는 Step Bur 12S와 외면을 절삭하는 Cylinder Pointed Bur를 사용하지만, 4모터의 MC-XL Premium에는 정밀도를 내기 위해 Cylinder Bur 12EF와 Cylinder Pointed Bur 12S EF도 준비된다. 또한 지르코니아 밀링에는 건식과 습식을 모두 선택할 수 있지만, 건식 밀링에는 Shaper 25와 Finisher 10을 사용하고, 습식 밀링에는 Shaper 25RZ와 Finisher 10을 사용하게 되어 있다.

## 4. 소프트웨어(Software)

일반적인 치과용 CAD 소프트웨어에서는 VITA나 Ivoclar Vivadent 등의 덴탈 데이터베이스 디자인을 지대치의 3D 데이터에 붙이고 편집 기능으로 형태를 변화시켜, 치아 디자인의 다양성에 대응하고 있다. 한편 CEREC 시스템 전반(3D 소프트웨어, inLab 소프트웨어)에서 사용되는 CAD 소프트웨어는 'biogeneric'이라 불리는 독자적인 디자인 소프트웨어를 제공하고 있다(그림 6).

Biogeneric의 기본적인 구조는, 디지털 인상으로 계측한 인접치의 교두 사이 거리나 전개각을 biogeneric 모델이라는 통계치에 근거한 수식 모델에 산입하는 알고리즘에 의해, 개별 증례에서 각각의 특징에 맞는 치아의 디자인을 조형한다.

근래에는 'biojaw'라고 불리는 기능이 추가되어, 인접치의 계측에 맞추어 3D 모델에 찍힌 치열 내 모든 치아의 계측으로부터 얻을 수 있는 데이터를 알고리즘에 산입하고, 거기에 pre-positioning 기능에 의해 biogeneric 디자인이 놓이는 위치를 'design proposable' 전에 결정해 최적인 디자인을 만들어 내게 되었다.

디자인 데이터는 3D 소프트웨어에서는 수복물의 데이터인 '.rst', 3D 모델과 수복물의 데이터인 '.rstimg', 수술용 가이드 등 형태의 포맷인 '.dxd', CT로의 디자인 내보내기 포맷인 '.ssi', 환자 설명용인 '.pdf'를 내보낼 수 있다. 체어사이드의 운용으로는 Dentsply Sirona의 독자

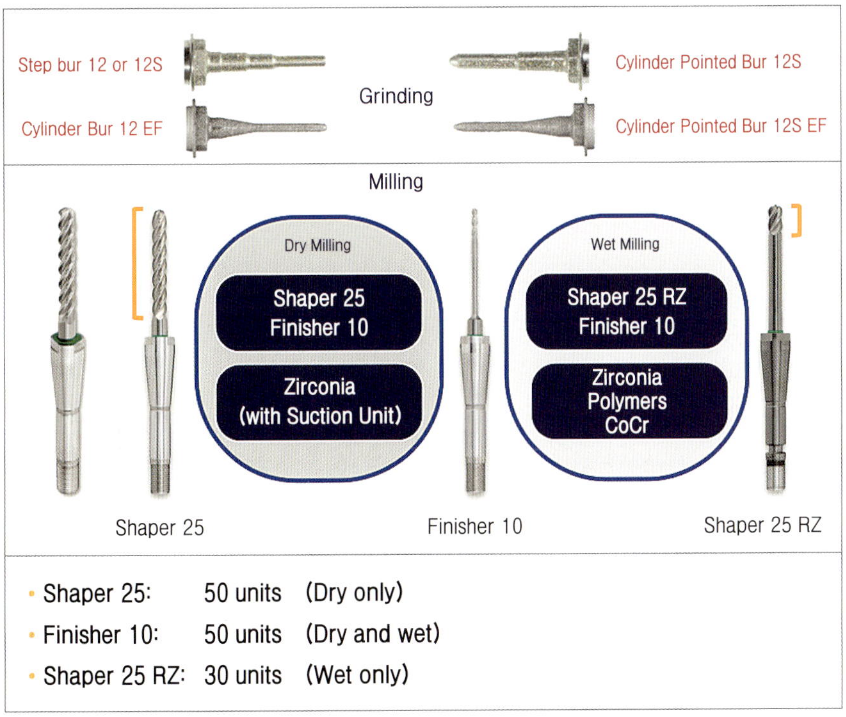


**그림 5.** CEREC 밀링 머신에 사용 가능한 버. 건식 밀링용 Shaper 25와 습식 밀링용 Shaper 25 RZ는 그림에 보이듯이 사용 한계 유닛이 다르므로 교환 시기에 주의할 필요가 있다. 절삭한 유닛의 수는 소프트웨어에서 확인할 수 있다.

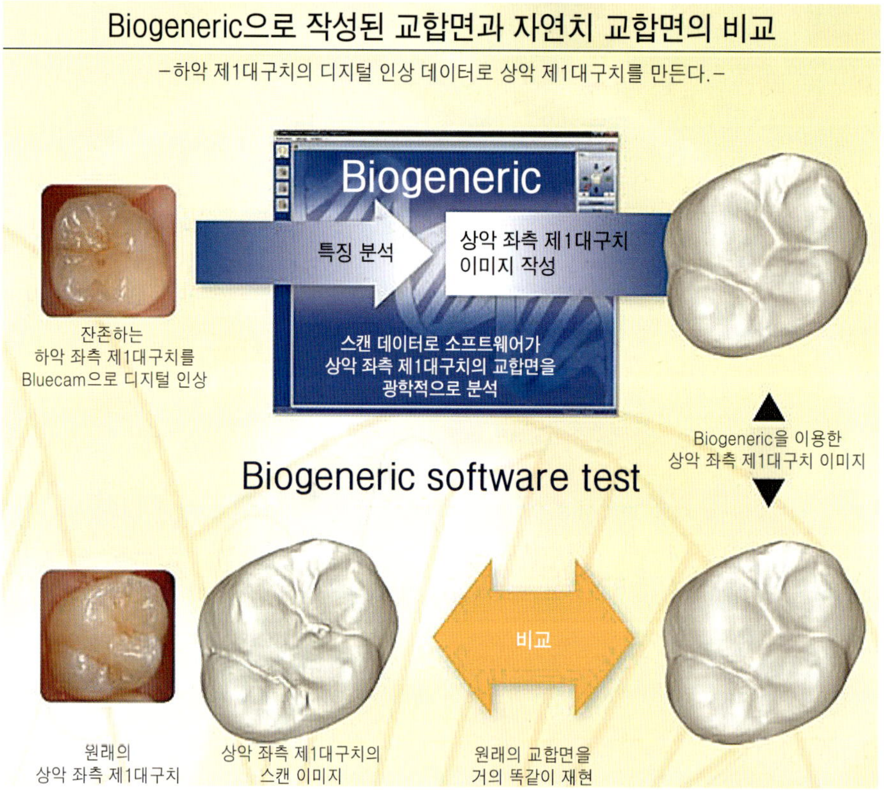


**그림 6.** Biogeneric 소프트웨어의 원리. 하악 제1대구치의 특징을 알고리즘에 산입해 상악 제1대구치의 디자인을 작성하면 실제의 상악 제1대구치 형태와 매우 닮은 것을 알 수 있다.

포맷으로 밀링까지 완결시켜 최고의 정밀도를 낼 수 있다. 또한 'Sirona Connect'에 업로드하면, 다운로드하는 기공소에서는 '.dxd' 또는 '.stl'로 내보내기를 하는 것이 가능하다. 그리고 CEREC Ortho 소프트웨어를 설치하면, 마우스피스형 교정에 데이터를 보낼 수 있는 STL 데이터를 내보내기를 하는 것도 가능해졌다. 표 2에 Ver.4.6과 inLab18 소프트웨어의 적응증을 제시한다.

## 도입할 때의 선택 포인트

도입할 때 선택의 최대 포인트에 대해서는, '올세라믹을 접착성 수복물로서 활용하는 원내 완결형의 당일 수복의 진료 스타일을 구축할지?', '적응증을 어디까지 확대할지?'에 따라서도 도입하는 기기가 바뀌므로 도입하는 의원의 스타일에 맞춰 설명하고자 한다. CEREC AC Omnicam은 CAD 소프트웨어와 CAM 소프트웨어가 밀링 머신에 부속해 있으므로, 밀링 머신의 선택에 따라 적응증이 바뀌는 것이 특징이다.

### 1. CEREC AC Omnicam + MC

원내에 기공소가 없고, 구강 내 스캐닝부터 밀링까지 일련의 조작을 치과의사나 스태프가 하는 경우는, CEREC AC Omnicam의 이미징 유닛에 MC 밀링 머신을 조합하면 최소의 유닛을 구성할 수 있어, 임플란트 상부 구조 이외의 모든 단독 치아 수복에 대응할 수 있다. MC는 밀링 시간이 약간 늦지만, 임상 응용에서 큰 차이는 없다고 말할 수 있다.

접착을 활용한 글라스세라믹이나 하이브리드 재료, CR 블록의 당일 수복을 목적으로 하고, 비용을 억제하면서 도입하는 경우에 선택할 수 있는 조합이다. 결손 보철이나 임플란트 상부 구조의 제작은 Sirona Connect에 디지털 인상 데이터를 업로드하고 외주 기공소에 제작을 의뢰하는 것도 가능하다.

## 2. CEREC AC Omnicam + MC-X

마찬가지로 원내에 기공소가 없고 치과의사나 스태프가 일련의 작업을 하는 스타일로, 결손 보철이나 연결관 등의 제작을 위해 40mm의 큰 블록의 밀링에서 시작해 지르코니아나 임시 크라운 소재의 응용까지 적응증을 넓히고 싶은 경우는, 한 차원 높은 MC-X를 조합하면 가능해진다. 또한 MC-X로는 임플란트 상부 구조도 적용할 수 있다.

지르코니아의 3유닛 브리지를 소성하려면 별도로 CEREC SpeedFire라는 지르코니아 소결로(sintering furnace)를 구매할 필요가 있지만, SpeedFire는 지르코니아 싱글 크라운을 13분에 소결할 수 있고, 이규산리튬 강화형 글라스세라믹인 IPS e.maxCAD(Ivoclar Vivadent)와 지르코니아 강화형 규산리튬인 CELTRA(Dentsply Sirona) 그리고 Suprinity(VITA)의 crystallization(결정화 소성)과 glazing(광택)이 가능해 적응증과 이용 가능 재료가 넓어진다.

**표 2.** Ver.4.6과 inLab18 소프트웨어의 적응증

| 적응증 | CEREC4.6 | inLab18 |
|---|---|---|
| 싱글 크라운 수복 | ○ | ○ |
| 코핑 | | ○ |
| 멀티레이어 크라운 | | ○ |
| 브리지 | ○ | ○ |
| 프레임워크 | | ○ |
| 멀티레이어 브리지 | | ○ |
| 해부학적 커넥터 | ○ | ○ |
| 바 어태치먼트 | | ○ |
| 텔레스코프 | | ○ |
| 다이렉트 커넥트 크라운 | ○ | ○ |
| 지대주 프레임워크 | | ○ |
| 지대주 크라운 | ○ | ○ |
| 지대주 브리지 | | ○ |
| 드릴 템플레이트 | ○ | ○ |

참고: CEREC 시스템은 현재, 체어사이드 측과 기공소 측의 수복물은 라이선스가 구별되어 있어, 종전의 Premium 소프트웨어로 대응 가능했던 코핑이나 프레임 디자인은 inLab으로 하게 되었다. 이것은 4유닛 이상 혹은 레이어링 등을 필요로 하는 증례에서는 현실적으로 원내 기공소가 있더라도 체어사이드에서 대응하는 것이 아니라 각각에 특화한 적응증을 염두에 두고 있기 때문이다. 이후로는 크기가 크거나 심미적인 치과기공은 Omnicam으로부터의 구강 내 디지털 인상 데이터를 Sirona Connect에 업로드해서 제작을 의뢰하는 방식이 되므로, 밀링 머신의 도입도 각 의원에서 시행하는 증례 범위에 따라 선택하는 것이 포인트이다.

## 3. CEREC AC Omnicam + MC-XL Premium

원내에 기공소가 있고 소결로나 도재로(porcelain furnace)가 설치되어 있으며, 해부학적인 형태의 수복물을 위한 스테인, 글레이징, 컷백 레이어링(풀 빌드업용 코핑이나 프레임워크에는 대응하지 않음) 등의 중간 정도까지의 치과기공도 원내에서 하고자 할 때 선택하면 좋다.

4모터로 글라스세라믹과 지르코니아용 버를 장착할 수 있어, 85mm의 블록까지 적용 범위가 넓어진다. Ver.4.6 소프트웨어부터는 체어사이드의 수복물과 기공소에 의뢰하는 수복물이 구별되어 있으므로, 모든 수복물·보철물을 가공하기 위해서는 inLab 소프트웨어와 MC-XL Premium을 조합할 필요가 있다.

## 4. CEREC AC Omnicam Connect

원내에서는 가공하지 않고 Omnicam으로 구강 내 디지털 인상 데이터만 채득해, 수복물의 편집을 거치지 않고 Sirona Connect에 데이터를 업로드하고 치과기공사에게 의뢰하기 위한 도입 방법도 있다. 디지털 인상은 채득할 수 있지만, 체어사이드 3D 소프트웨어는 들어 있지 않으므로 CAD는 할 수 없다. 데이터를 받은 기공소가 제작하므로, 편집의 수고는 물론 밀링 머신의 구매도 필요 없다. inLab 소프트웨어를 도입하고 있는 기공소이면 오리지널 포맷의 .dxd 데이터로 정밀도가 높은 3D 형태를 실시간으로 주고받을 수 있고, 타사의 열린 시스템을 도입하고 있는 기공소에는 STL 데이터로 보낼 수도 있다. 앞으로 새로운 스타일이 될 도입 방법이다.

## 5. CEREC AC Omnicam + 3D 소프트웨어의 설치

원내에서는 가공하지 않지만 임플란트의 시뮬레이션 등을 위해서 수복물을 편집하고 싶은 경우는, 현재 최

신의 Ver.4.6을 설치할 수 있는 옵션을 선택할 수 있다.

## 도입비용

도입 형태에 따라서도 비용이 변하는데, CEREC AC Omnicam과 밀링 머신을 세트로 도입하는 경우는 1,125,000~1,410,000엔(약 1,270~1,590만 원)이다(표 3). Sirona Connect가 충실해 대규모 보철이나 심미 보철은 디지털로 외주할 수 있다는 점과 3D 소프트웨어로는 MC-XL Premium을 충분히는 활용할 수 없다는 점에서, 원내에 기공소가 없는 일반적인 임상의에게 추천할 수 있는 조합으로는, CEREC AC Omnicam과 MC-X의 조합이면 충분하다고 생각한다.

원내에 기공소가 있어 치과기공사가 근무하고 있거나, 혹은 가까운 미래에 치과기공사를 고용해 기공소를 운용하고 inLab 소프드웨어의 도입도 생긱하는 경우는, CEREC AC Omnicam에 MC-XL Premium을 조합하면 앞으로의 확장성이 넓어지리라 생각한다. 또한 원내에서 밀링 하지 않고 외주에 의뢰하는 방향이라면 CEREC AC Omnicam Connect만 도입하고, 하루 만에 끝나는 치료(1 day treatment)는 할 수 없다고 해도 CAD/CAM 올세라믹의 임상은 충분하다.

또한 기공소가 있어 치과기공사도 근무하고 있고, 다양한 디스크로 밀링 하고 싶은 경우에는, CEREC AC Omnicam Connect와 inLab 소프트웨어 그리고 5축 밀링 머신인 MC-X5를 도입하면 모든 적응증을 완결할 수 있다고 생각한다.

## 운용비용

CAD/CAM 시스템을 운용해 갈 때, 버나 윤활제 등의 소모품과 블록이나 디스크 등의 재료비, 또한 CAD/CAM 시스템은 원래 PC가 베이스이기 때문에 OS의 업그레이드, CAD/CAM 소프트웨어의 업그레이드, PC의 업그레이드 등 운용비용이 발생한다.

### 1. 버의 소모

보통의 다이아몬드 버를 이용한 그라인딩에서는, 대략 30유닛 밀링 후에 버 교환이 추친된다. 카바이드 버를 이용한 밀링에서는 50유닛 후에 교환하는 것도 허용된다. 버의 정가는 그라인딩용 Step bur와 Cylinder pointed 12S는 6개들이가 36,000엔(약 40만 5천 원), 밀링용 Shaper 25는 3개들이가 15,000엔(약 17만 원), Finisher 10은 3개들이가 18,000엔(약 20만 원)이다. Shaper 25 RZ는 교환 시기는 30유닛인데, 3개들이가 27,000엔(약 30만 원)이다.

**표 3.** CEREC 시스템과 관련 기기의 도입 가격

<table>
<tr><th>구매 형태</th><th>제조사 희망 소매가격</th><th colspan="2">비고</th></tr>
<tr><td>CEREC AC Omnicam Connect</td><td>495,000엔</td><td colspan="2">설계 소프트웨어는 설치 가능</td></tr>
<tr><td>CEREC AC Omnicam Connect 업그레이드 키트</td><td>1,800,000엔</td><td colspan="2">위의 Omnicam Connect에 소프트웨어를 설치하는 구성으로 소프트웨어는 포함되지 않음</td></tr>
<tr><td>CEREC AC Omnicam 단품</td><td>6,400,000엔</td><td colspan="2">CAD 소프트웨어는 가공기에 부속해 있으므로 소프트웨어는 별매</td></tr>
<tr><td>CEREC AC Omnicam + MC 스타터 세트</td><td>11,250,000엔</td><td colspan="2">20mm 블록까지 대응, 가격에 소프트웨어 포함</td></tr>
<tr><td>CEREC AC Omnicam + MC X 스타터 세트</td><td>12,600,000엔</td><td colspan="2">40mm 블록까지 대응, 가격에 소프트웨어 포함</td></tr>
<tr><td>CEREC AC Omnicam + MC XL 스타터 세트</td><td>14,100,000엔</td><td colspan="2">85mm 블록까지 대응, 가격에 소프트웨어 포함</td></tr>
<tr><td>CEREC MC 밀링</td><td>4,850,000엔</td><td>밀링 단품</td><td rowspan="3">지르코니아를 건식 가공할 때는 진공기(CEREC용) 200,000엔이 필요</td></tr>
<tr><td>CEREC MC X 밀링</td><td>6,200,000엔</td><td>밀링 단품</td></tr>
<tr><td>CEREC MC XL 밀링</td><td>7,700,000엔</td><td>밀링 단품</td></tr>
<tr><td>CEREC SpeedFire</td><td>1,800,000엔</td><td>SW4.4.3 이상이 필요</td><td>Furnace로 단독 사용 불가. 이 기기와 밀링 머신에 접속해 소프트웨어로 구동해 사용</td></tr>
</table>

근래 서드 파티(third party)에서 유사한 버가 통신판매업자로부터 판매되고 있지만, 회전 중심의 정밀도가 담보되지 않아 조잡한 버 사용으로 인해 모터나 기어가 파손될 가능성이 있을 뿐만 아니라, 수리할 때도 제조사의 지원을 받을 수 없으므로, 순정 부품 사용을 지키는 것이 좋다.

## 2. 윤활제(lubricant: 상품명 Dentatec)의 소모

밀링 할 때 절삭 버의 냉각과 마찰 계수의 조정을 위해서, 재료에 맞는 배합으로 조정된 것이 윤활제인데, 물과 배합비를 지키고 재료에 맞는 순환수 탱크를 준비하는 것과 동시에, 밀링 후에는 깎은 찌꺼기가 축적되므로 윤활제는 수압 오류가 생기기 전에 교환해야 한다(그림 7). 교환의 기준은 버의 소모(밀링의 빈도)에 맞추는 것이 좋다. 1L들이 1병이 17,600엔(약 19만 5천 원)이고, 일반적인 사용에서는 1개월에 1병이면 충분하다고 생각한다.

## 3. 블록(Bloc)

보통 CEREC 블록이나 VITA MarkⅡ, Empress 블록 등의 글라스세라믹이면 3,000엔(약 3만 3천 원) 전후, e.maxCAD나 CERTLA, Suprinity 등이 4,000엔(약 4만 4천 원) 전후, 하이브리드인 ENAMIK이나 지르코니아인 inCoris TZI-C와 KATANA STML이 5,000엔(약 5만 5천 원) 전후이다. 재료는 맞춤형(on demand)이므로 그만큼 부담이 되는 것은 아니지만, 다양한 색조에 대응하기 위한 재고는 경제적인 부담이 되므로 잘 사용하는 블록에 중점을 두고 재료 구비를 생각할 필요가 있다.

## 4. 소프트웨어의 업그레이드

CEREC 시스템에서는 소프트웨어의 라이선스료는 들지 않고 보수 계약도 임의[연간 12만 엔(약 133만 원)]이므로, 기본적으로 도입 당시 그대로이면 비용은 발생하지 않는다. 단지 1년에 1~2회는 반드시 소프트웨어가 업그레이드된다. 보통은 갱신할 때마다 1회당 60만 엔(약 665만 원) 정도의 비용이 들지만, 'CEREC 클럽'이라는 업데이트 프로그램에 등록하면 3년 동안에 58만 엔(약 643만 원)으로 모든 업그레이드를 받을 수 있다.

CAD/CAM 시스템은 하드웨어는 물론이지만 대부분 소프트웨어에 의존하게 되므로 항상 최신 소프트웨어의 업그레이드가 필요해 'CEREC 클럽' 가입이 추천된다.

## 5. 내장 PC의 업그레이드

근래 Windows PC의 OS나 그래픽 보드의 진화와 함께 프로세서나 기억 매체의 진화가 눈부시므로, 소프트웨어의 업데이트로 정보량을 따라가야 하지만 그러지 못한 상황도 곳곳에서 볼 수 있다. 최근의 사양으로는, 프로세서는 core i7 quad, 메모리는 32GB 이상, 하드 디스크는 1TB, 그래픽 보드도 GeForce의 최상 기종의 최고 사양이 필요한 상황이므로, 현시점에서 내장 PC를 교환하면 80만 엔(약 888만 원) 정도가 된다. 소프트웨어의 업데이트와 하드웨어(밀링 머신 등)의 버전 업 정도에 맞춘 내장 PC의 업그레이드도 생각해야 하는데, 소프트웨어를 크게 갱신할 때에 맞춰 PC를 업그레이드하면 시스템 전체를 효율적으로 업그레이드할 수 있다고 생각한다.

## 6. 추가 기능의 옵션

### 1) 임플란트 시뮬레이션, 수술용 가이드의 제작(그림 8)

CEREC의 3D 데이터와 Dentsply Sirona의 CT의 데

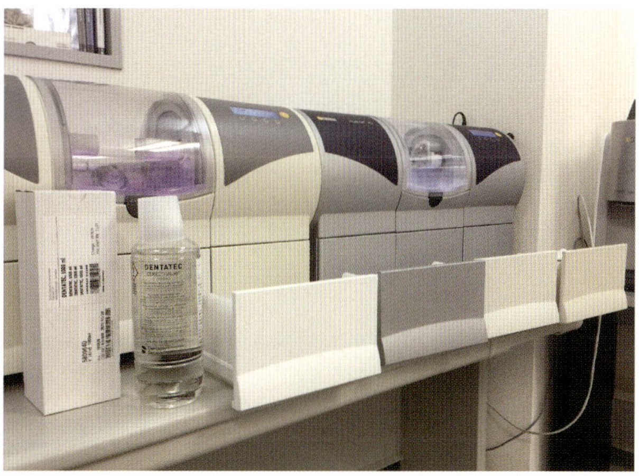

**그림 7.** Dentatec 윤활제 용기(맨 앞)와 재료별 순환수 탱크.

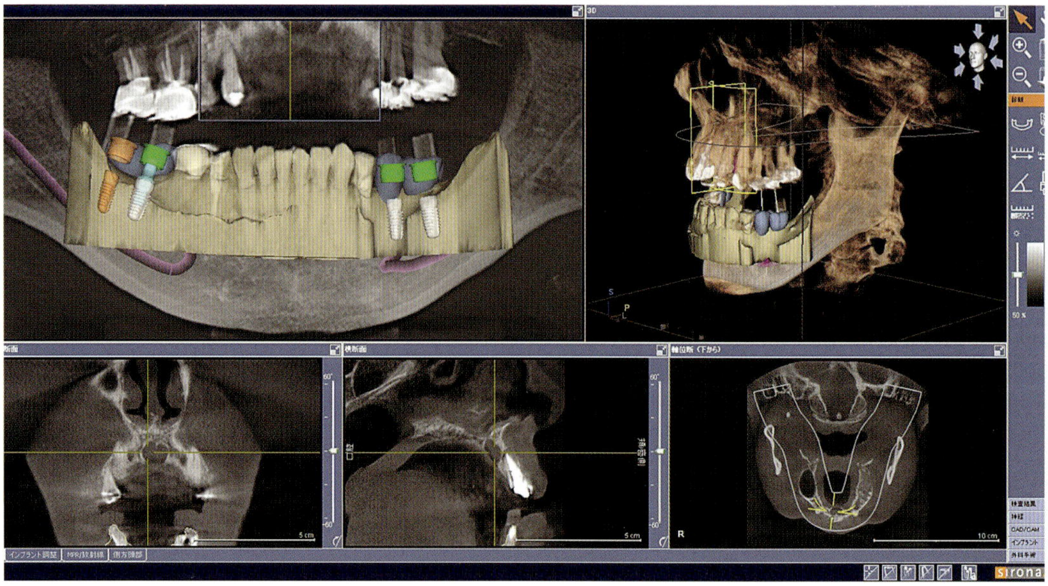

**그림 8.** CMG의 임플란트 시뮬레이션. CAD 디자인으로부터 톱다운 콘셉트로 임플란트 식립 위치를 결정할 수 있다.

이터를 길래버레이션하면, CAD 디자인으로 구축한 3D의 상부 구조 위치로부터 톱다운 콘셉트로 임플란트 식립을 시뮬레이션할 수 있다. 이 기능은 CMG(CEREC Meets Galaxis)라고 불리는데, 도입을 위해서는 CAD 디자인을 CT에 내보내기 하거나, 또는 CT에서 읽게 해 편집시키는 'Open Si'라고 불리는 라이선스의 구매가 필요하다. 'Open Si'[정가 65만 엔(약 720만 원)]로 내보내기 한 '.ssi' 데이터는 Dentsply Sirona의 CT인 Orthophos XG-3D, Orthophos SL, GALILEOS Comfort에만 설치할 수 있다.

CMG의 장점은 CAD 디자인이 STL이 아니라 정밀도가 높은 오리지널 포맷대로이고, CT도 DICOM이 아니라 볼륨 데이터에 직접 컬래버레이션할 수 있다는 것, 그리고 매칭 정밀도가 높은 것과 조작이 간편한 것이다.

타사의 CT와 조합하는 경우는 'open scan export'[정가 15만 엔(약 166만 원)]를 구매하고 CEREC에 설치해, CAD 디자인은 STL로 내보내기 하고 CT 데이터는 DICOM으로 각각 범용의 시뮬레이션 소프트웨어로 내보내기 해 운용할 수 있다.

### 2) STL 데이터로 열린 시스템의 리소스(resource)를 활용하고자 하는 경우

현재는 STL 데이터를 이용한 3D 프린팅 서비스나 지대주 제작 서비스, 마우스피스 교정의 의뢰나 교정장치 제작 서비스 등 많은 리소스가 제공되고 있다. CEREC에서 STL 데이터의 내보내기는, 앞에서 서술한 대로 'open scan export'를 설치하면 가능해진다. 특히 교정용으로 STL을 내보내기 하는 경우는, 전악 3D 이미지의 오차를 최소화하도록 스캐닝할 때 촬영을 가이드해 주는 'CEREC Ortho'[정가 55만 엔(약 610만 원)]를 설치하면 'guided scanning'을 할 수 있다(그림 9). CEREC Ortho로 촬영한 이미지는 일반적인 촬영으로 얻은 3D 이미지보다 정밀도가 높아, 교정과 같이 정확한 포지션이 필요한 증례에서 유용하다.

### 3) SiCAT Function으로 TMD 치료용 마우스피스의 제작 의뢰나, 수면무호흡증후군 치료용 마우스피스의 제작을 의뢰하는 경우(그림 10~12)

'SiCAT'는 Dentsply Sirona CT 소프트웨어의 공급자로 독일의 본(Bonn)에 있는 회사이다. 종전에는 Sirona의 자회사였지만 현재는 독립 경영을 하고 있다. SiCAT

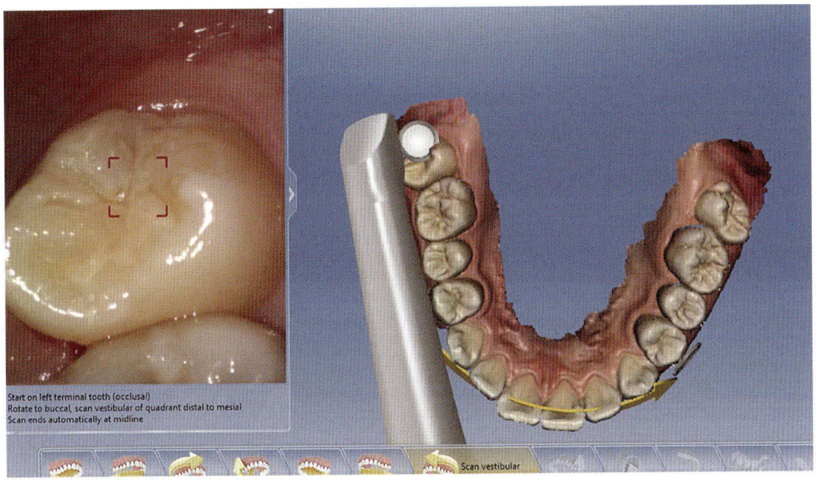


**그림 9.** 'CEREC Ortho'에서는 guided scanning으로 전악 촬영 정밀도가 향상한다.

가 제공하는 CT의 옵션 기능이 'SiCAT Function'이다. 이것은 초음파 센서가 설치된 face bow를 이용해 하악운동을 계측하고, Omnicam의 3D 데이터와 CT의 데이터를 컬래버레이션시킨 상태에다가 다시 하악운동의 모션 데이터를 컬래버레이션시킴으로써 3D로 하악골의 실제 움직임을 볼 수 있는 기능이다. 이 기능을 통해 안정위를 확정하고 TMD 치료용 장치를 직접 SiCAT 포털 사이트를 거쳐 의뢰할 수 있다. 또 'SiCAT air'라는 기능으로는, CT 이미지로 촬영된 기도의 용적을 측정할 수 있으므로 용적이 최대가 되는 악위를 진단하고, 마찬가지로 SiCAT 포털 사이트를 거쳐 수면무호흡증후군 치료용 장치를 의뢰할 수 있다. Dentsply Sirona의 CT 중에서도 FOV가 15cm인 'GALILEOS COMFORT'를 사용하면 양 턱관절과 궤도의 촬영이 가능한데, 다른 CT 기종에서는 이 기능을 이용할 수 없다.

필자도 이것을 도입해 턱관절 진단에 많이 사용하고 있다. SiCAT Function + Jaw motion tracker의 정가가 230만 엔(약 2,550만 원), SiCAT의 TMD 치료용 마우스피스의 의뢰 가격이 425유로(약 58만 원) + 우송료, SiCAT air 소프트웨어의 가격이 100만 엔(약 1,110만 원)이다.

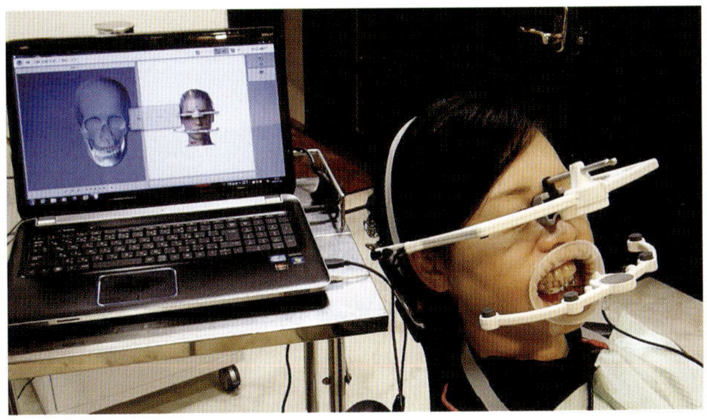

**그림 10.** SiCAT Function의 Jaw Motion Tracker.

### 4) Omnicam의 구강 내 디지털 인상 데이터를 inLab 소프트웨어로 운용해 디스크도 깎을 수 있는 MC-X5로 각종 다양한 용도의 재료를 사용해 임상을 구성하고자 하는 경우(그림 13)

CEREC AC Omnicam 단품과 inLab 소프트웨어가 필요하지만, inLab 소프트웨어에는 몇 가지 옵션이 있어 기본 소프트웨어가 40만 엔(약 443만 원), 임플란트 소프트웨어가 20만 엔(약 221만 원), 가철성 의치용 소프트웨어가 10만 엔(약 110만 원), 인터페이스가 29만 엔(약 320만 원), inLab MC-X5 밀링 머신이 650만 엔(약 7,210만 원)이다. 만약 RPD 등을 제작하기 위해서 석고 모형을 스캔할 필요가 있으면 inEos X5 스캐너(PC 포함/모니터 별도) 비용으로 300만 엔(약 3,327만 원)이 필요하다.

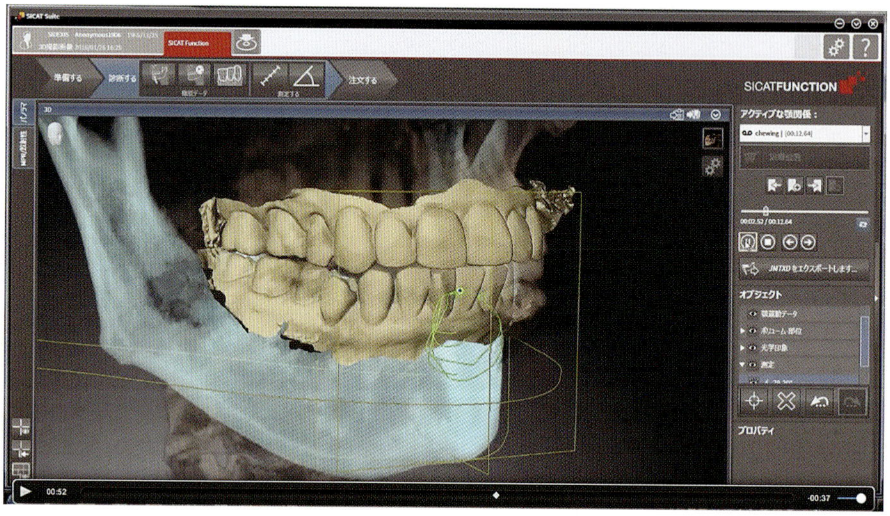


그림 11. CT와 CEREC, JMT의 세 가지 데이터를 컬래버레이션하면 3D로 동적인 교합을 확인할 수 있다.

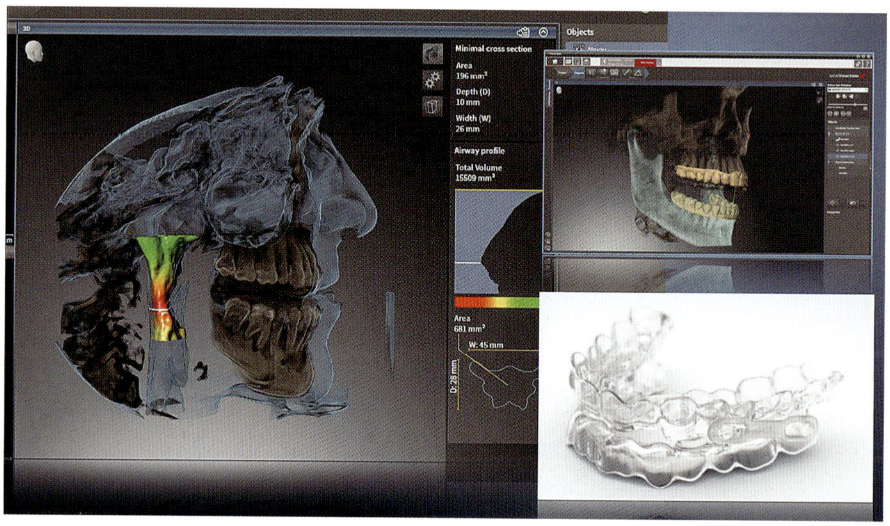


그림 12. 기도의 용적을 가시화해 최대 용적의 교합위를 진단하고, 수면무호흡증후군 치료용 장치를 의뢰할 수 있다.

표 4에 CEREC 시스템의 다양한 옵션 기능과 가격 설정을 정리한다. IOS의 데이터로부터 많은 기능으로 확장시킬 수 있는 것을 알 수 있다.

## 마치며

CAD/CAM 진료를 도입하려면, 의원의 명확한 비전을 갖고 적응증의 범위나 외주 기공과의 컬래버레이션을 충분히 검토할 필요가 있다.

치과기공사의 보조가 없고 원내에서 치과의사가 완결하는 경우, 원내 치과기공사의 보조가 있는 경우, 원내에서는 불가능한 치과기공을 외주 기공소에 의뢰하는 경우 등 각 의원의 상황에 따른 선택지 중에서 5~7년의 상품수명도 염두에 두고 계획적으로 도입하는 것이 적절하다고 생각한다.

시대는 주조 치관 수복에서 CAD/CAM 수복으로 크게 방향을 바꿨다. 이제야말로 각 의원에게 맞는 CAD/CAM 시스템을 음미하고 도입해, 기회 손실이 없도록 시급한 도입을 검토하는 것이 바람직하다. 그런 의미에서 CEREC 시스템은 긴 역사의 노하우와 최신의 하드웨어와 소프트웨어로 구성된 체어사이드 시스템 및 기공소 시

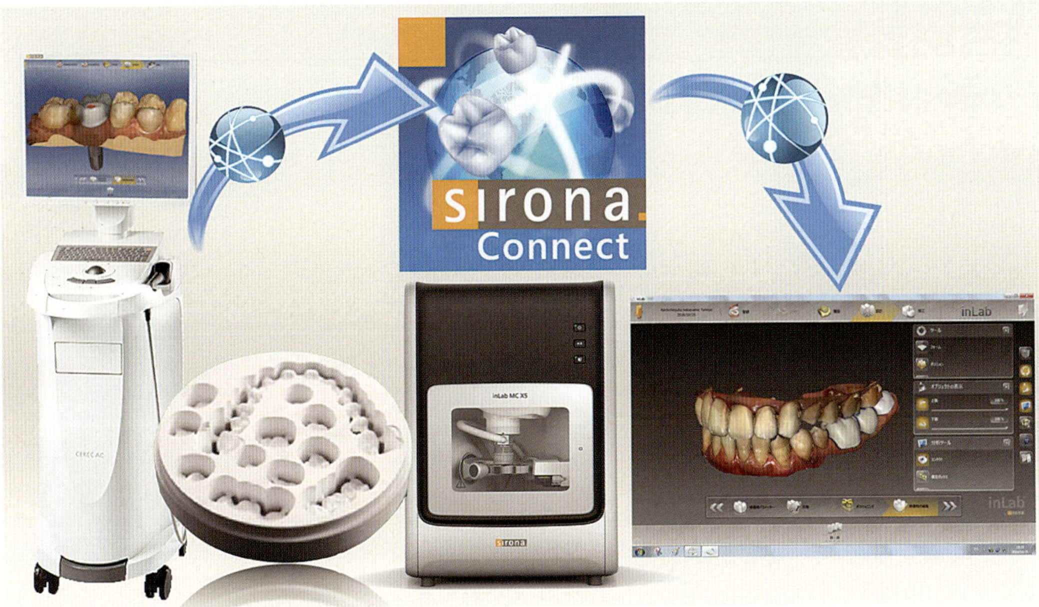


**그림 13.** Omnicam의 구강 내 디지털 인상 데이터를 Sirona Connect를 거쳐 inLab 시스템으로 보내면, 디스크도 깎을 수 있는 MC-X5로 가공하므로 다양한 재료를 사용할 수 있다.

**표 4.** 다양한 옵션 기능과 가격 설정. IOS의 데이터로부터 많은 기능으로 확장할 수 있다.

| | 기능 | 가격 |
|---|---|---|
| Open Si | Omnicam 데이터를 CT에 설치 | 650,000엔 |
| Open Scan Export | Omnicam으로부터 STL 데이터 내보내기를 함 | 150,000엔 |
| CEREC Ortho | Guided scanning으로부터 STL 데이터 내보내기를 함 | 550,000엔 |
| SiCAT Function + JMT | 악운동을 계측해 CT와 Omnicam을 함께 사용해 작업 | 2,300,000엔 |
| TMD 치료용 장치 의뢰 가격 | TMD 치료용 장치를 제작 | 425유로+운송료 |
| SiCAT air 소프트웨어 | 기도 용적 진단으로 SAS 장치를 제작 | 1,000,000엔 |
| inLab 기본 소프트웨어 | inLab 소프트웨어로 광범위 CAD 디자인 편집과 다양한 재료의 밀링이 가능 | 400,000엔 |
| inLab 임플란트 소프트웨어 | | 200,000엔 |
| inLab 가철성 의치 소프트웨어 | | 100,000엔 |
| inLab 인터페이스 소프트웨어 | | 290,000엔 |
| inLab MC-X5 밀링 | 디스크의 습식 및 건식 밀링 | 6,500,000엔 |
| inEos X5 스캐너<br>(PC 포함/모니터 별도) | 석고 모형을 높은 정밀도로 스캐닝 | 3,000,000엔 |

스템과 정비된 클라우드 환경을 이용한 디지털 기공 솔루션이 완성되어 있으므로, 초보자부터 상급자까지 자신을 가지고 추천할 수 있는 시스템이라고 필자는 확신한다. 경험에서 나온 것이지만, 우선은 CEREC 시스템을 도입하고 어떻게든 RPD 등을 스스로 제작하고자 하는 경우는 다른 기공 시스템 도입을 생각하면 좋을 것이다.

## 참고문헌

1) 鈴木　伸：アナログ歯科医師のための初耳学 第４回 デジタルデンティストリーの臨床応用と未来．ザ・クインテッセンス，**37**（8）：135-155，2018．

# 6. 의원 도입과 운용·보수에 드는 비용
# ② Open System

가미타니치과(교토 시 기타 구)
Mitsuo Kamitani(神谷光男)

## 도입에 있어서

TRIOS3 Oral Scanner(그림 1)가 일본에서 디지털 인상채득 장치인 구강 내 스캐너(Intra Oral Scanner; 이하 IOS)로서 약기법 승인을 받은 것이 2016년 12월이고, 필자의 치과의원에 실물이 도착한 것은 이듬해 3월로 약기법 승인 후에 도입한 일반 개업 의사로서는 빠른 편이었다고 생각한다.

필자가 IOS에 흥미를 느낀 것은, 가까이 지내는 선배나 친구가 Dentsply Sirona의 CEREC을 도입해 하루 만에 끝나는 치료(1 day treatment)를 내걸고 노력하고 있는 모습을 보고 부럽다는 생각을 품었기 때문이었다. 그 후 2017년 나고야에서 개최된 임플란트 학회에 전시되어 있었던 TRIOS2를 보고, IOS에 대한 흥미가 다시 끓어올랐다. 재빨리 선행병행수입으로 TRIOS3를 도입하고 있었던 선생님의 치과의원을 견학했는데, 높은 정밀도와 다양한 증례에 대한 적용성을 실감해 은행으로부터 자금을 조달해서라도 도입하고 싶다고 생각하기에 이르렀다.

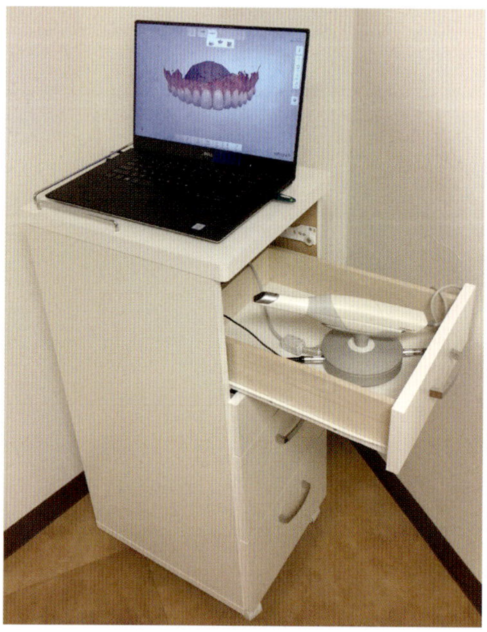

그림 1. 필자의 치과의원에서는 기성 캐비닛을 구매해 노트북 PC, TRIOS3와 주변기기를 수납하고 있다.

지금은 일본의 몇 개 회사가 TRIOS3 Oral Scanner를 판매하고 있지만, 필자가 도입을 검토하고 있었던 시기에는 불과 2개 회사밖에 취급하고 있지 않아 CT의 도입도 생각해서 Asahi Roentgen 공업에 부탁했었다. 일본 치과계에서 2017년은 말하자면 IOS 원년이었다고 생각한다.

## TRIOS3 Oral Scanner의 진화

2000년에 2명의 대학원생이 덴마크에 설립한 3Shape는 2011년에 TRIOS Standard를 흑백 모델로 발표했다. 2013년에 TRIOS2로서 컬러 모델을 발표했고, 2015년에 지금 형태의 TRIOS3에 이어 2017년에는 무선 모델을 발표했다(그림 2). 그 사이에 보철용 CAD 소프트웨어 'Dental System'과 임플란트 계획이나 수술용 가이드 제작용 CAD 소프트웨어 'Implant Studio'도 진화했다(그림 3). 그리고 2019년의 IDS(International Dental Show)에서는 TRIOS4가 발표되었다. 요 몇 년 사이에 기기는 물론 소프트웨어도 가속적으로 진화를 이루고 있다.

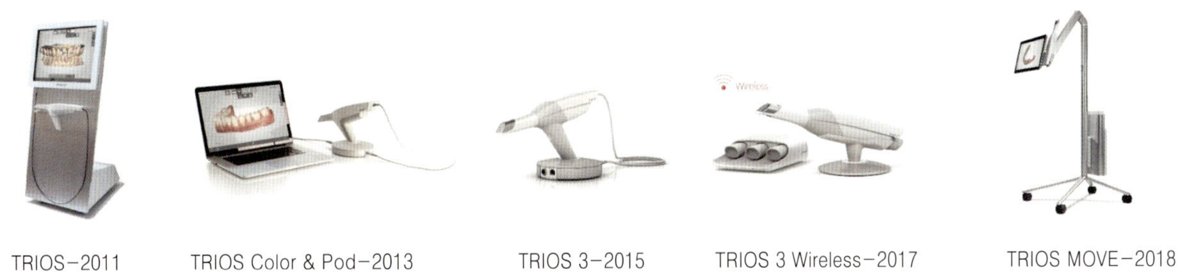


**그림 2.** TRIOS의 진화.

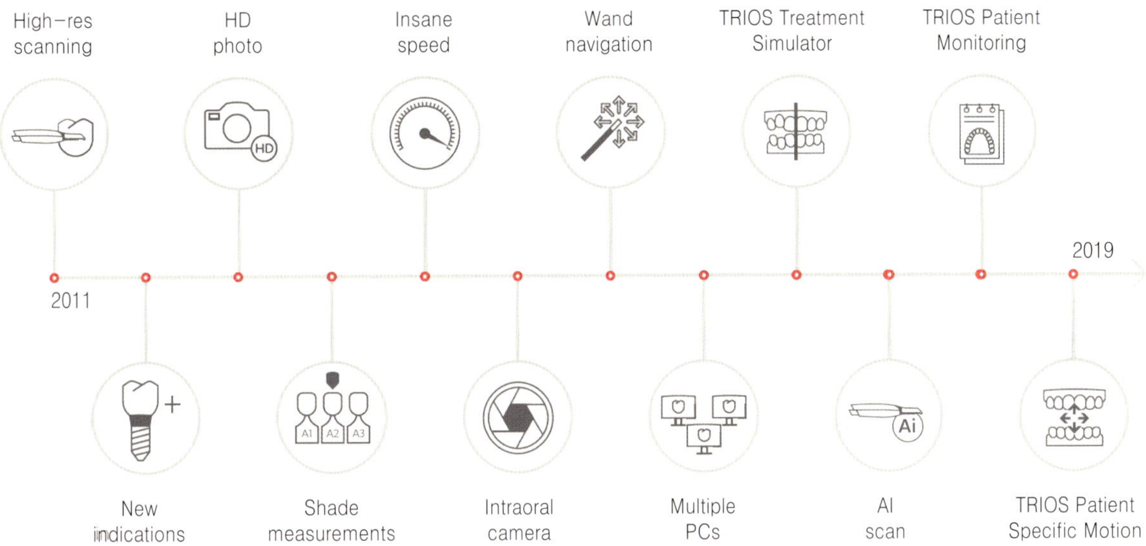


**그림 3.** TRIOS 소프트웨어의 진화.

## TRIOS3 Oral Scanner의 뛰어난 점

TRIOS3 Oral Scanner는 스캔 속도가 빠르고, 필자가 사용해 보면 정밀도도 기존의 실리콘 인상재나 다른 IOS와 비교해 뛰어나다고 느낀다(그림 4). 또한 Pod 타입의 경우는 시스템 구성도 노트북 PC, TRIOS 본체와 전원만 있으면 동작하고, 또한 가볍기 때문에 구매할 때의 케이스를 이용하면 왕진 등에서 사용도 가능하다(그림 5).

다른 IOS와 마찬가지로 추운 겨울의 아침 첫 번째 진료에서 사용하는 경우는, 스캐너 헤드 안에 있는 거울의 김 서림 방지용 히터가 따뜻해지도록 조금 빨리 전원을 넣어 두면, 대기 시간 없이 곧바로 스캔할 수 있다. 특히 TRIOS3 무선 모델의 경우에는, 이 히터가 배터리 충전량을 많이 소비한다고 하므로 예비 배터리를 반드시 충전해 둘 것을 권한다.

IOS로 스캔할 때에는 PC 화면을 보면서 하는 것이 일반적이라고 생각하지만, 필자는 의외로 구강 내를 보는 것에 전념해 스캔할 때 TRIOS3에서 나는 소리를 확인하면서 스캔이 되는지를 판단한다. TRIOS3는 일정한 연속 백색광으로 스캔하므로, 다른 IOS의 플래시처럼 점멸하는 빛이 아니어서 임상에서 사용할 때 술자의 눈에 대단히 안전해 부담 없이 사용할 수 있다. 그 외의 소프트웨어에 관한 기능은 뒤에 서술한다.

## IOS 도입을 생각하는 포인트

### 1. 체어사이드에서 하루 만에 끝나는 치료를 목표로 하는 경우

Dentsply Sirona의 CEREC은 30년이 넘는 실적이 있는 체어사이드 CAD/CAM으로서 확립된 훌륭한 시스템

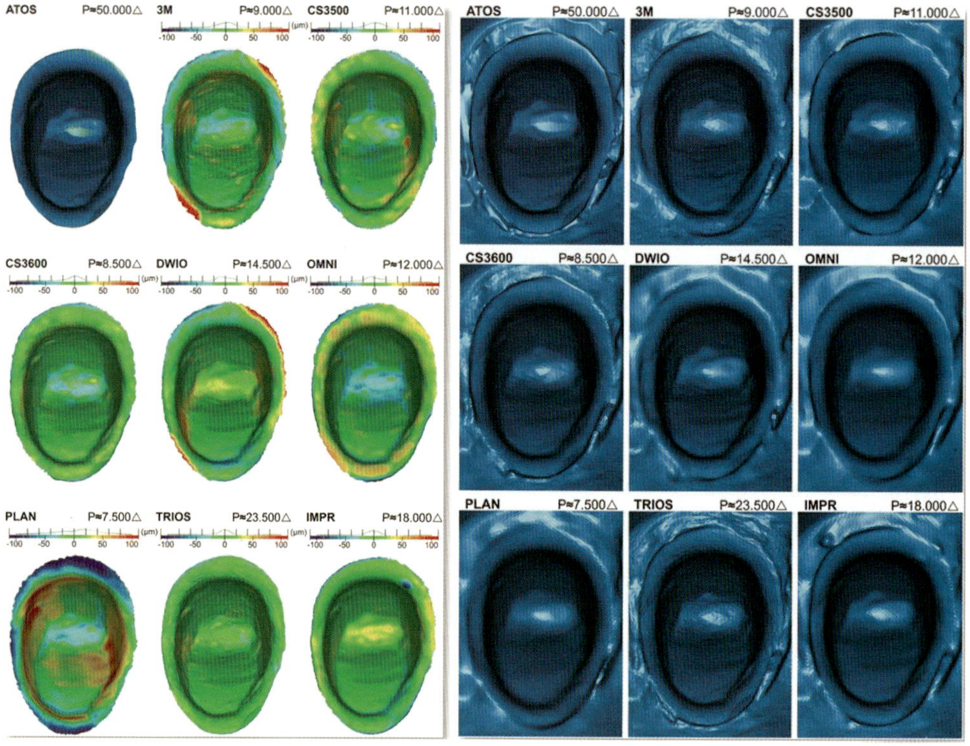


**그림 4.** 각종 IOS의 정밀도 비교.

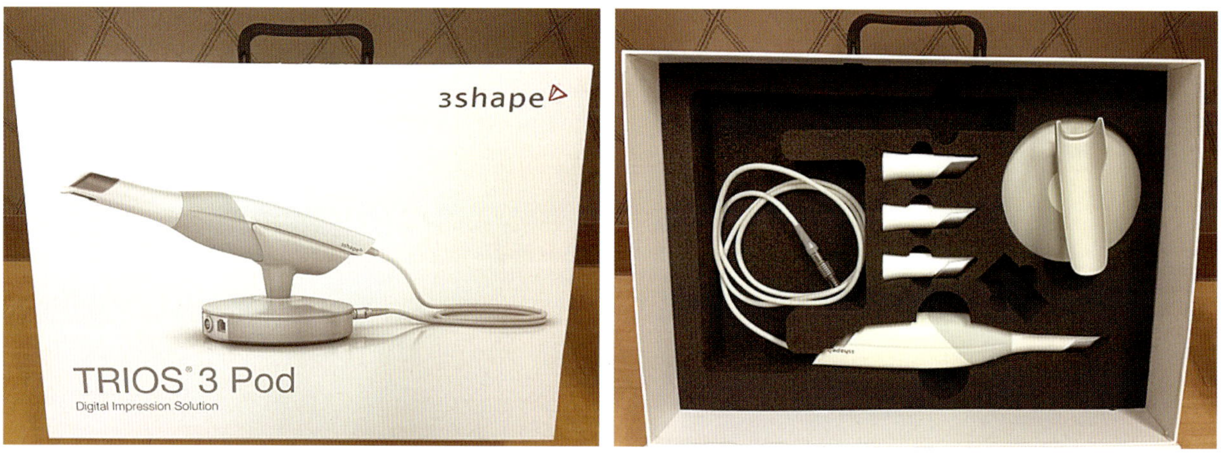


**그림 5.** IOS 구매 시의 포장 케이스.

으로, 지금 현재도 첫 번째 선택으로서 인정되는 기준이다. 현재 일본에서 발매되고 있는 제품 중에서, CEREC과 같이 치과 진료소 내에서 하루 만에 끝나는 치료가 가능한 다른 시스템은, GC의 Planmeca FIT나 요시다의 Trophy 3DI System이 있다. 모든 IOS가 범용성이 있는 STL 데이터로 변환할 수 있고, 목적에 맞춘 CAD/CAM 워크플로의 선택이 가능하다. 그러므로 원내 완결형으로서뿐만 아니라 외부 기공소와의 연계가 가능하며, 다양한 보철 방법의 선택에 대응할 수 있다.

근래 각 사는 원내 완결형 시스템을 구성해 참가하는 경향에 있는데, TRIOS3도 적절한 가공기와 서로 조합하면 치과의원에서 하루 만에 끝나는 치료도 가능하다. TRIOS3와 Amann Girrbach의 Ceramill mikro ic(그림 6)의 조합이면, 장석계 블록은 100,000회전의 스핀들에 의해 획기적이고 효율적인 카빙 모드를 이용해 몇 분 안에 가공할 수 있다.

## 2. 치과기공소와의 연계를 목표로 하는 경우

TRIOS3나 다른 IOS는, 기본적으로 구강 내의 정보를 스캐닝해 stl 데이터 등의 출력을 전제로 하므로, 기본적으로 외부 치과기공소(이하 기공소로 줄임)와의 연계에는 문제가 없다.

IOS에는 제각각 뛰어난 점이 있다. 기공소와 연계하는 IOS의 예로서, 3M의 3M™ True Definition Scanner의 매우 경량이고 콤팩트한 완드는 아주 빼어나다. 그러나 스캐닝 파우더가 필요하다는 것과 흑백으로만 스캔이 되는 단점이 있다.

Align Technology의 iTero Element는 교정치료의 invisalign system과 긴밀히 연계하고 있다. 교정치료의 시뮬레이션 기능은 대단히 뛰어나다. 스캔 후에 계산해서 표시할 수 있는 교정치료 전·후의 애니메이션 표시는 임팩트가 크다고 느낀다. 2018년부터 용도가 보철에도 확대되었다. 본체는 다른 IOS에 비해 크고 완드에 각도가 있어, 익숙해질 필요가 있다고 느낀다. Invisalign system의 사용을 목적으로 하면 최적의 조합이다.

TRIOS3는 고속으로 컬러 스캔이 가능하고, 실제의 색조에 가까운 스캔 이미지를 얻을 수 있는 것이 뛰어난 점이다. TRIOS3와 같은 회사인 3Shape의 데스크 톱 스캐너(그림 7)를 소유하고 있는 기공소이고(일본의 약 60% 기공소가 소유) 3Shape의 CAD 소프트웨어인 Dental System이 있으면, TRIOS3의 컬러 정보를 받아 보철물을 디자인할 수 있다. 다만 범용 형식의 stl 데이터로 출력해 exocad 등의 CAD 소프트웨어로 디자인하는 기공소의 경우에는, 컬러가 아니라 흑백의 디자인이 되므로 주의가 필요하다. 모든 IOS의 정밀도가 임상에서 허용할 수 있는 영역에 도달하고 있어, 치과의사는 '어떤 설비를 가지는 기공소와 어떤 일을 할까'를 생각해, 그 치과기공사와 양호하게 연계하는 것이 보철 성공의 큰 열쇠가 될 것으로

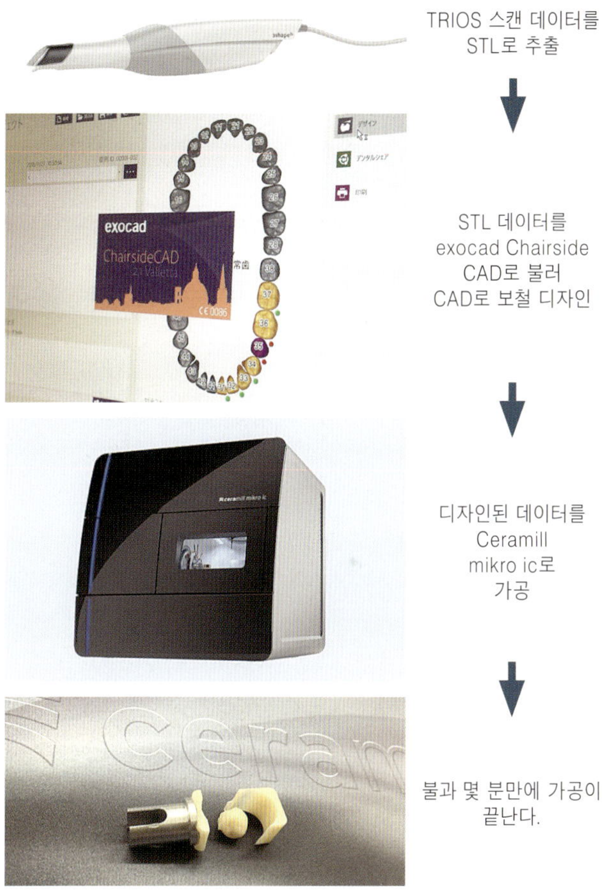


**그림 6.** TRIOS를 사용한 1 day treatment의 응용.

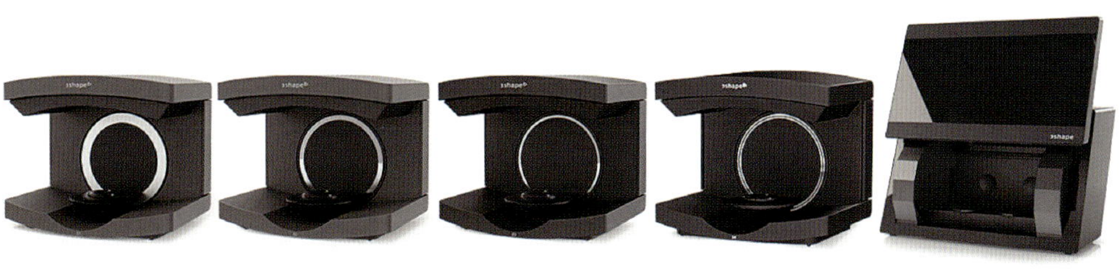

**그림 7.** 3Shape 데스크 톱 스캐너의 라인업.

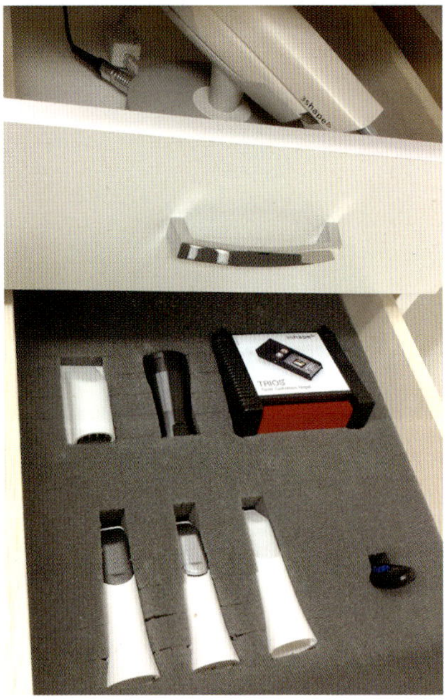

그림 8. 그림 1의 캐비닛 서랍에 멸균된 팁이나 부속품을 수납한다. 팁의 모양에 맞춰 블록 쿠션을 가공했다.

생각한다. 참고로 필자의 치과의원은 가공기가 없어서, 여러 기공소와 긴밀히 연계해 증례에 따라 Dental System이나 exocad를 구분하여 보철물을 제작하고 있다.

## 도입비용

현재는 여러 기업에서 TRIOS3 Oral Scanner가 발매되고 있어, 기업 사이의 경쟁 때문에 초기 도입비용은 여러 가지여서 각사 각각의 스타일과 조건으로 판매되고 있다. 개인적으로는 이러한 고액 기기의 경우 초기 도입할 때의 비용에 더해 그 후의 지원 체제가 좋고 나쁨을 선택의 포인트로 해야 한다고 생각한다. 이유는 모처럼 고액의 기기를 도입했는데도 기기에 미비한 점이 있을 때 적절히 대응해 줄 수 없다는 소리를 듣기 때문이다. 기업에 따라서는 판매 수량과 비교하면 사후관리 요원이 부족해서, 동분서주하면서 온갖 고생을 다 하고 있다는 이야기도 듣고 있다.

## 운용비용

IOS 본체 비용을 제외하고 가장 높은 비용은 매년 내는 라이선스료[첫해 무료, 2년째 이후의 정가는 21만 엔(약 234만 원)/년]이다. 에피소드로, 필자의 치과의원도 도입할 때 TRIOS3의 라이선스료는 납부 1년 후부터 매년 낼 필요가 있다고 설명을 들었다. 그 후 도입으로부터 일 년을 맞기 전에, Asahi roentgen 공업으로부터 라이선스료의 청구를 받았음에도 불구하고 바빠서 방치하고 있었는데, 어느 날 갑자기 TRIOS3의 데이터를 송신할 수 없는 상태가 되었다. 그때도 신속하게 대응해 재빨리 복구할 수 있었던 경위가 있는데, 기존의 치과 기기에서는 별로 친숙하지 않은 이러한 라이선스료는, 잊지 말고 1년마다 낼 필요가 있다고 실감했다(현재는 TRIOS를 기동하면 라이선스 기한 마감 일주일 전부터 "앞으로 며칠 후면 라이선스가 종료됩니다."라고 표시됨).

라이선스료 이외의 운용비용에 관해서는 도입하고 나서 약 2년이 지난 현재 거의 발생하고 있지 않은 것이 현실이다. 앞으로 일어날 수 있는 비용으로는 TRIOS3 Oral Scanner 팁[정가 92,000엔(약 102만 원)/3개들이](그림 8)의 교환일 것으로 생각하는데, 사실 필자의 치과의원에서는 지금까지 2년 동안 한 번도 교환하지 않고 사용할 수 있었다.

## TRIOS3 Oral Scanner 도입에 의한 의원·진료의 변화

IOS 도입의 좋은 결과로서, 의원 전체가 활기에 흘러넘치는 것을 들 수 있다. 구체적으로는, 먼저 환자가 놀라움과 감탄의 반응을 보인다. 필자의 치과의원에서는 예전부터 구강 내 사진이나 현미경의 이미지, 애니메이션을 사용해 카운슬링 하고 있었다(그림 9). 그리고 지금은 치과위생사가 터치 패널의 노트북 PC나 iPad를 사용해, 스마트폰 감각으로 화면을 손가락으로 조종하면서 TRIOS의 이미지를 이용해 환자에게 설명하고 있다(그림 10). TRIOS의 이미지는 누구나가 놀라는 임팩트가 있어, 환자 자신의 구강 내에 대한 흥미를 늘려 동기를 부여하는 데 효과적인 면이 있다.

다음으로 스태프의 '일하는 방식 개혁'을 실현할 수 있었다. 최근에는 무엇보다도 '노동시간 단축'이 큰 키워드가 되어 있는데, TRIOS로 인상 작업의 효율이 높아져(그림 11) 일찍 퇴근할 수 있어서, 스태프의 동기도 향상했다. 그 결과 직장 노동 환경이 좋아졌다는 생각하지 않은 효과가 있었다(그림 12).

## 결과로서의 비용 절약

IOS는 고액의 기기이기 때문에, 의원으로서는 장점을 확신해도 실제로 도입을 단행하려면 더 용기가 필요할 것이다. 그러나 보철 용도만으로도 큰 장점이 있다. 환자가

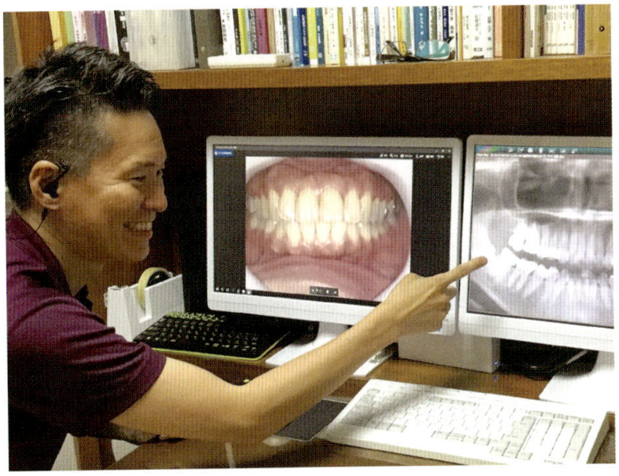

**그림 9.** 예전의 카운슬링 모습.

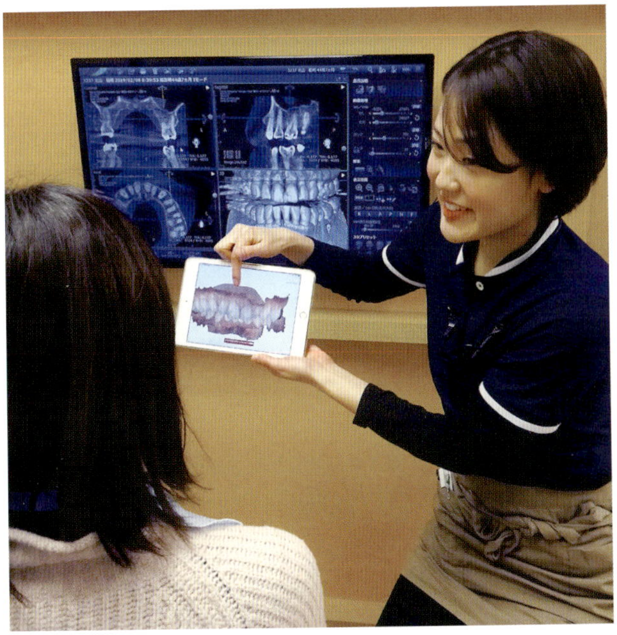

**그림 10.** 현재의 카운슬링 모습. 스태프가 터치 패널을 스마트폰 감각의 직감적으로 조작할 수 있다. 구강 내 사진에서는 보이지 않았던 환자 설측의 설명에 많은 도움이 된다.

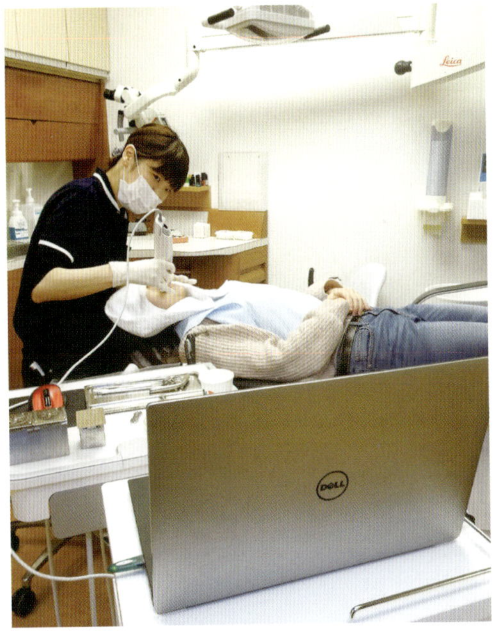

**그림 11.** 인상채득 모습. 인상 도중에 쉴 수 있다는 점은 환자에게 좋은 평가를 받는다.

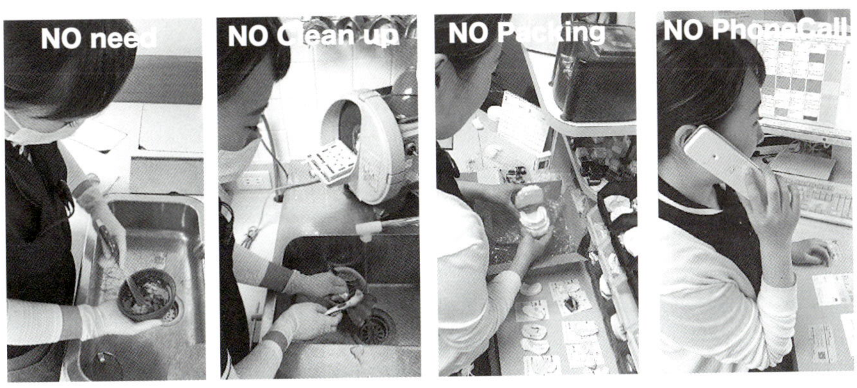


**그림 12.** 작업 내용이 간략화되고 시간에 여유가 생겨, '그만큼 다른 작업을 할 수 있다'는 치과위생사의 호평이다.

고통을 느끼지 않고 정밀도가 높은 인상을 채득할 수 있고 형성을 확인할 수 있으며, 인상할 때의 교합 상태를 가시화(클리어런스 확인)할 수도 있다(그림 13).

마진 등의 중요 부위는 필자가 직접 인상을 채득한다. 또한 재형성이 필요한 경우라도 그 부분만 소거해 재스캔하면 자동으로 수정된다(그림 14). 이것은 디지털 특유의 장점이다. 여기에 보통의 인상과 같이 석고 주입이나 모형을 포장하는 작업이 없고 메일만으로 스캔 데이터를 송신할 수 있는 점, 이 점들만으로도 상당한 노동시간 단축을 도모할 수 있다. 게다가 기공소의 설비나 치과기공사에 의한 디자인·기량에 따라 다르지만, 정밀도가 높은 보철물을 제작할 수 있어서 현재 보철물을 장착할 때의 조정은 거의 필요 없게 되었다. 필자의 치과의원에서는 provisional restoration 제거, 시멘트 세척, 시적, 치실

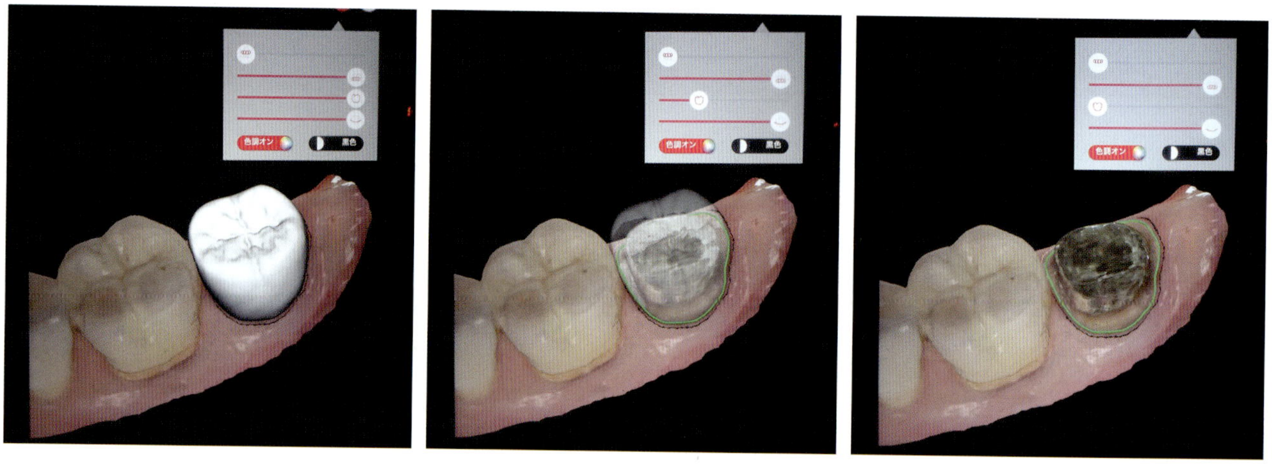

그림 13. 치과기공사가 디자인한 보철 설계를 치과의사의 지대치 형성과 겹쳐 iPad에서 가시화할 수 있다.

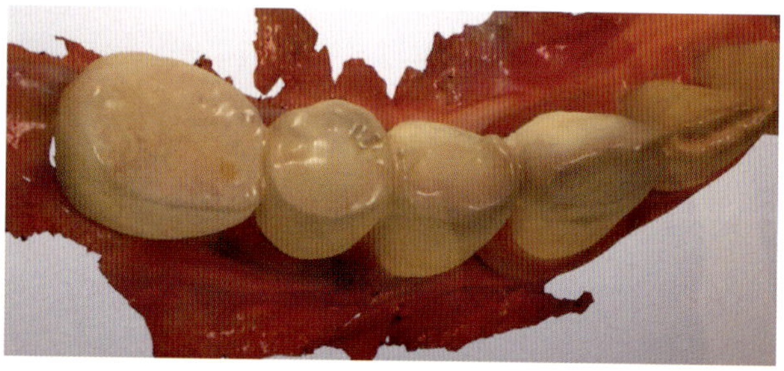

Provisional restoration을 포함한 형태를 스캔한다.

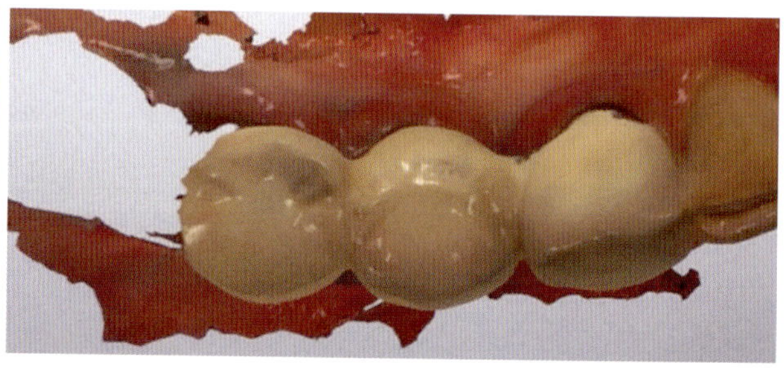

재스캔을 하고자 하는 provisional restoration 부분을 삭제한다.

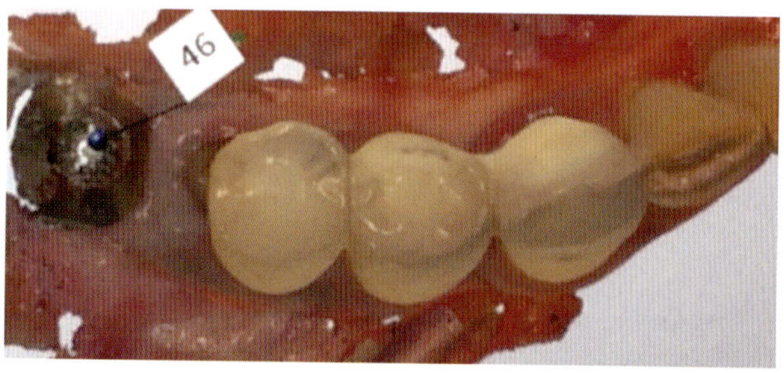


스캔 보디를 장착한 상태에서 같은 부위만 스캔한다.

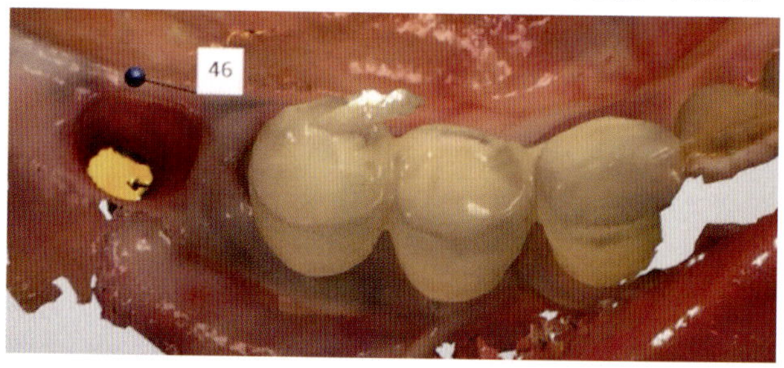


스캔 보디를 빼고 참고가 되는 치은 외형도 쉽게 스캔할 수 있다. 치과기공사에게는 중요한 정보의 하나이다.

그림 14. Provisional restoration, 스캔 보디, 치은 외형을 각각 간단하게 스캔할 수 있다는 점은 임상에서 매우 효과가 있다.

로 인접치와의 접촉 상태 확인, 교두감합위와 측방 운동까지 확인하고, 시멘트로 장착할 때까지 약 15분이면 끝난다(그림 15).

IOS에서 문제가 되는 치은연하 마진에 대해, 필자는 디지털과 아날로그를 조합한 운용으로 문제를 해결하고 있다. 다시 말해서, 지대치 부분을 압배해 먼저 디지털로 인상채득하고 그 후 기존대로 다이 모형용 인상을 채득해 제작한 석고 모형을 기공소에서 데스크 톱 스캐너로 스캔한 데이터와 디지털 인상 데이터를 중첩하면, 연하 마진이어도 좋은 정밀도로 문제를 해결할 수 있다(그림 16). 이 인상 방법은 지대치 부분의 실리콘 인상재도 소량으로 해결되는 경제적 장점, 환자의 불쾌감도 줄일 수 있는 장점 그리고 정밀도가 담보되는 점, 다이 모형이 있어서 기공소에서 조정할 때의 장점 등이 있다. 필자는 디지털과 아날로그의 융합에 의한 장점을 살린 이 방법이 앞으로의 표준이 될 것이라고 느낀다.

또한 임플란트에 관해서는 IOS의 데이터와 CT의 데이터를 중첩해서 그것을 토대로 임플란트 보철물을 설계해 수술용 가이드를 제작하고, 수술로 이행하는 것이 앞으로의 국제 표준이 되리라 생각한다(그림 17).

수술용 가이드를 사용함으로써 정확하게 그리고 술자도 주저 없이 식립할 수 있고, 수술 시간도 1개 치아 단독관의 provisional restoration이 필요 없는 증례이면 마취로부터 30분 정도로 끝낼 수 있어, 치과위생사가 "수술을 준비하는 시간이 더 걸린다."라고 말하는 정도이다.

이것들을 종합하면 많은 시간이 단축되어, 치과의사나 치과위생사의 시급으로 환산해도 큰 비용 절약을 실현할 수 있다(표 1).

## TRIOS의 전망

2019년 3월 현재 TRIOS의 인터페이스는 대폭 업그레이드되어 기능이 향상되었다(그림 18). 예전의 HD(고해상도) 구강 내 카메라 기능에 더해, 약 6초의 동영상 촬영 기록이 가능해졌다. 앞으로 측방 운동이나 저작주기(chewing cycle)를 동영상으로 촬영하고 가상교합기

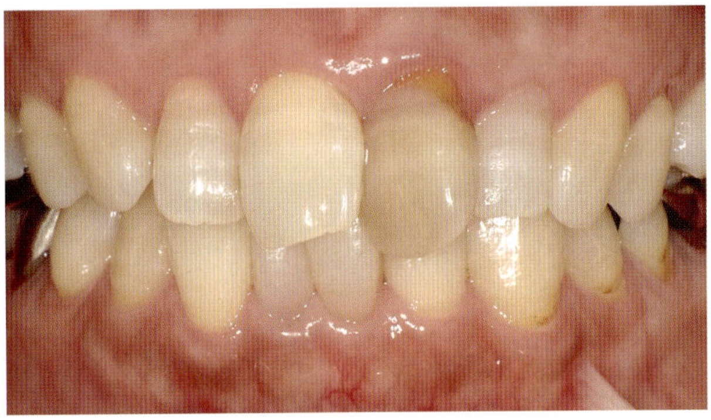

초진(주소: 2주 후인 딸의 결혼식을 앞두고 앞니를 깨끗하게 하고 싶다.)

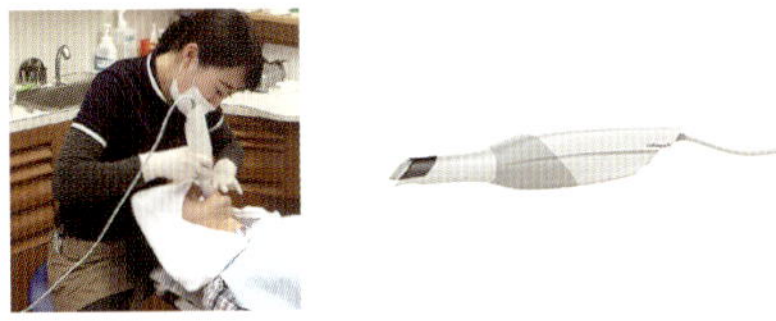

지대치 형성 후 압배를 하고 TRIOS로 인상채득

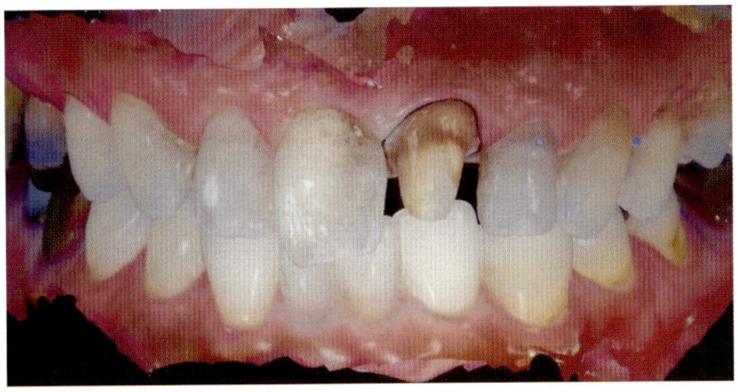

TRIOS 인상 데이터를 메일로 기공소에 송부

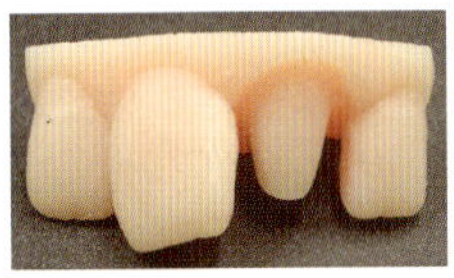

3D 프린터로 다이 모형을 제작해 미세조정 후 완성

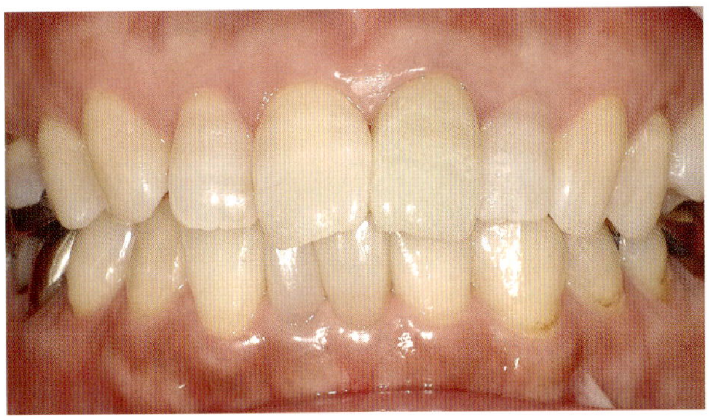

디지털 기기만으로 제작한 보철물을 장착했을 때

**그림 15.** 필자의 치과의원에서는 디지털 데이터만의 보철물 제작을 표준화하고 있다.

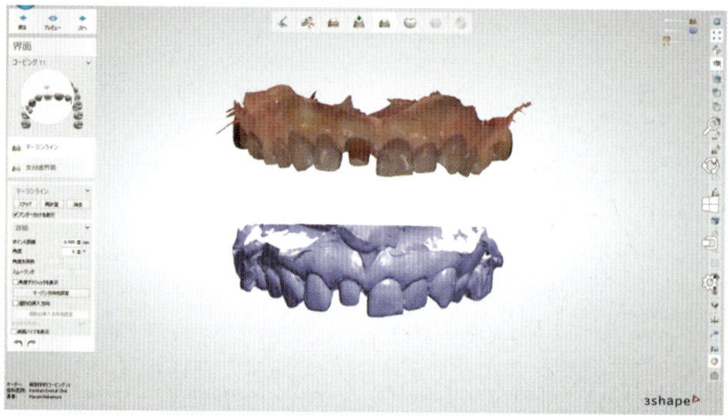

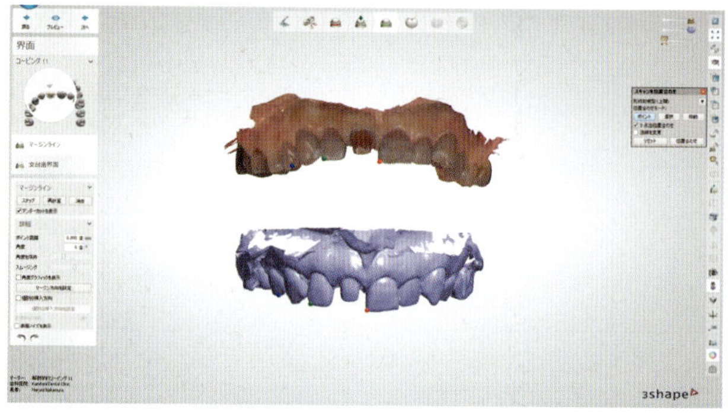

위쪽 사진이 TRIOS 스캔 데이터이고, 아래쪽 사진이 석고 모형을 데스크 톱 스캐너로 스캔한 데이터이다.

두 이미지의 동일한 부위에 해당하는 3점을 표시하면 중첩이 끝난다.

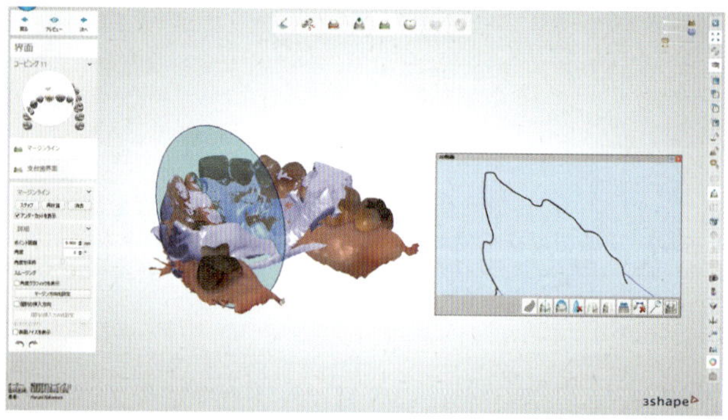

중첩한 데이터의 절단면이 오른쪽 박스 안에 보인다. 이 방법으로 트리밍된 석고 모형을 스캔하면 치은연하의 emergence profile을 이미지화하기가 더 쉽다.

**그림 16.** TRIOS 스캔 데이터와 석고 모형 스캔 데이터의 중첩.

TRIOS를 사용한 최단 내원 횟수 임플란트 치료의 흐름

**1st Visit**
CBCT & TRIOS Scan

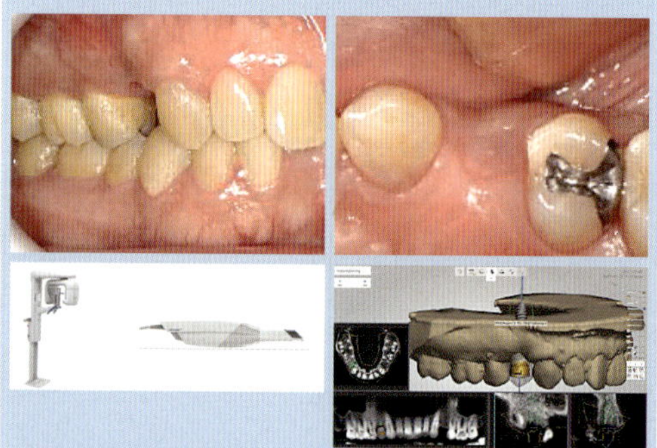

CBCT와 TRIOS 데이터를 중첩. 임플란트 식립 위치를 결정하고, 수술용 가이드를 3D 프린터로 제작한다. 설계된 보철물에 대한 맞춤 지대주와 provisional restoration 제작까지를 다음 내원 전까지 끝낸다.

**2nd Visit**
Surgery & Provisional Crown

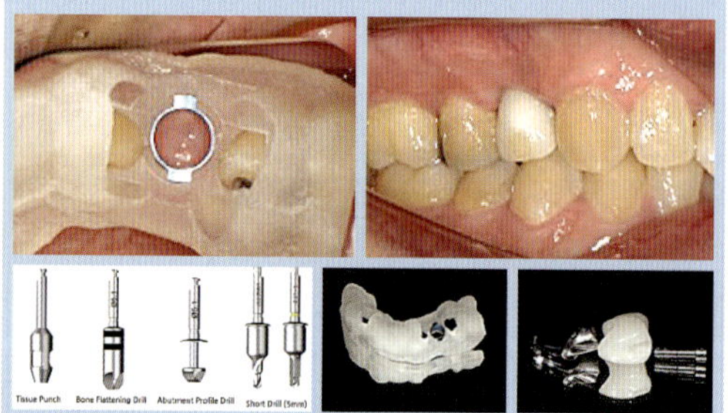

수술용 가이드의 적합에 문제가 없으면 차례로 드릴링을 진행해 임플란트를 식립하고, 맞춤 지대주와 provisional crown을 장착하고 치유를 기다린다(수술 당일의 임시치아는 환자에게는 큰 장점임).

**3rd Visit**
Final Crown

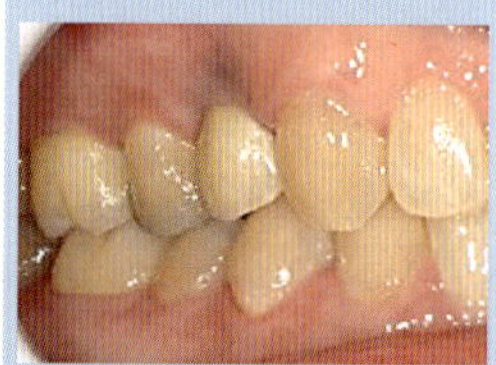

Provisional crown 형태에 문제가 없으면 맨 처음 한 번의 설계로 최종보철물 제작과 구강 내 장착까지 끝낼 수 있다.

기존 방법의 임플란트 치료 흐름

| 1st Visit<br>CBCT | 2nd Visit<br>Surgery | 3rd Visit<br>2nd Surgery | 4th Visit<br>Impression taking | 5th Visit<br>Provisional Crown | 6th Visit<br>Impression taking | 7th Visit<br>Final Crown |
|---|---|---|---|---|---|---|

기존 방법에서는 수술용 가이드 제작이 최종 보철물과는 별도로 설계되어야 한다. 두 번에 걸치는 인상 조작에 의한 환자 부담이나 그때 발생하는 재료비와 기공료, 또한 수치 정밀도의 오차나 기술적인 오류 가능성이 크다는 점이 IOS 사용으로 개선된다.

**그림 17.** 임플란트 치료에서 TRIOS3 사용과 기존 방법의 내원 횟수 차이.

**표 1.** 각각의 입장에서 본 TRIOS3 도입의 장·단점

| | 환자의 입장 | 치과의사의 입장 | 치과위생사의 입장 | 치과기공사의 입장 |
|---|---|---|---|---|
| 장점 | • 시각적, 직감적으로 이해하기 쉬움<br>• 카운슬링을 받기 쉬움<br>• 구토반사나 인상의 불쾌감이 시간 단축으로 줄어듦<br>• (2019년 2월 시점에서 필요 여부와는 상관없이, 다음 업데이트에서는 구강 내 정보를 환자에게 메일로 보낼 수 있는 서비스가 가능하다고 들었음) | **임상**<br>• 형성이나 인상을 즉시 확인할 수 있음<br>• 필요한 부분만 쉽게 재인상을 채득할 수 있음<br>• 형성 전(술전) 상태의 데이터를 보존할 수 있음<br>**경영**<br>• 인상재, 석고, 교합채득재, 일회용 트레이 등의 재료비 삭감<br>• 보존 모형의 물리적 공간 경감<br>• 모형 폐기비용의 삭감<br>• 치과기공소로의 배송료 삭감 | • 인상재 연화 작업<br>• 석고 주입 작업<br>• 인상재나 트레이 등의 청소 작업<br>• 모형의 포장 작업<br>• 배송에 관련된 연락이나 대응 작업<br>↑<br>위의 모든 업무가 필요 없게 됨 | • 모형을 정돈해 제작하는 시간의 삭감<br>• 석고 모형에 의한 치수 변화가 없음<br>• 기포와 거친 면이 없어져 질의 향상으로 이어짐<br>• 감염 위험 감소<br>• 치과기공물의 재현성이 쉬워짐(만일 보철물이 파손되어도 조기에 재제작이 가능)<br>• 치과의사와의 정보공유가 쉬움(재형성이 필요할 때 시각적으로 커뮤니케이션할 수 있음) |
| 단점 | 없음 | **임상**<br>• 치은연하의 인상은 기존 방법과의 연동이 필요함(다만 다이 모형만으로 끝나 환자의 입장이나 재료 면에서도 기존 방법과 비교한다면 대폭 개선됨)<br>**경영**<br>• IOS가 고액<br>• 유지 관리비가 필요<br>• 고속 인터넷 환경의 정비<br>• 데이터의 누락이나 소실에 대한 대응이 필요 | 없음 | • CAD 소프트웨어와 CAM 기기가 고액<br>• 고속 인터넷 환경의 정비<br>• 데이터의 누락이나 소실에 대한 대응이 필요 |

에서 중첩해, 악운동을 재현하게 된다. 또한 보철 설계의 선택지에 포스트나 국소의치, 스플린트, 투명교정장치(clear aligners) 등이 더해져서 앞으로의 전개를 생각한 플랫폼이다. 그리고 제일의 토픽은 Smile Design 일 것이다.

이것으로 술전·후의 보철 시뮬레이션을 체어사이드에서 간단하게 할 수 있게 되었다. 2D의 영역을 넘지 않지만, 지금처럼 일단 인상을 채득해 모형에서 왁스업을 하고 설명하는 과정이 없어진다. PC에서 디자인할 수 있고 실제의 입 모양 이미지를 이용해 시뮬레이션 이미지를 작성하므로, 환자가 이미지화하기 쉬운 소프트웨어가 되었다(그림 19). 또한 이러한 이미지 데이터를 환자에게 메일 전송하는 기능도 갖추고 있다. 환자가 집에 돌아가서 스마트폰이나 PC에 이미지를 열고, 가족에게 상담하거나 스스로 재확인을 할 수 있다. 이렇게 객관적인 평가를 할 수 있는 점도 효과적이다.

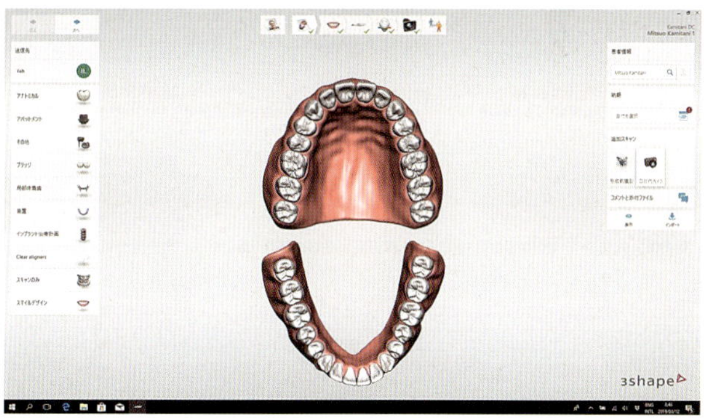

**그림 18.** 새로워진 인터페이스.

이 새로운 플랫폼에서 드는 염려는, 업그레이드에 따라 기존보다 데이터양이 늘어났기 때문인지 PC의 동작이 조금 느려진 느낌이다. 이것도 PC의 사양이나 소프트웨어의 업데이트로 개선되기를 기대하고 있다. 그리고

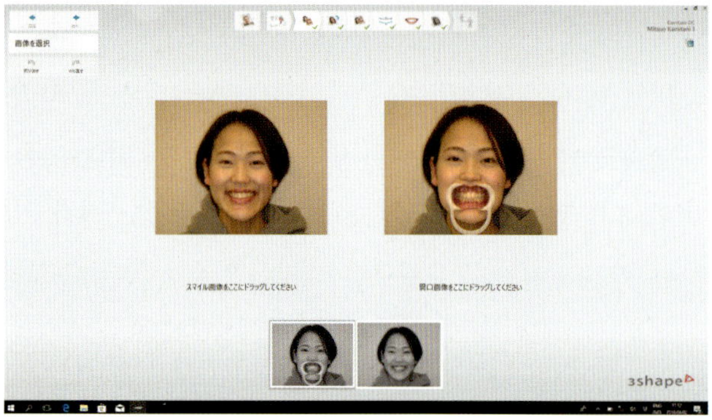


안모 사진과 리트랙터를 장착한 사진을 준비한다.

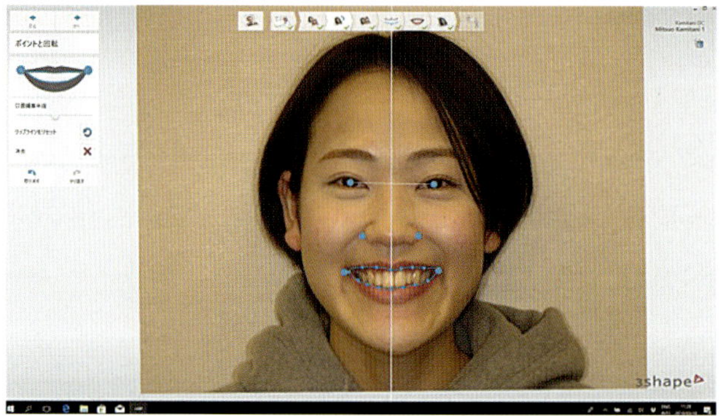


동공 등의 기준점을 설정한다.

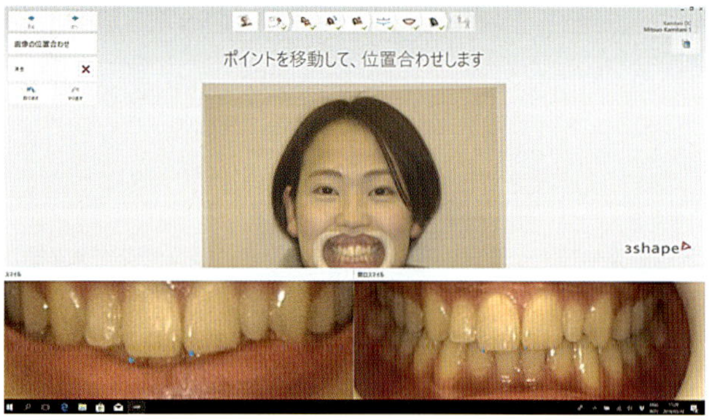


2장의 사진을 중첩한다.

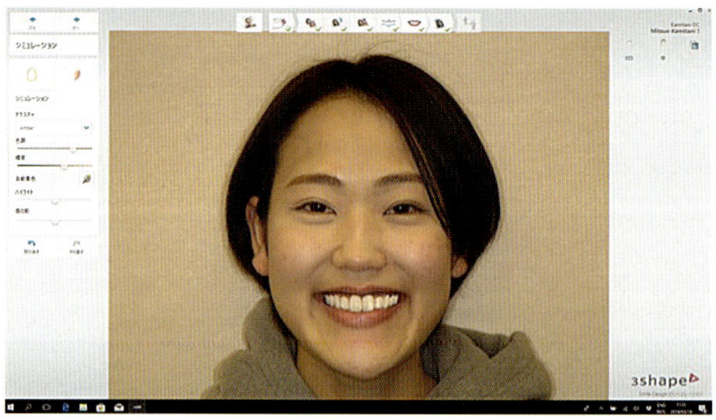


디자인된 치아가 실제의 안모 사진에 반영된다.

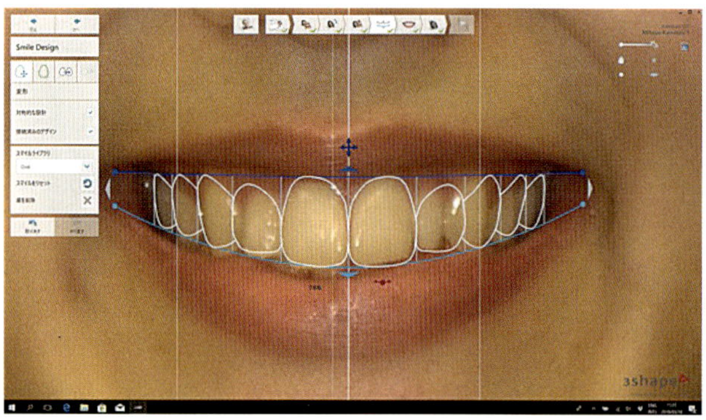


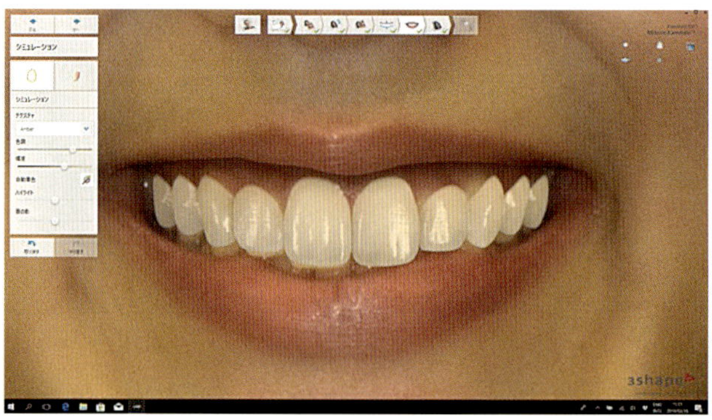

치열이나 치아의 모양, 색조, 밝기를 임의로 설정한다.

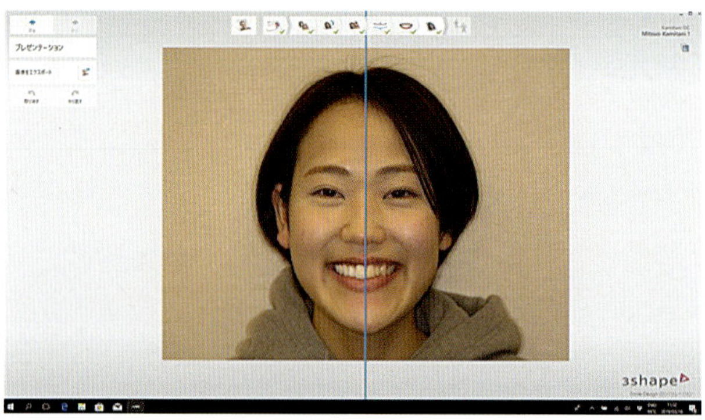


파란색 선을 좌·우로 이동시켜 술전·후를 자유롭게 표시할 수 있다.

**그림 19.** Smile Design.

IDS 2019에서 발표된 TRIOS4에서는, 완드의 형태도 조금 바뀌어, 형광 라이트를 이용한 세균 검지나 KaVo의 'Diagnodent'와 같은 적외선 투시를 이용한 충치 검지 기능도 겸비하고 있다(그림 20). 그리고 계속해서 소프트웨어의 업데이트가 된다고 들었다. 그 안에는 앞에서 서술한 'Smile Design' 이외에도, 교정치료의 전·후를 보여주는 앱인 'TRIOS Treatment Simulator'나 원내 제작용 앱으로서 기존의 CAD 소프트웨어 이외에 'TRIOS Design Studio'나 스프린트 제작용 'Splint Studio', 교정치료에 대한 대응으로서 'Clear Aligner Studio'와 'Indirect Bonding Studio' 등이 라인업된다(그림 21). 이것이 실현되면 앞으로 TRIOS로 못하는 것이 없을 것 같다.

## 도입의 권유

앞으로 각각의 제조사로부터 더욱 저렴한 IOS가 더 발매된다고 한다. 발표에 따르면 3Shape도 TRIOS3 Basic이라는 이름으로, 기본 기능은 그대로 하고 가격을 낮게 설정해 판매 확대를 노리고 있다고 한다. 이러한 디지털 기기의 도입에 관해서는 아직 도입비용이 고액이라는 점 외에 데이터 누락의 위험, 데이터의 백업 방법, 고속 인터넷 환경의 필요, 치은연하 마진의 스캐닝이 어려운 점 등의 부정적인 면이나 과제가 확실히 존재하고 있다. 그러나 필자는 IOS의 도입으로 그것들을 능가하는 긍정적인 면을 치과의원 전체에서 느끼고 있다.

원내가 활성화하고, 진료가 효율적이 되며, 비용을 줄일 수 있다는 사실이 눈에 띈다. TRIOS3 Oral Scanner 도입 후, 디지털 인상이 되어 기존의 아날로그 인상에 필요했던 업무가 모두 없어져서 더 많은 환자를 진료할 수

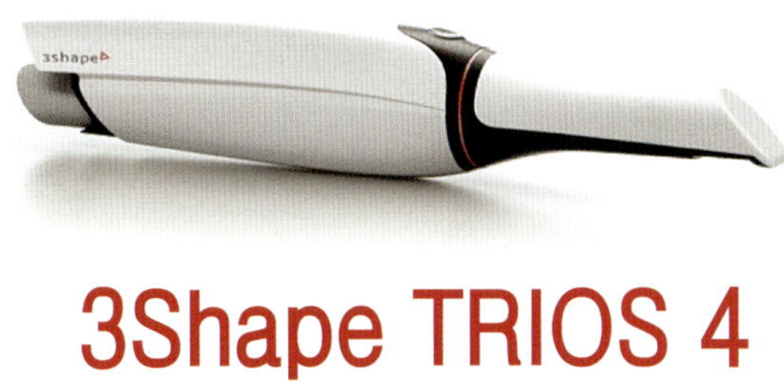


**그림 20.** IDS 2019에서 발표된 TRIOS4.

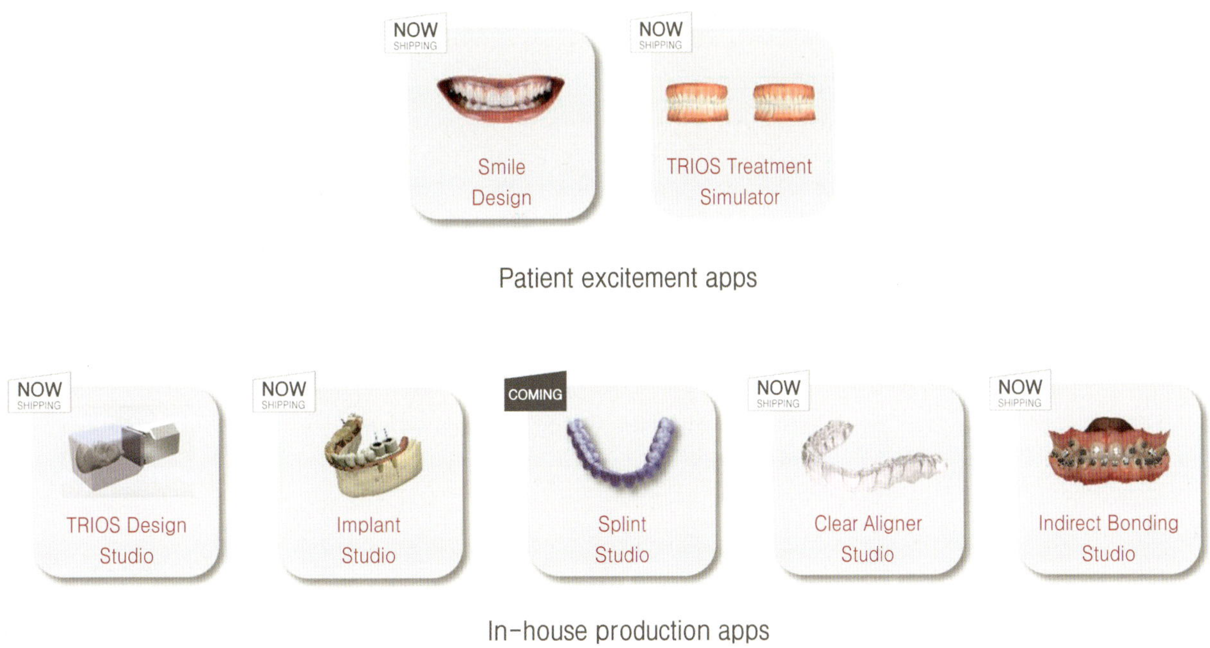


**그림 21.** 다양한 소프트웨어가 라인업되었다.

있게 되었다. 그리고 보철에 관해서는, 지금까지는 석고 모형으로만 확인할 수 있었던 자신의 형성을 PC 화면으로 확대 표시하고 여러 방향에서 확인할 수 있어, 치료 기술의 연구와 진료 품질 향상으로 이어진다.

IOS는 마법의 도구가 아니라, 기본적인 진료 기술의 위에 그 새로운 기능을 발휘시키고 도움이 되는 것이라고 통감한다. 이러한 경험에 의하면, 디지털 인상이 앞으로 일본의 치과 보험 진료에 등재되어 인상은 디지털화해 가리라 쉽게 추측할 수 있다. 도입에는 여러 가지 문턱이 있고 용기도 필요하다고 생각되지만, 독자 여러분이 부디 디지털 인상채득의 한 걸음을 내디뎌 주시길 바란다.

# 제2장

# 임상편

# 1. 구강 내 스캐너를 위한 지대치 형성과 전 준비

쇼와대학 치학부 치과보철학강좌
Hirotaka Nishiyama(西山弘崇)
Kazuyoshi Baba(馬場一美)

## 지대치 형성

구강 내 스캐너를 이용해 인상을 채득할 때는 필연적으로 CAD/CAM을 이용해 보철물을 제작하게 된다. 따라서 구강 내 스캐너를 이용한 디지털 인상을 상정한 지대치 형성은 스캐너의 특성에 맞는 형성이어야 할 뿐만 아니라 CAD/CAM 크라운 제작을 위한 요건을 갖출 필요가 있다.

### 1. 치질 삭제량

CAD/CAM 크라운 혹은 브리지에 사용되는 재료는 다방면에 걸쳐 있어, 지대치 형성의 치질 삭제량은 사용되는 재료에 따라 적절히 설정할 필요가 있다. 초기의 지르코니아는 기계적 강도는 뛰어났지만, 투광성이 충분하지 않았기 때문에 절삭 가공된 지르코니아 프레임에 도재를 축성할 필요가 있어, 지대치 형성에서 1.5~2.0mm를 확보하는 것이 필요했다(그림 1).

그 후 광 산란 인자인 알루미나 함유량을 0.25wt%에서 0.05wt% 이하로 내린 고투광성 지르코니아 블록이 개발되어, 구치부라면 도재 축성이 필요하지 않고 스테인에 의한 색조 조정 등으로 단일구조 지르코니아 크라운의 제작이 가능해졌고, 그에 따라 치질 삭제량을 줄일 수 있게 되었다(그림 2). 투광성은 한층 더 개선되어 초고투광성 지르코니아 블록이 개발되었고, 전치부에서도 단일 구조 지르코니아 크라운을 제작하는 것이 가능해졌다(그림 3). 한편 광 투과율의 증가에 동반해 기계적 강도는 떨어지기 때문에, 고투광성 지르코니아를 사용하는 경우에는 치질 삭제량을 많게 할 필요가 있다[1]. 또한 복합레진 블록을 이용하는 경우에는 기계적 강도가 더 떨어지기 때문에, 치질 삭제량을 더 많게 할 필요가 있다(그림 4)[2].

지르코니아는 반 소결의 블록 혹은 디스크를 절삭 가공해 그 후 최종소결하기 때문에, 두께가 불균일하면 소결 단계에서 변형이나 미세균열이 생길 가능성이 있어 충분한 강도가 남보되지 않는다[3]. 따라서 제조사 지시의 지대치 형성량에서 벗어나지 않고, 균일한 두께를 확보할 수 있는 지대치 형성을 할 필요가 있다. 또한 상악 전치부에서는 절단을 너무 삭제하면, 응력이 순측 finish line에 집중해 파절의 위험이 커지므로 주의가 필요하다(그림 5).

### 2. 우각

CAD/CAM 절삭을 전제로 하면, 밀링 가공에 이용되는 버의 지름보다 가는 형태는 가공할 수 없다. 제조사마다 차이는 있지만, 밀링 버의 끝은 라운드 형태이고 지름은 0.8~1.0mm가 일반적이다. 형성되는 지대치의 절연과 우각 부위의 두께 및 둥글림이 부족하면, 크라운 내면을 필요 이상으로 절삭 가공할 필요가 생긴다(그림 6). 따라서 지대치 형태에 적합하게 크라운 내면을 절삭 가공할 수 있도록, 지대치의 절연과 우각 부위는 각이 없는 둥글림을 띤 형태로 형성한다. 예리한 우각은 교합력에 대해 받침점으로 작용해 균열의 발생 원인이 되기 때문에, 우각을 둥글리는 것은 파절 방지를 위해서도 유용하다.

### 3. 축면

기존의 지대치 형성과 마찬가지로 언더컷을 만들지 않

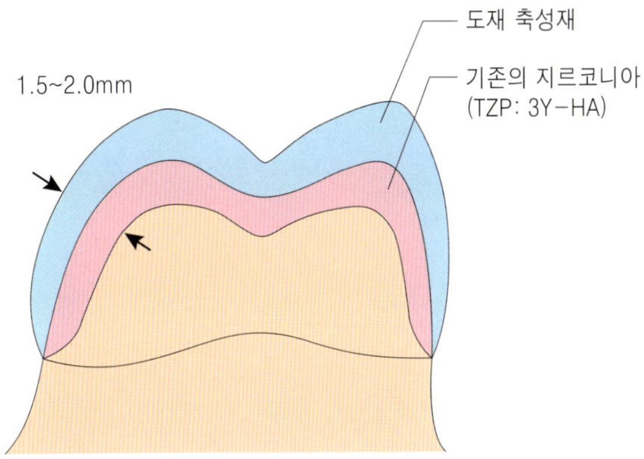


그림 1. 기존의 지르코니아(TZP)의 지대치 형성량(참고문헌[3]에서 변경 인용).

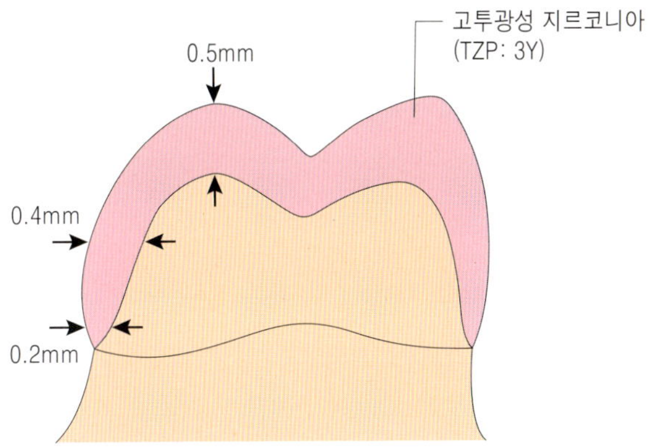


그림 2. 고투광성 지르코니아(TZP)의 지대치 형성량(참고문헌[3]에서 변경 인용).

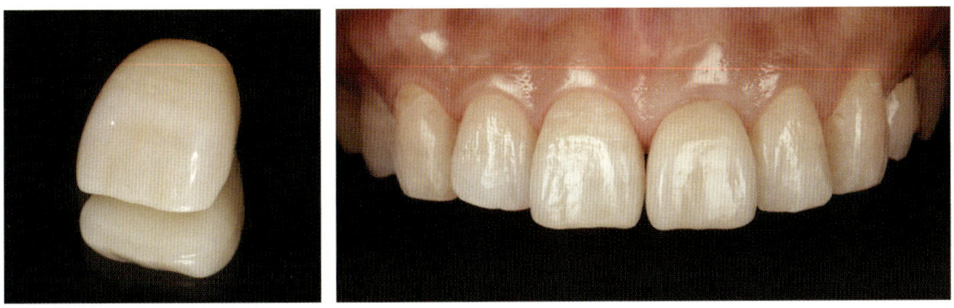

그림 3. 초고투광성 지르코니아 블록의 등장으로, 전치부에서도 도재를 축성하지 않고 단일 구조 지르코니아 크라운을 제작하는 것이 가능해졌다.

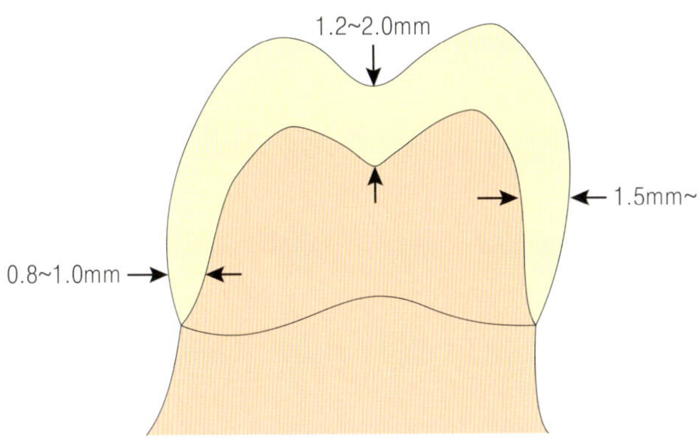


그림 4. 제조사마다 추천 삭제량은 약간 다르지만, 일본에서 보험 적용이 되는 하이브리드 레진 블록에서는 그림에 보이는 지대치 형성량이 기준이다.

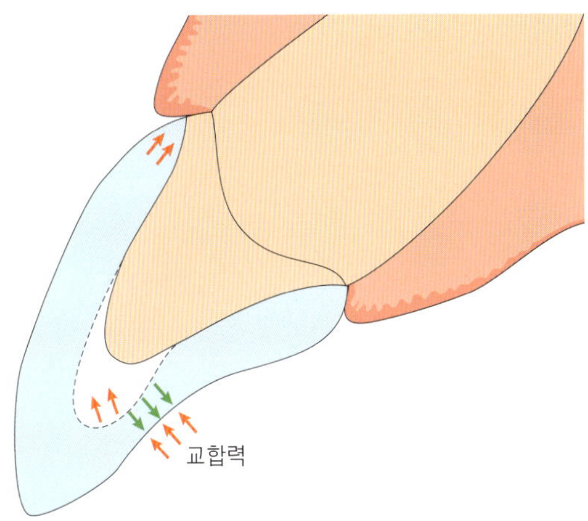


그림 5. 상악 전치부에서는 절단을 너무 삭제하면, 응력이 순측 finish line에 집중해 파절의 위험이 커지므로 주의가 필요하다(참고문헌[7]에서 변경 인용).

고 매끈한 면이 되도록 축면을 형성한다. 주조 수복에서 지대치 형성의 테이퍼 각은 양측 6°가 이상적으로 여겨지고, 테이퍼 각이 작아지면 크라운의 유지력은 커지기 마련이지만, 과도하게 작아지면 들떠 오름이나 적합 불량의 원인이 된다.

유지력은 지대치 축면 높이의 영향도 받기 때문에 앞에

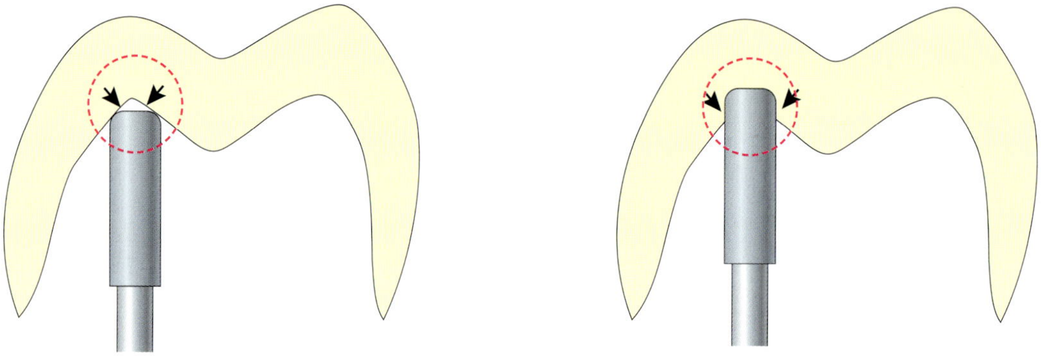

**그림 6.** 밀링 버의 지름 이하의 날카로운 가장자리 부위는 깎아낼 수 없으므로, 결과적으로 지대치 절연을 넘어 절삭 가공하게 되어 지대치와 크라운 내면에 공간이 생긴다(참고문헌[2]에서 변경 인용).

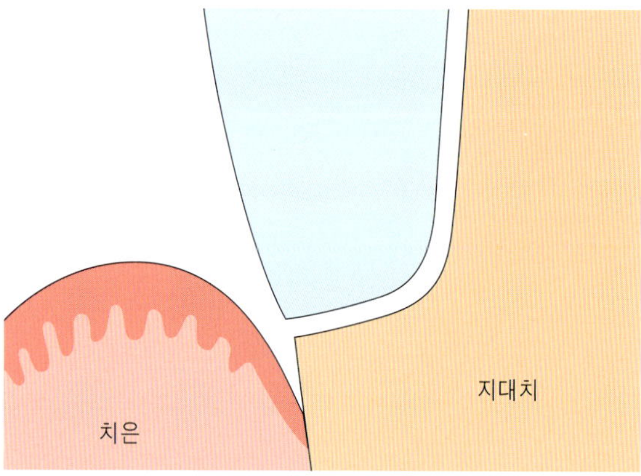


**그림 7.** 올세라믹 수복물의 finish line 형태는 rounded shoulder 혹은 deep chamfer를 기본으로 한다.

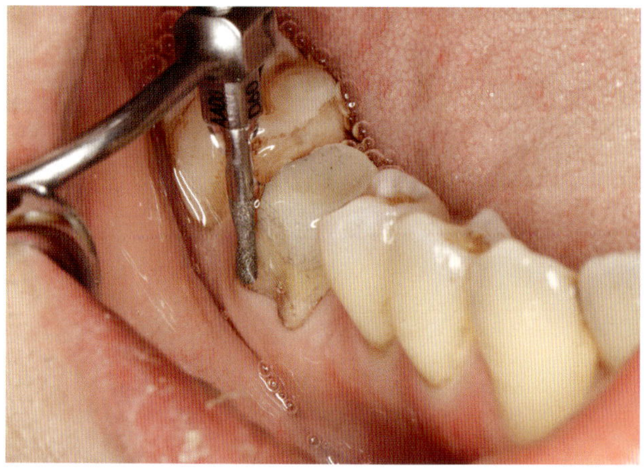

**그림 8.** Finish line의 마무리에는 마무리용 버나 초음파 기구를 이용한다(Piezosurgery touch—Implatex).

서 서술한 치질 삭제량에 대해서도 고려할 필요가 있는데, 일반적으로 CAD/CAM 크라운 축면의 테이퍼 각은 양측 10~15°가 바람직하게 여겨진다[4,5].

## 4. Finish line

CAD/CAM 크라운의 finish line 형태는 파절 방지 및 응력 집중을 피하기 위해, ① butt joint, ② 둥근 internal angle로 마무리할 필요가 있다[6]. 이 요건을 채우기 위해서 finish line 형태는 rounded shoulder 혹은 deep chamfer를 기본으로 한다(그림 7). 또한 앞에서 서술한 밀링 버의 치수 때문에 finish line의 세세한 요철은 재현할 수 없어 틈이 생겨버리므로, 연속성이 있는 원활한 곡선이 되도록 주의한다. 이러한 finish line 형태를 실현하기 위해, finish line의 마무리에는 마무리용 버나 초음파 기구(Piezosurgery touch—Implatex)의 사용이 추천된다(그림 8). 초음파 기구를 사용하면 불규칙한 마진뿐만 아니라, 회전 절삭 기구에 의한 법랑질 치핑(chipping)이나 점핑(jumping) 마진의 문제를 해결할 수 있다. 그리고 provisional restoration의 제작이나 디지털 인상채득의 방해가 되는 치은의 손상에 의한 출혈도 예방할 수 있다.

Finish line의 설정 위치에 대해서는 특별한 배려가 필요하다. 기존의 실리콘 인상재를 사용한 지대치 인상채득에서는, 치은이 finish line을 덮어 시각적으로 명시되기 어려운 부분이라도, 시린지로 인상재를 흘려 넣고 인상압을 가하면 인기가 가능했다(그림 9). 하지만 구강 내 스캐너는, finish line이 촬영 방향에서 시각적으로 명시되어

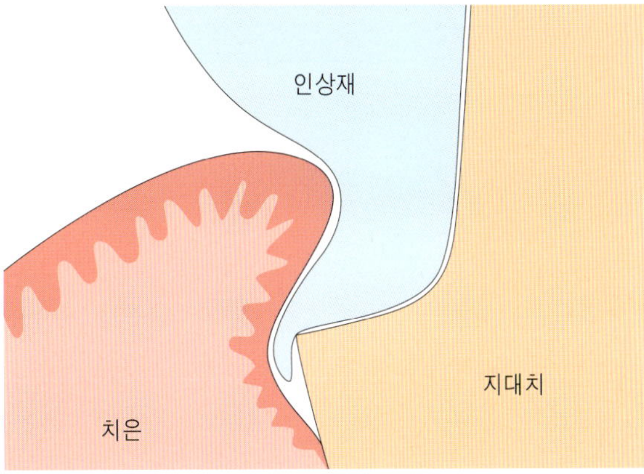


그림 9. 기존의 실리콘 인상재를 사용한 지대치 인상채득에서는, 시린지로 인상재를 흘려 넣고 인상압을 가하면 인기가 가능했다(참고문헌[8])에서 일부 변경 인용).

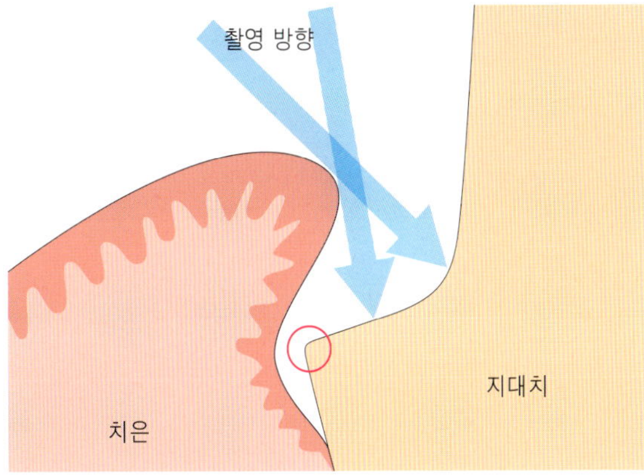


그림 10. 구강 내 스캐너에서는, finish line이 촬영 방향에서 시각적으로 명시되어 있지 않으면 카메라가 정보를 읽어 들일 수 없다(참고문헌[8])에서 일부 변경 인용).

있지 않으면 카메라가 정보를 읽어 들일 수 없다(그림 10). 그 때문에 디지털 인상채득을 전제로 한 지대치의 finish line 설정은 치은연 혹은 치은연상에 설정할 필요가 있다. 그러나 실제의 임상에서는 이미 치은연하에 finish line이 설정된 치관 보철물을 재제작하는 경우가 흔하다. 또한 환자의 심미적 요구에 따라 부득이하게 finish line을 치은연하에 설정해야만 하는 경우도 있다. 이러한 증례에서는 마진의 적합이 양호하고 emergence profile을 적절히 설정해 제작된 provisional restoration을 일정 기간 사용하도록 하고 나서, 치은을 압배하고 삼출액을 충분히 억제해 인상을 채득한다(그림 11). 자세한 사항에 대해서는 다음의 '인상을 채득할 때의 포인트'에서 설명한다.

* * *

이상으로 CAD/CAM 시스템에 적합한 기본적인 지대치 형태에 관해서 설명했는데, 기존 방법과 가장 큰 차이는 선택할 수 있는 재료의 종류가 다방면에 걸쳐 있어서 각 재료의 특성에 맞춘 지대치 형성이 필요하다는 점이다('1. 치질 삭제량' 참조).

또한 구강 내 스캐너를 이용한 디지털 인상의 뛰어난 점의 하나가 지대치 형태를 즉시 평가할 수 있다는 것이므로(그림 12), 적절한 지대치 형성을 보조하는 도구로서도 큰 역할을 담당한다.

## 인상을 채득할 때의 포인트

이어서 지대치 형성 후, 인상 전 조작에 관해 설명한다.

먼저 치주조직에 염증이 있는 경우는 정확한 인상채득이 어려우므로, 인상채득 전의 치주조직 컨트롤(치주 기본 치료, 적합이 좋은 provisional restoration 장착 등)은 필수이다. 치은연 혹은 치은연하에 finish line을 설정한 경우에는 압배 코드를 사용하지만, 염증의 컨트롤이 불충분하면 상피 부착뿐만 아니라 결합조직 부착도 파괴하게 되어, 지속적인 염증이나 치은퇴축 등의 술후 문제를 일으킨다.

치주조직이 컨트롤된 다음, 기존의 실리콘 인상재를 사용한 인상채득과 마찬가지로 타액·치은구 삼출액의 존재하에서 finish line을 명시하기 위해 치은압배나 지혈과 같은 전 처치를 확실히 시행할 필요가 있다.

### 1. 치은압배

압배 코드를 이용해 치은을 기계적으로 수평·수직 방향으로 압배한다. 압배 조작에서는 술후 치주조직의 염증이나 치은퇴축을 막기 위해서도, 위해 작용이 적은 적절한 압배 코드를 선택하고 치은구 내에만 넣을 필요가 있다. 압배 코드로는 흡수성이나 조작성이 뛰어난 무명실이 적합한데, 수렴 작용이 있는 약제를 압배사에 스며들게 하면 화학적인 압배 효과도 기대할 수 있다. 필자 등

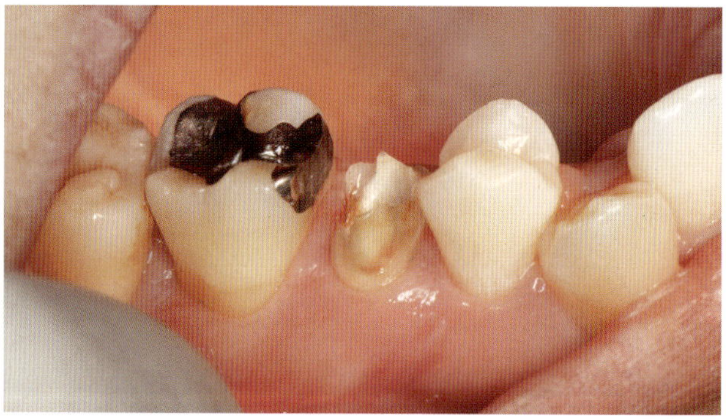

그림 11-a. 치관 보철물을 재제작하기 위해 기존에 장착된 메탈 코어를 제거했는데, 지대치 원심부는 이미 치은연하까지 지대치 형성이 되어 있었다.

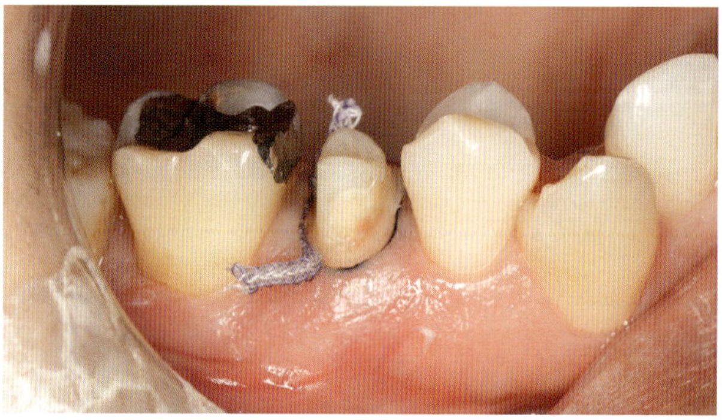

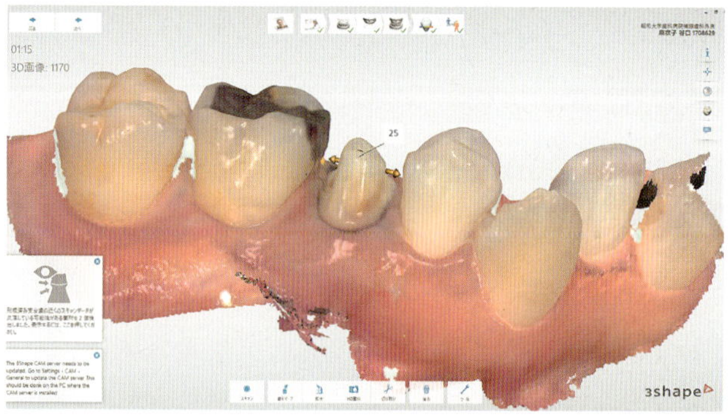


그림 11-b, c. 마진의 적합이 양호한 provisional restoration을 일정 기간 사용한 후, 원심만 이중압배법을 이용해 디지털 인상을 채득했다.

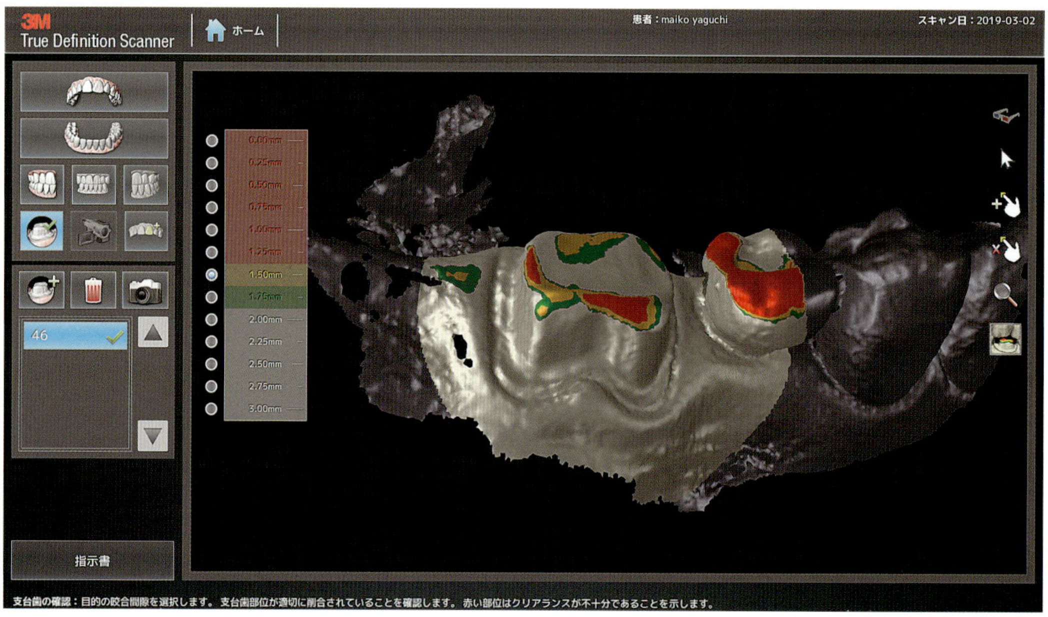


그림 12. 디지털 인상에서는 지대치 형태를 즉시 평가할 수 있다. 형성량을 임의로 설정하면 부족한 부분이 컬러로 대응되어 자동으로 표시된다.

이 주로 이용하는 Ultradent에서 발매하는 Ultrapak은 면 100%의 무수하게 짜인 작은 루프로 형성되어, 신축 가능한 나선 루프가 돌아오려는 힘을 이용해 충분한 치은압배가 가능하다(그림 13). 가는 실을 꼬거나 묶어 만든 압배 코드는 치은구에 넣기 어려워, 압배가 충분히 안 되는 경우가 있다.

기존의 실리콘 인상채득에서는, 치은구로부터의 출혈이나 삼출액의 영향을 확실히 피하기 위한 전 처치로서 이중압배법이 널리 이용되었다. 먼저 finish line의 위치나 변연 치은의 상태에 따라 적당한 굵기의 압배 코드를 선택해, 상피 부착을 손상하지 않도록 주의하면서 치은구 기저부에 넣어 간다(그림 14).

치주조직의 손상을 막기 위해서, 기구는 넣을 때 치축 방향이 아니라 치주낭을 측정할 때와 같이 치근면을 따라가는 방향인 것에 주의한다. 1차 코드를 넣은 후, 그 위에 약간 굵은 2차 코드를 넣는다. 5분 정도 기다려, 인상채득 직전에 1차 코드는 그대로 두고 2차 코드만 제거한다(그림 15).

이중압배법은 치은연하에 설정된 finish line을 인상하는 데는 효과가 있지만, 치주조직에 대한 침습성이 크다. 앞에서도 설명한 것처럼 최근에는, 부위에 따라 다르지만 finish line을 치은연 혹은 치은연상에 설정하고 single cord technique을 이용하거나 치은압배가 없는 상태의 인상채득이 추천되고 있는데, 구강 내 스캐너에서도 완전히 같아서 증례마다 구분하여 사용할 필요가 있다(그림 16).

또한 finish line이 치은연하에 설정된 증례에서 이중압배법을 사용하는 경우에는, 치은구 삼출액 억제제를 사용하면 효과가 있다(그림 17).

## 2. 방습

지대치 표면이 타액 등에 의해 습윤 상태에 있으면 빛이 반사해 구강 내 스캐너의 광학 스캔에 지장을 초래하는 경우가 있으므로, 인상채득 직전에 지대치 주위에 확실히 공기를 뿜을 필요가 있다. 제조사에 따라서는 파우더를 분무함으로써 반사를 피하고 있지만, 구강 내에 내뿜은 스프레이 가루가 타액에 의해 흘러가 버리는 일도 있어 지대치에 공기를 뿜는 것뿐만 아니라 적절한 흡인 조작도 필요하다.

특히 하악 구치부를 디지털 인상채득 할 때는 혀의 배제도 필요하므로, 양호한 인상채득을 위해서는 진료 보조자와의 정확한 연계가 필요하다. 방습에 도움이 되는 리트랙터에 대해서는 112쪽 '환자 및 주위 환경의 정비'에서 설명한다.

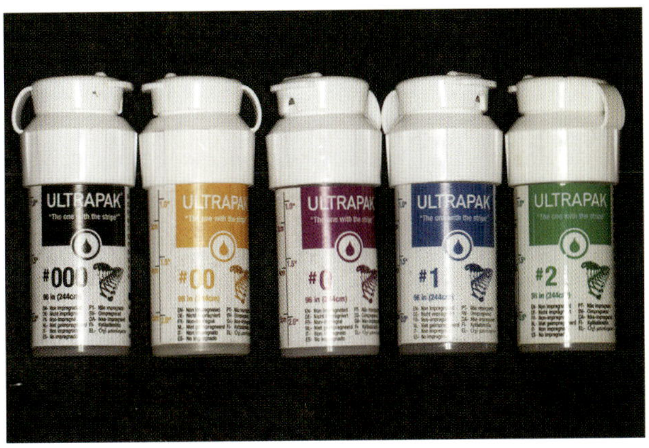


그림 13. Braid 형식의 압배사 Ultrapak(Ultradent).

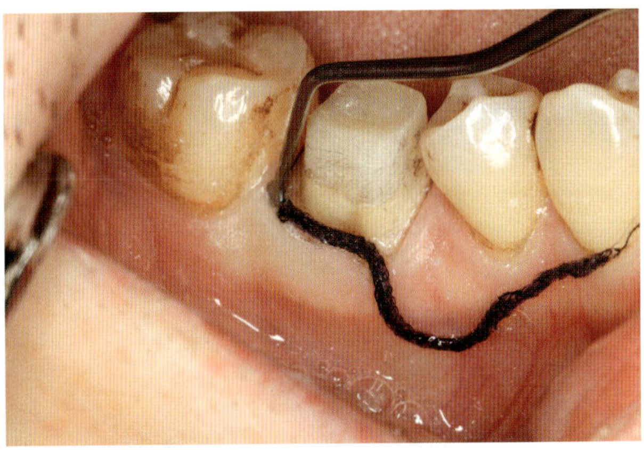

그림 14. 압배 코드는 상피 부착을 손상하지 않도록 주의하면서 치은구 기저부에 넣어 간다. 사진은 SU packer(Shofu)를 사용하는 모습.

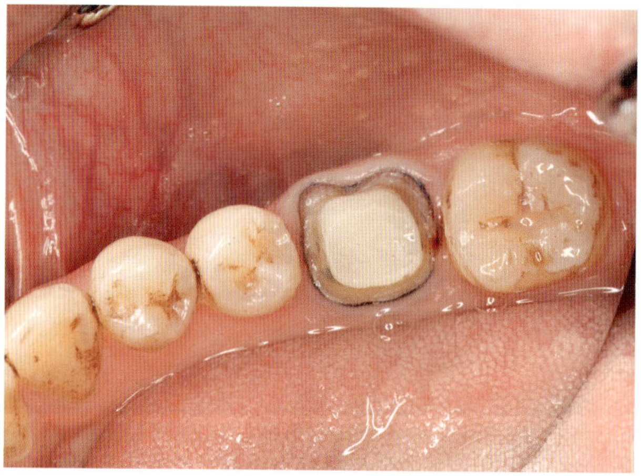

**그림 15-a.** Finish line의 위치나 변연 치은의 상태에 따라 적당한 굵기의 압배 코드를 선택해, 1차 코드를 넣는다.

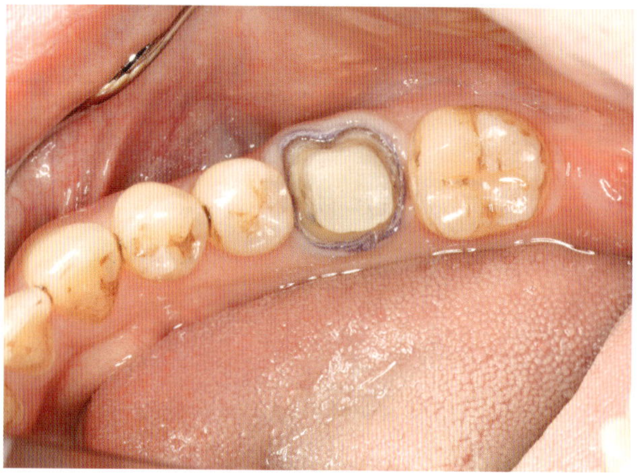

**그림 15-b.** 1차 코드 위에 약간 굵은 2차 코드를 넣는다.

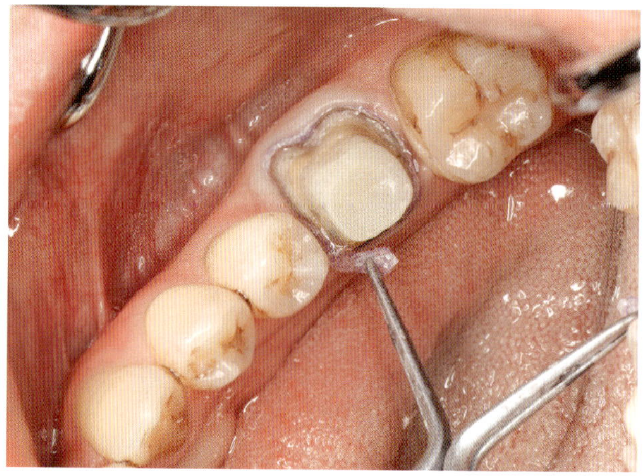

**그림 15-c.** 인상채득 직전에 1차 코드는 그대로 두고 2차 코드만 제거한다.

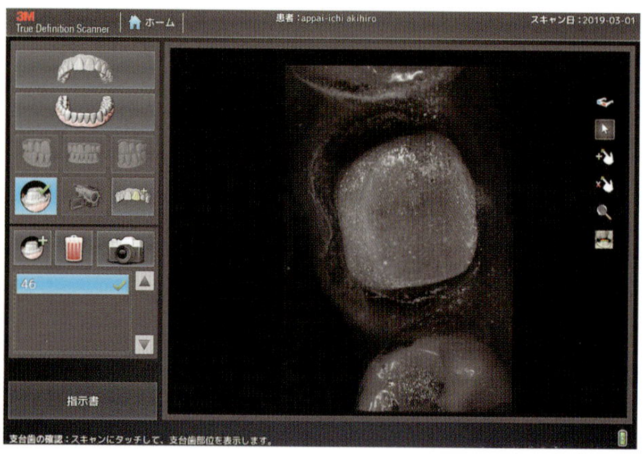


**그림 16-a.** 압배 코드 없이 채득한 디지털 인상 스캔 이미지(True Definition Scanner—3M ESPE 사용).

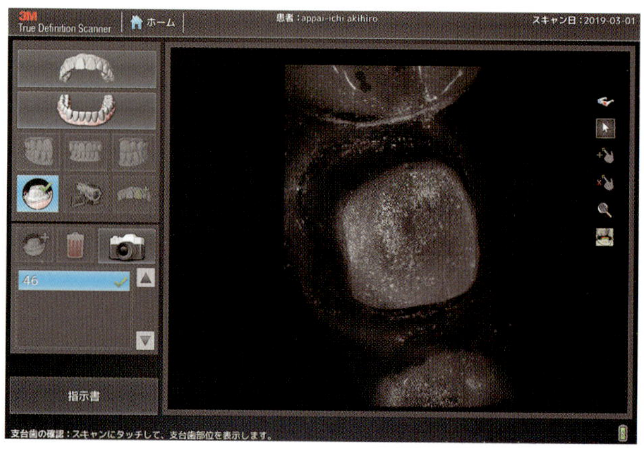


**그림 16-b.** Single cord technique의 디지털 인상 스캔 이미지(True Definition Scanner—3M ESPE 사용).

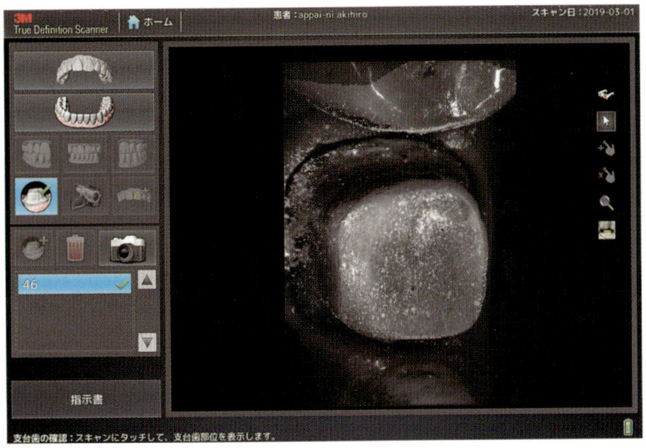


그림 16-c. 이중압배법의 디지털 인상 스캔 이미지(True Definition Scanner—3M ESPE 사용).

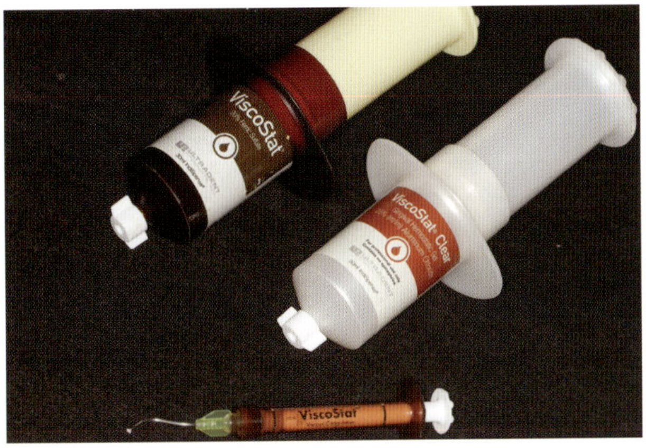


그림 17. Finish line이 치은연하에 설정된 증례에서 이중압배법을 사용하는 경우에는, 치은구 삼출액 억제제를 사용하면 매우 효과가 있다. 사진은 ViscoStat(Ultradent).

## 참고문헌


1) 伴　清治：デジタルデンティストリーにおけるマテリアル選択. 日補綴会誌, **10** (3) 209-215, 2018.

2) 末瀬一彦 ほか：今, 知りたい 成功するCAD/CAM—保険診療から自費診療まで—. 松風歯科クラブ. 2016.

3) 伴　清治：CAD/CAM マテリアル 完全ガイドブック. 医歯薬出版, 2017.

4) Beuer, F., et al：Effect of preparation angles on the precision of zirconia crown coping fabricated by CAD/CAM systems. *Dental Materials Journal*, **27** (6)：814-820, 2008.

5) Beuer, F., et al：Influence of preparation angle on marginal and internal fit of CAD/CAM-fabricated zirconia crown copings. *Quintessence Int.*, **40**：243-250, 2009.

6) 山﨑長郎 監修：歯科臨床のエキスパートを目指して vol. 2 ボンディッドレストレーション. オールセラミッククラウン・ブリッジレストレーション. 医歯薬出版, 2006.

7) 山﨑長郎 監修：歯科臨床のエキスパートを目指して vol. 1 コンベンショナルレストレーション. クラウンプレパレーション. 医歯薬出版, 2004.

8) 馬場一美, 田中晋平, 髙場雅之, 西山弘崇, 上村江美：光学印象で変わる補綴歯科治療—口腔内スキャナーのいま. 日本歯科評論, **887** (76)：33-81, 2016.

# 2. 구강 내 스캐너의 구체적 사용법

쇼와대학 치학부 치과보철학강좌
Emi Kamimura(上村江美)
Kazuyoshi Baba(馬場一美)

## 임상에서 구강 내 스캐너의 기본적인 사용법 (술자와 환자의 위치, 스캔 패스 등)

### 1. 술자가 유의해야 할 점

#### 1) 촬영 위치

##### A. 술자와 환자의 위치 관계

술자와 환자의 위치 관계에는 세 가지 패턴이 있는데, 첫 번째는 술자 입위(standing position)와 환자 좌위(sitting position), 두 번째는 술자와 환자 모두 좌위, 세 번째는 술자 좌위와 환자 앙와위(supine position)의 패턴이다. 술자 입위의 경우는, 구강 내 스캐너의 모니터를 환자 뒤에 두고 술자는 환자에 대해 8시 혹은 4시 방향의 위치에 서며(그림 1), 교합 평면을 바닥에 대해 평행하게 하고 환자의 입이 술자의 팔꿈치의 높이가 되도록 유닛체어의 위치를 조정한다(그림 2). 술자와 환자 모두 좌위인 경우는, 모니터를 환자의 뒤에 두고 술자는 환자의 옆에 앉는다(그림 3). 술자 좌위와 환자 앙와위인 경우는, 모니터를 환자의 옆에 두고 술자는 12시 방향의 위치에 앉는다(그림 4). 완드는 교합 평면과 평행하게 한다(그림 5).

##### B. 완드 조작

완드는 기종에 따라 형태나 크기, 무게가 다르다(그림 6). 완드의 조작에 관한 엄밀한 규칙은 없지만, 완드를 양손으로 잡는 경우는 환자의 턱에 왼손의 손가락 고정(finger rest)을 설정한다(오른손잡이의 경우)(그림 7). 한 손으로 완드를 잡는 경우는 환자의 얼굴 위에서 받침점이 되는 위치에 오른쪽 손가락을 댄다(오른손잡이의 경우)(그림 8).

#### 2) 촬영 방법

##### A. 촬영 준비

많은 구강 내 스캐너는 완드 끝의 헤드가 가철성이며, 또한 완드 끝에 장착된 기울이니 유리가 흐려지지 않도록 가열된다(표 1).

CEREC AC Omnicam은 본체의 히터 플레이트(그림 9)가 가동(51℃)해 거기에 닿는 완드 헤드가 가열되고, 15~20분 정도로 예열이 된다. 완드 헤드를 히터 플레이트에서 떼어 놓고 5분이 지나면, 완드 헤드의 온도는 43℃ 이하까지 내려가 환자의 구강 내를 스캔하기 적절한 상태가 된다.

iTero Element는 ITO 김 서림 방지 시스템을 탑재하고 있다[ITO: indium tin oxide(인듐 주석 산화물)의 약자]. 완드 안의 유리에 전도성 코팅이 되어, 거기에 전기가 흘러 따뜻해지는 구조이다. TRIOS3 Oral Scanner는 스캐너 튜브 안의 히터가 가동해 10분 정도로 가열되고, Trophy 3DI Pro α(CS3600)나 PlanScan도 이처럼 헤드가 가열되어 3분 정도로 예열이 된다. 가열 기능이 없는 구강 내 스캐너를 포함하여 모든 구강 내 스캐너는 스캔이 시작되면 완드의 헤드에 빛이 들어와 뜨거워지므로, 구강 주위의 피부나 점막에는 닿지 않도록 주의가 필요하다. 또한 사용 전에는 완드 헤드에 붙어 있는 거울이나 유리가 솜털이나 얼룩 등으로 오염되어 있지 않은지 확인해, 오염된 경우는 닦고 나서 시작한다.

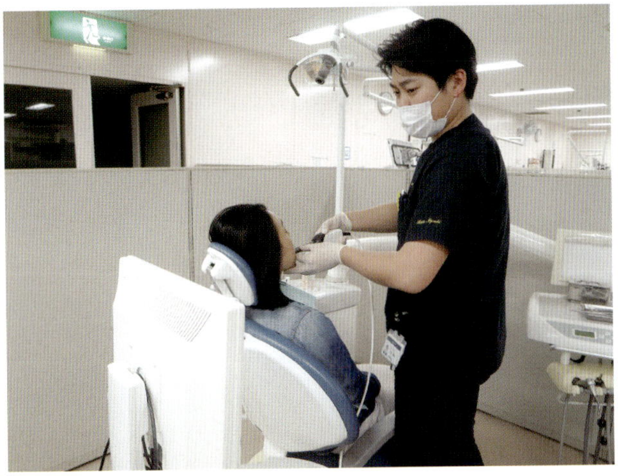

그림 1. 술자: 입위, 환자: 좌위.

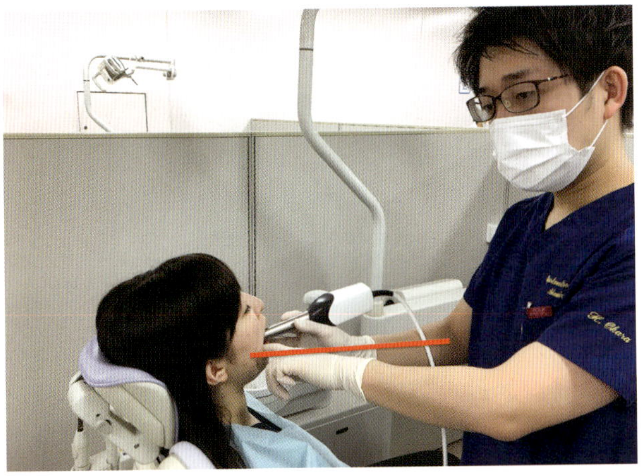

그림 2. 교합 평면을 바닥에 대해 평행하게 하고 환자 입의 위치를 술자의 팔꿈치 높이로 조정한다.

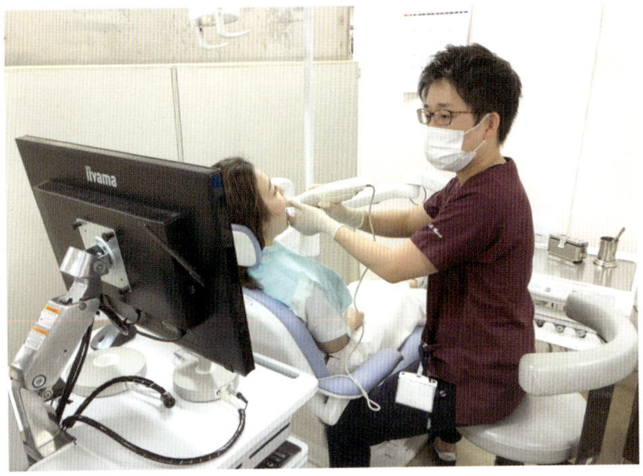

그림 3. 술자: 좌위, 환자: 좌위.

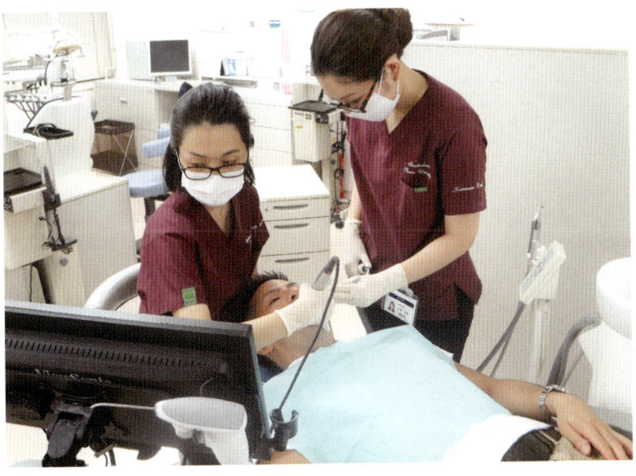

그림 4. 술자: 좌위, 환자: 앙와위.

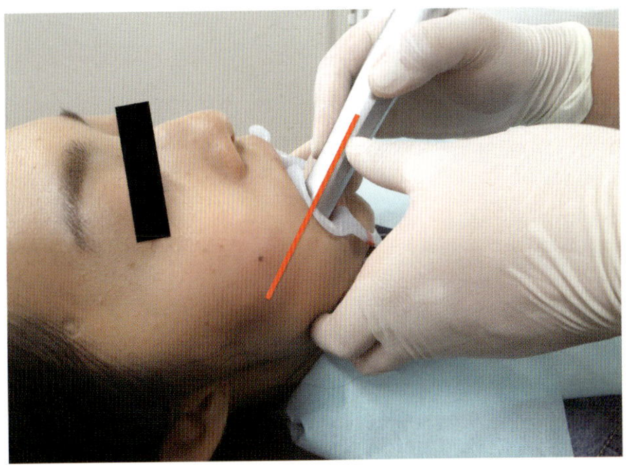

그림 5. 완드는 교합 평면과 평행하게 한다.

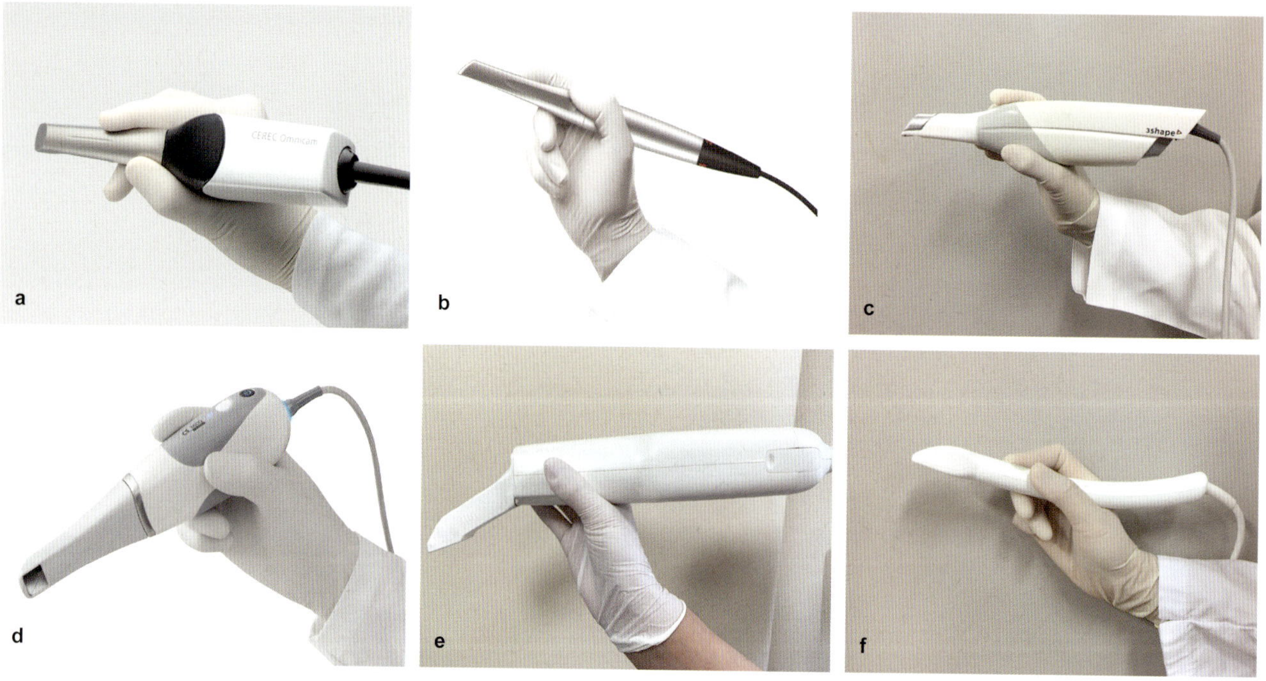

**그림 6.** 완드를 한 손으로 잡은 상태. **a:** CEREC AC Omnicam, **b:** 3M™ True Definition Scanner, **c:** TRIOS3 Oral Scanner, **d:** Trophy 3DI Pro α(CS3600), **e:** iTero Element, **f:** Aadva IOS.

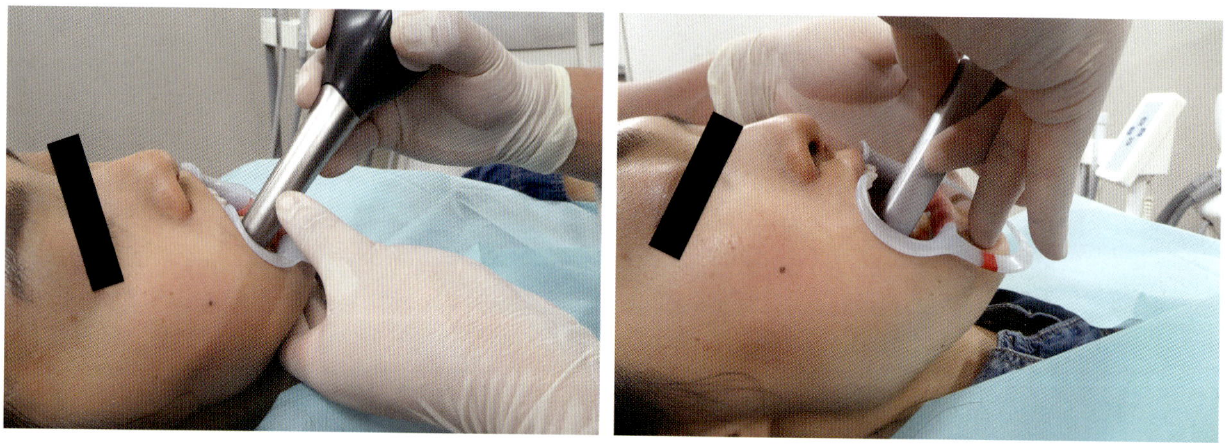

**그림 7.** 완드를 양손으로 잡는 경우는 환자의 턱에 왼손의 손가락 고정(finger rest)을 설정한다(오른손잡이의 경우).

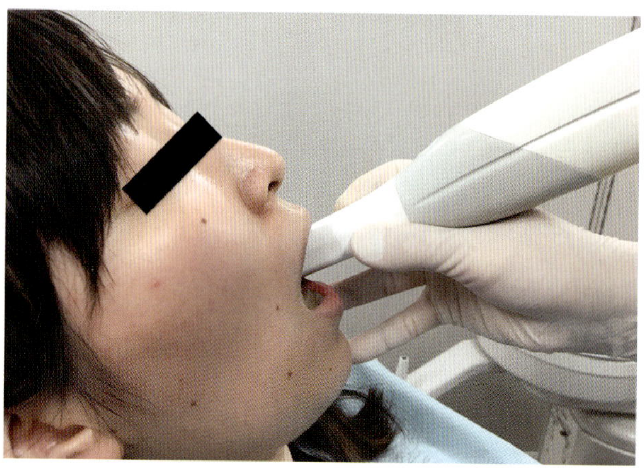

**그림 8.** 한 손으로 완드를 잡는 경우는 환자의 얼굴 위에서 받침점이 되는 위치에 오른쪽 손가락을 댄다(오른손잡이의 경우).

**표 1.** 제조사별 완드 헤드의 차이

| 제조사 | 시스템 | 헤드의 가철성 | 헤드의 가열 |
|---|---|---|---|
| Dentsply Sirona | CEREC AC Omnicam | 가능 | 본체에 있는 히터 플레이트가 가동해, 거기에 닿은 헤드를 가열 |
| 3M | 3M™ True Definition Scanner | 불가능 | – |
| 3Shape | TRIOS3 Oral Scanner | 가능 | 완드 안의 히터가 가동해 헤드를 가열 |
| Carestream | Trophy 3DI Pro α(CS3600) | 가능 | 완드 안의 히터가 가동해 헤드를 가열 |
| Align Technology | iTero Element | 가능 | 완드 안의 히터가 가동해 헤드를 가열 |
| Planmeca | PlanScan | 가능 | 완드 안의 히터가 가동해 헤드를 가열 |
| GC | Aadva IOS | 불가능 | 부속품인 히터 플레이트가 가동해 거기에 닿은 헤드를 가열 |

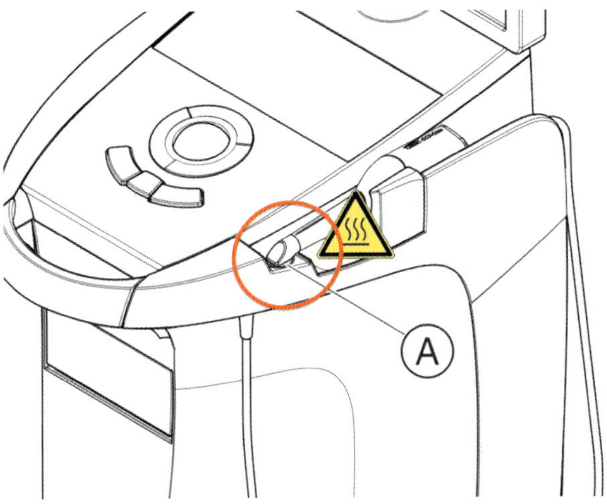


**그림 9.** Ⓐ가 CEREC AC Omnicam 본체에 있는 히터 플레이트이다(출처: Dentsply Sirona 이미징 유닛 조작 설명용 CEREC AC).

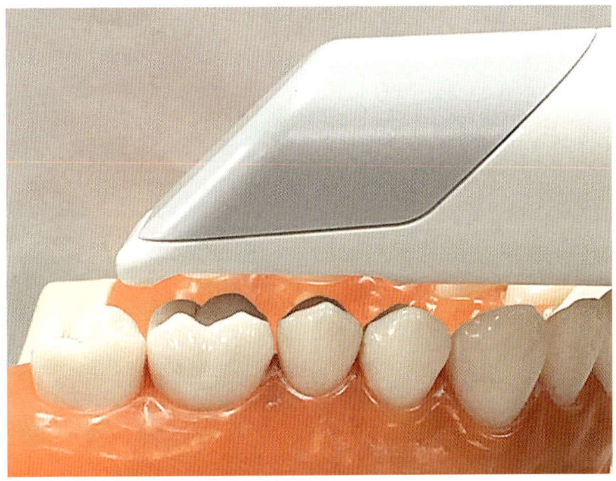

**그림 10.** 완드 헤드와 측정 대상의 위치 관계.

**표 2.** 제조사별 초점 거리

| 제조사 | 시스템 | 초점 거리 |
|---|---|---|
| Dentsply Sirona | CEREC AC Omnicam | 0~15mm(추천 5mm) |
| 3M | 3M™ True Definition Scanner | 0~17mm(추천 10mm) |
| 3Shape | TRIOS3 Oral Scanner | 0~5mm |
| Carestream | Trophy 3DI Pro α(CS3600) | −2~12mm |
| Align Technology | iTero Element | 0~5mm |
| Planmeca | PlanScan | 0mm(추천 16mm) |
| GC | Aadva IOS | 0~16mm |

## B. 초점 거리와 스캔 패스

적절한 화질의 스캔 이미지를 얻으려면, 완드의 헤드를 대상물에 대해 평행하게 하고(그림 10) 기종별로 설정된 적절한 초점 거리를 유지하면서 구강 내 스캐너를 움직일 필요가 있다(표 2). 적절한 스캔 이미지를 얻기 위한 기능이 제조사마다 제공되고 있어, 심도계(depth indicator)라 불리는 스캔 부위 중심에 표시되는 원이나(그림 11) 스캔 박스라 불리는 스캔 대상 주변에 표시되는 테두리(그림 12)의 색으로, 스캐너와 대상물과의 거리가 적절한지와 스캔이 적절하게 되고 있는지를 스크린에서 시각적으

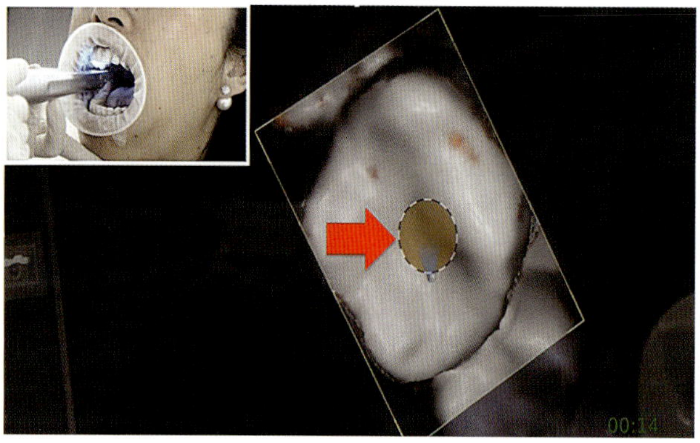

그림 11. 화살표가 가리키는 표적이 depth indicator이다(3M™ True Definition Scanner). 이 표적이 주황색이면 가장 적당한 초점 거리이다.

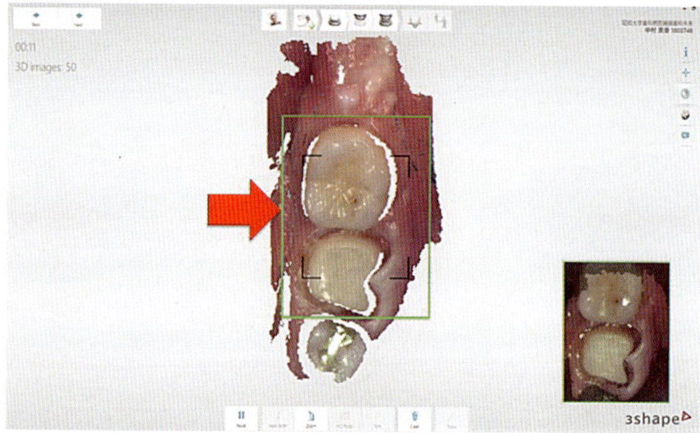


그림 12. 화살표가 가리키는 테두리가 스캔 박스이다(TRIOS3 Oral Scanner의 경우)(그림 13 참조).

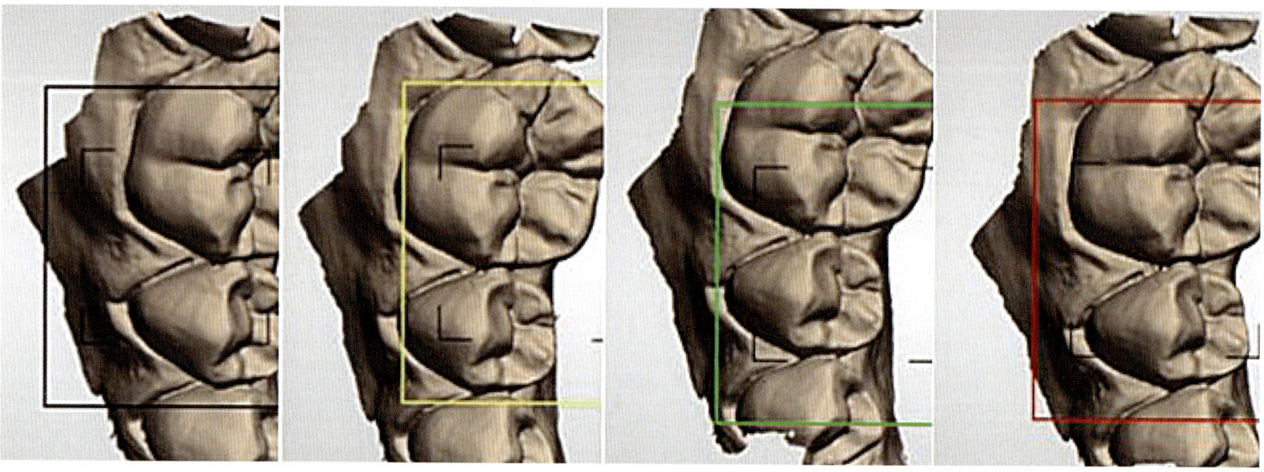

그림 13. 검은색이 표시된 동안에는 스캔이 되지 않고 노란색은 완드의 움직임이 너무 빠르다는 것을 가리킨다. 초록색은 스캔이 정상으로 되는 것을 가리키고, 빨간색은 스캔 실패를 가리킨다(3Shape TRIOS A/S, TRIOS® 취급 설명서에서 인용).

로 확인할 수 있다(그림 13).

또한 제조사마다 추천하는 스캔 패스라 불리는 특정의 정해진 경로를 따라 구강 내 스캐너를 움직이는 것이 바람직하다(그림 14, 15)[1]. 일반적으로 추천되는 스캔의 순서는 교합면 → 설측 → 협측이다. 교합면은 가동 연조직의 영향을 받기 어렵고 가장 적당한 초점 거리도 맞추기 쉬우므로, 교합면의 이미지를 맨 처음 기록해 두고 이 이미지를 기점으로 하여 스캔을 넓혀 간다.

스캔이 비교적 어려운 협설측 부위에서는 스캐너와 대상과의 거리가 부적절해지는 일이 자주 있어, 로스트(lost)가 생기고 스캔 작업이 멈춘다. 그럴 때는 교합면을 다시 스캔해 이미 기록되어 있는 데이터로 되돌아오면 쉽게 스캔을 재개할 수 있다.

스캔의 시작점으로는, 제1대구치 또는 형성한 치아(압배한 치은이 원래대로 돌아가기 전에 스캔할 필요가 있음)를 선택한다. 시작점을 결정하면, 적절한 초점 거리를 유지하면서 완드를 일정한 속도로 천천히 이동시킨다. 스캔 중에는 손가락이나 치경, 리트랙터(후술) 등을 활용해 혀나 입술, 뺨 등의 연조직을 배제하면서, 스캔 대상물 이외의 물체가 찍히지 않도록 한다. 가동부는 스캔 대상으로 인식되기 어려우므로, 혀 등의 가동 연조직이 찍히면 스캔 대상으로 인식되지 않아 스캔 작업이 멈출 우려가 있다.

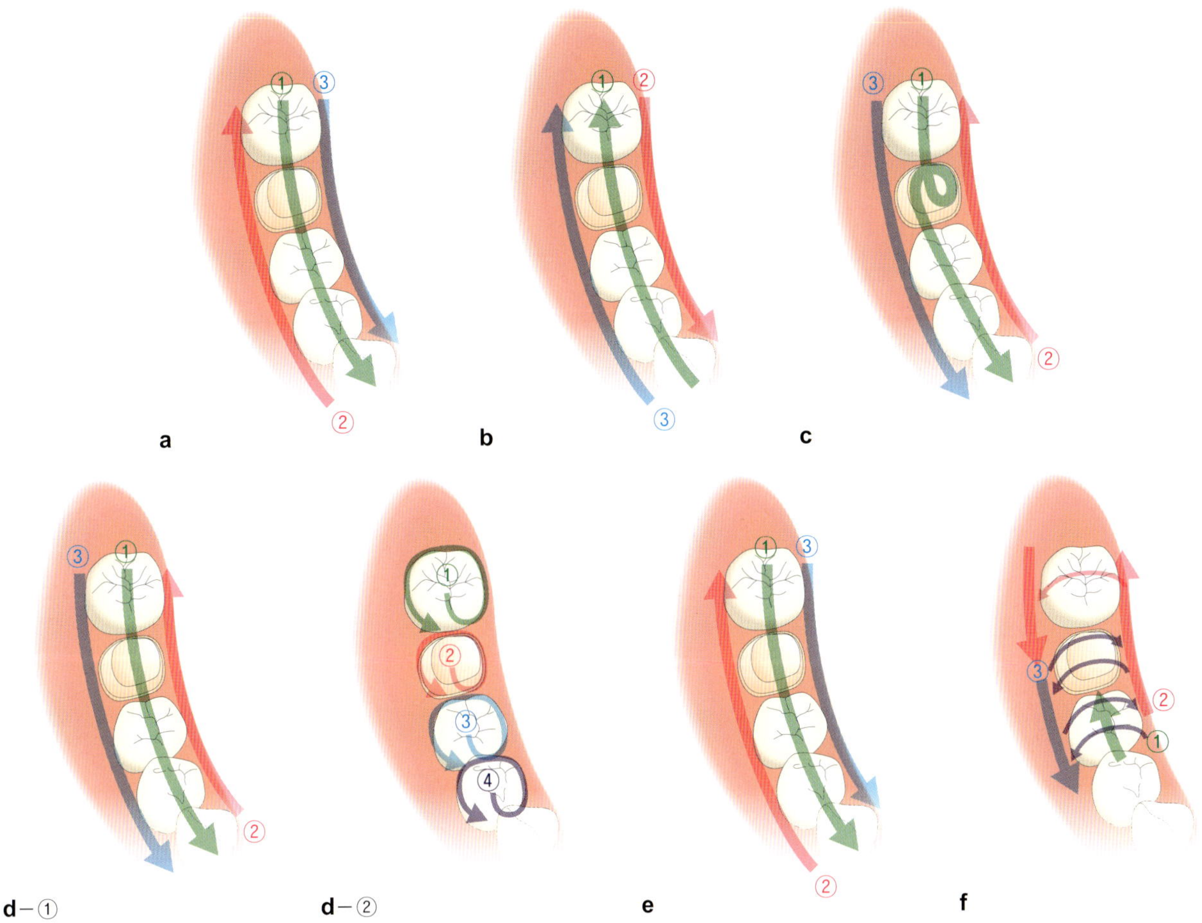


그림 14. 제조사별 스캔 패스(편악)(참고문헌[1]에서 인용).
a: CEREC AC Omnicam, b: 3M™ True Definition Scanner, c: TRIOS3 Oral Scanner, d: Trophy 3DI Pro α(CS3600)(①, ②), e: Planmeca PlanScan, f: Aadva IOS.

전악을 스캔할 때는 제1대구치부터 시작해, 전치부는 절연을 포함하여 설측을 먼저 스캔하든지(그림 15–e), 절연을 중심으로 순측과 설측 사이를 왕복하면서 스캔을 진행한다(그림 15–f). 전치부는 구치부보다 완드의 조작이 어렵고, 테크닉을 필요로 한다[2]. 필요한 영역을 짧은 시간에 효율적이면서 최소한의 스캔 횟수나 이미지 매수로 확실히 스캔할 필요가 있다. 스캔 시간이 길어져 이미지 매수가 너무 많아지면, 스캔 이미지의 이음매가 늘어나 취득 데이터의 정밀도 저하나 추가한 스캔 데이터와 처음에 스캔한 데이터의 정합성을 얻지 못하고(매칭되지 않음), 데이터가 이중이 되어 적절한 이미지를 얻을 수 없다(그림 16).

특히, 전악의 스캔이나 전치부의 광범위한 스캔에서는 이러한 일이 일어나기 쉬우므로 주의가 필요하다. 그림 16의 화살표는 완드의 움직이는 범위가 부족하거나, 협·설 사이 또는 근·원심을 잇는 데이터가 부족한 경우에 표시된다. 구강 내 스캐너를 이용한 교합채득에서는, 측면에서 채득한 바이트 스캔과 상·하악 치열을 스캔한 데이터를 겹쳐 악간관계를 기록·재현하기 때문에, 스캔 데이터의 취득 오류는 교합채득 실수의 원인이 된다. 이러한 현상이 관찰되는 경우는 맨 처음부터 다시 스캔할 필요가 있다.

## C. 스캔 이미지의 평가

구강 내 스캐너를 이용한 인상의 장점 중 하나로, 스캔한 후 인상이 충분히 되었는지와 지대치 형태가 적절한지에 대해 모니터에서 즉시 평가할 수 있다는 점을 들 수 있다.

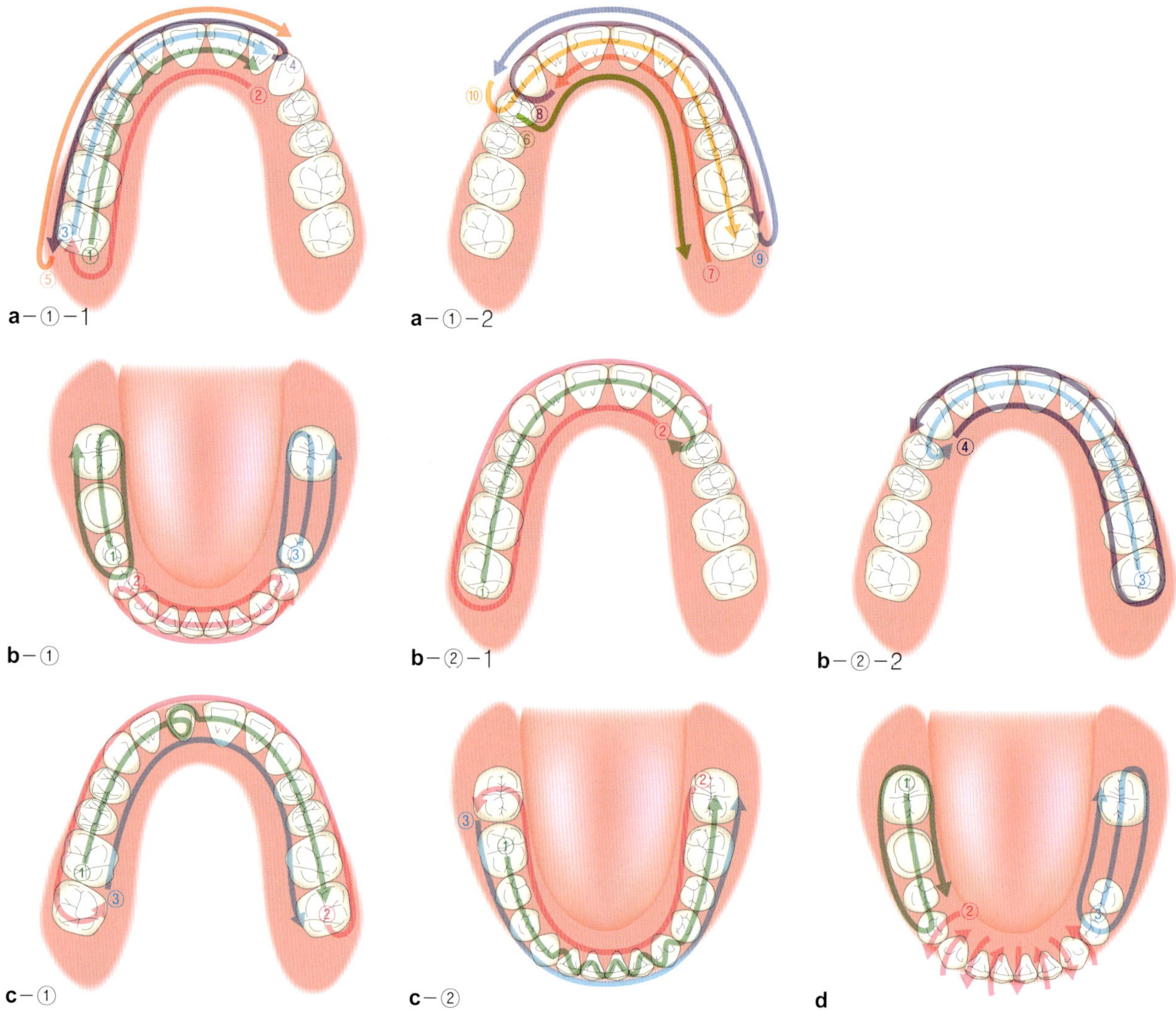


**그림 15-a~d.** 제조사별 스캔 패스(전악)(참고문헌[1]에서 인용).
**a:** CEREC AC Omnicam(①-1, 2), **b:** 3M™ True Definition Scanner(① 지대치 포함, ②-1, 2 대합치), **c:** TRIOS3 Oral Scanner(① 지대치 포함, ② 대합치), **d:** Trophy 3DI Pro α(CS3600).

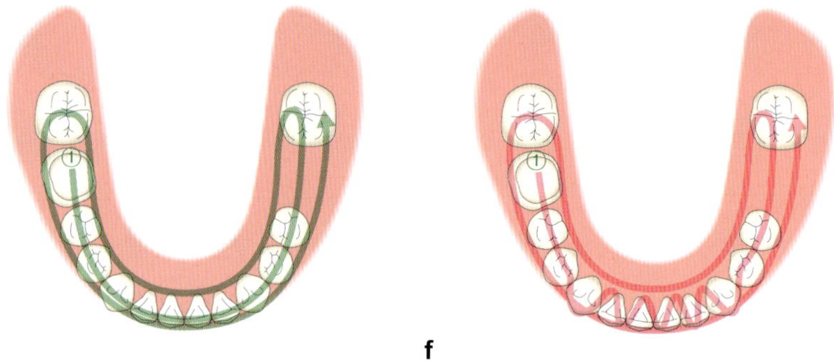


**그림 15-e, f.** 일반적으로 추천되는 스캔 패스.
**e:** 전치부에서 절연을 포함해 설측을 먼저 스캔하는 스탠 패스, **f:** 전치부에서 절연을 중심으로 순측과 설측 사이를 왕복하면서 움직이는 스캔 패스.

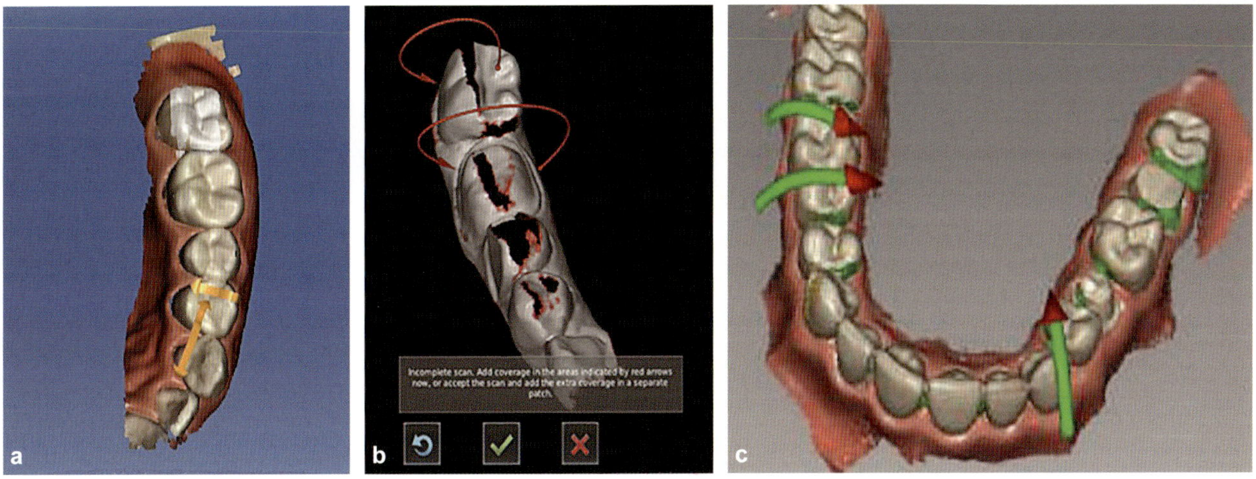


**그림 16-a~c.** 협·설 사이나 근·원심 스캔 이미지가 결합되지 않아 오류가 생겼다. 이런 화살표가 나오면 화살표 방향으로 완드를 움직여 다시 스캔하든지, 맨 처음부터 새로 스캔할 필요가 있다.
**a**: CEREC AC Omnicam, **b**: 3M™ True Definition Scanner, **c**: Trophy 3DI Pro α(CS3600).

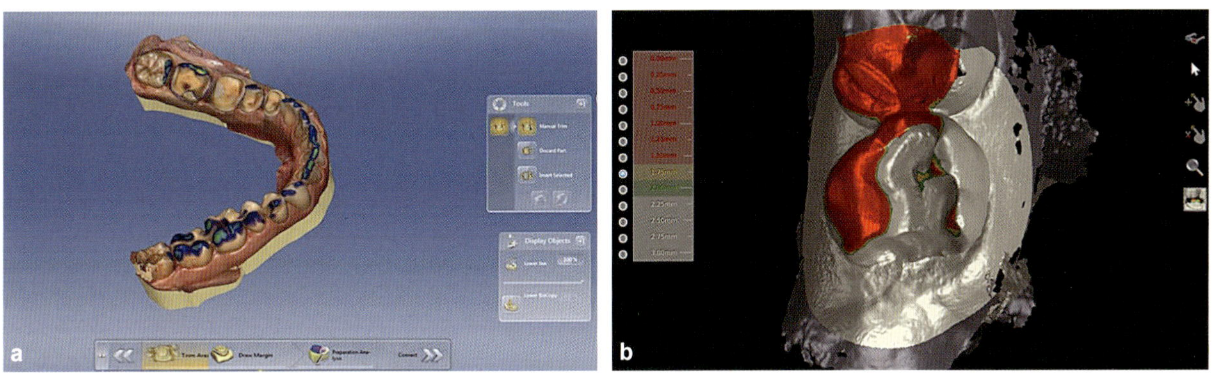

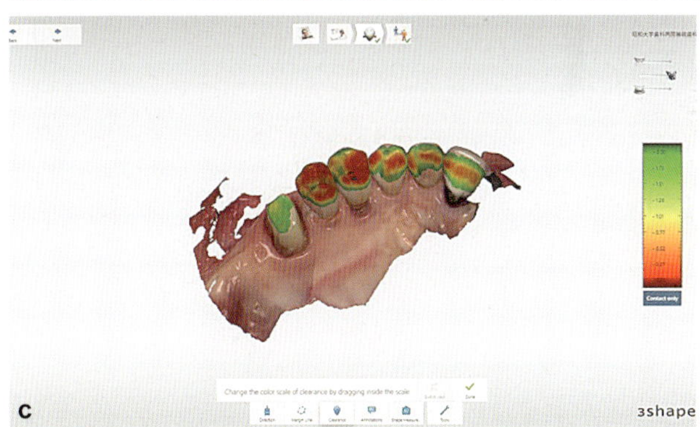


**그림 17.** 클리어런스양을 컬러 맵으로 표시한다.
**a**: CEREC AC Omnicam, **b**: 3M™ True Definition Scanner, **c**: TRIOS3 Oral Scanner.

필요한 영역이 비어 있는 등 인상에 미비한 점이 있는 경우는, 전부 채워질 때까지 그 영역을 다시 스캔한다. 대합치와 클리어런스양이 부족하거나 언더컷이 있는 경우에는, 지대치 형태를 수정하고 다시 스캔한다(그림 17).

## 보조자가 유의해야 할 점

보조자는 치경이나 구각 리트랙터, 흡인기를 이용해 가능하면 타액의 영향을 받지 않는 환경에서 짧은 시간에 스캔할 수 있도록 술자를 보조한다. 술자 시선이 구강 내 스캐너 모니터에 향해 있는 것에 대해, 보조자는 구강 내를 주시하고 술자가 조작하는 완드 헤드의 움직임을 읽

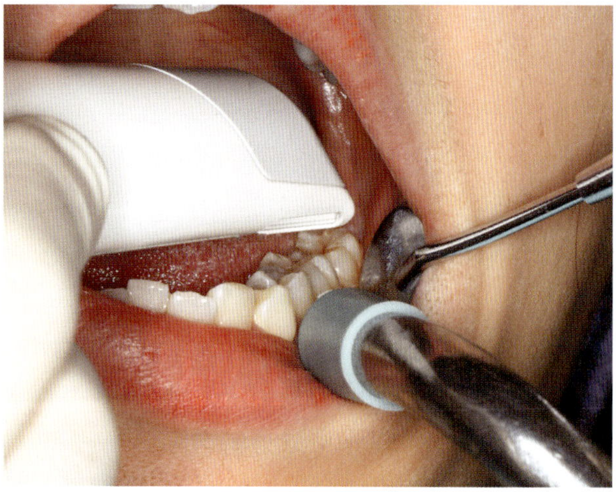

**그림 18.** 보조자는 치경이나 구각 리트랙터, 흡인기 등으로 연조직을 배제하거나 타액을 흡인한다.

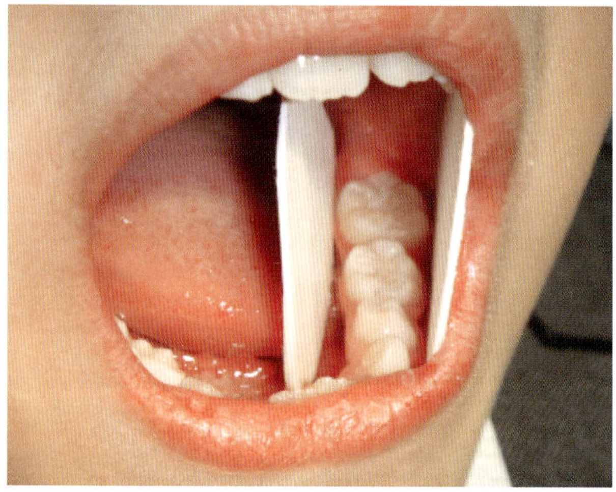

**그림 19.** 간이 방습재의 예(참고문헌[3]에서 인용).

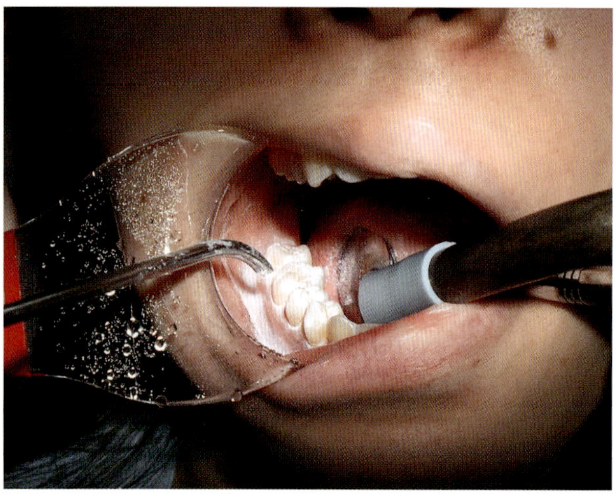

**그림 20.** 파우더가 필요한 경우는, 잘못해 삼키지 않도록 나머지 파우더를 흡인기로 흡인한다.

으면서, 스캔의 방해가 되지 않도록 연조직을 배제하거나 타액을 흡인할 필요가 있다(그림 18).

간이 방습으로서, 코튼롤이나 거즈 대신 구강저나 구강전정에 방습 패드를 두는 방법도 있다(그림 19)[3]. 타액은 스캔의 정밀도에 영향을 미치는 커다란 요인이기 때문에, 확실한 방습이 가장 중요하다. 파우더가 필요한 경우는, 뿌릴 때 잘못해 환자가 파우더를 삼키지 않도록 나머지 파우더를 흡인기로 흡인한다(그림 20). 스캔 범위에 메탈이나 지르코니아 보철물이 장착된 경우는 라이트에 반사되어 스캔할 수 없을 때도 있다. 그럴 때는 반사하는 부위에 파우더를 뿌려 대응한다. 술자와 보조자와의 연계는, 더 짧은 시간에 정확하게 스캔하기 위해서 매우 중요하다[4,5].

## 손질

### 1. 완드 및 주변기기의 소독과 완드 헤드의 멸균

※자세한 사항은 135~140쪽 참조(편집부 주)

교차 감염을 막기 위해 환자마다 사용 기기를 소독·멸균할 필요가 있다. 모든 구강 내 스캐너에서 사용 후의 완드와 주변기기는 소독제(중성 세제나 알코올계 소독제)를 이용해 천으로 닦는 청소가 기본이다. 그러나 완드 헤드는 구강 내 스캐너에서 떼어 낼 수 있는 것과 떼어 낼 수 없는 것이 있으므로, 완드 헤드의 감염 대책은 제조사마다 취급이 다르다(표 3).

우선 비눗물과 브러시 등으로 완드의 헤드를 씻고 물로 헹군다. 떼어 낼 수 있는 완드 헤드(그림 21)는 종이 멸균 파우치(점착 밀폐식 또는 열 밀폐식)에 넣어 밀폐한다(그림 22). CEREC AC Omnicam의 헤드 팁은 건열 멸균(180℃·30분)이 가능하고, TRIOS3 Oral Scanner와 Trophy 3DI Pro α(CS3600), Planmeca PlanScan은 오토클레이브 멸균(Trios: 134℃·4분 이상 혹은

**표 3.** 제조사별 완드 헤드의 감염 대책

| 제조사 | 시스템 | 멸균 방법 | 캘리브레이션 |
|---|---|---|---|
| 3M | 3M™ True Definition Scanner | 소독액(0.55% 프탈라이드 혹은 3.5% 글루타르알데히드)에 담금 | — |
| Dentsply Sirona | CEREC AC Omnicam | 건열 멸균 | 수동 |
| 3Shape | TRIOS3 Oral Scanner | 오토클레이브 멸균 또는 소독액(2.65% 글루타르알데히드)에 담금 | 수동 |
| Carestream | Trophy 3DI Pro α(CS3600) | 오토클레이브 멸균 | — |
| Align Technology | iTero Element | 일회용 | — |
| Planmeca | PlanScan | 오토클레이브 멸균 | — |
| GC | Aadva IOS | 제균 시트 | — |

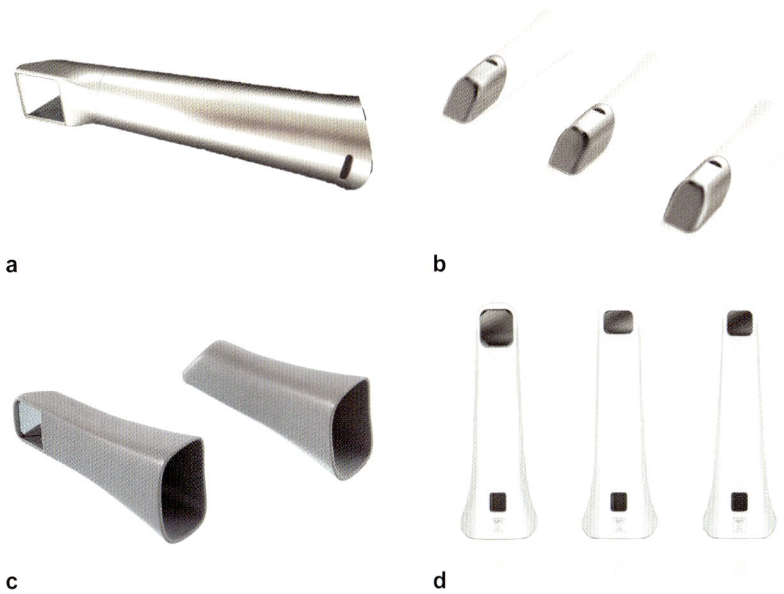

**그림 21.** 완드 헤드.
**a:** CEREC AC Omnicam, **b:** TRIOS3 Oral Scanner, **c:** Trophy 3DI Pro α(CS3600), **d:** Planmeca PlanScan.

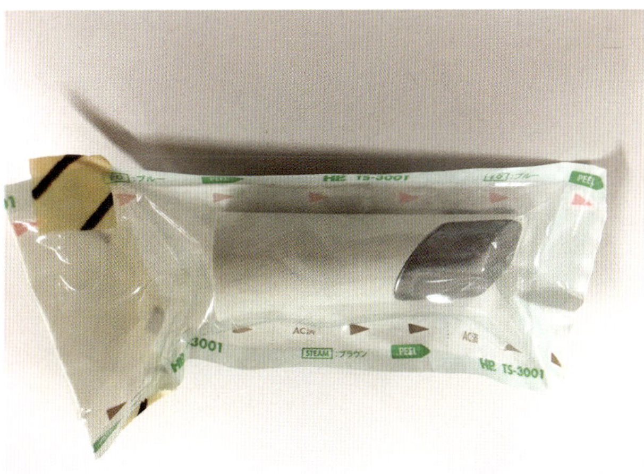

**그림 22.** 멸균 파우치.

121℃·45분 이상, Trophy 3DI Pro α(CS3600): 131℃·5분 혹은 126℃·20분, Planmeca PlanScan: 134℃의 오토클레이브 사이클)이 20회 정도(TRIOS는 150회까지 재멸균 가능)까지 가능하다.

Trophy 3DI Pro α(CS3600)는 134℃에 노출되는 시간을 4분 이하로 제한하면, 최대 60회까지 오토클레이브가 가능하다. iTero는 헤드가 일회용이므로 환자마다 바꿀 필요가 있고, CEREC AC Omnicam도 수지로 된 일회용 헤드를 판매하고 있다. 3M™ True Definition Scanner는 헤드를 떼어 낼 수 없는 대신에, 완드의 헤드를 프탈라이드 소독제 0.55% 용액에 12분 동안(20℃) 또는 글루타르알데히드 소독제 3.5% 용액에 20분 동안(25℃) 담그는 세정이 가능하고, TRIOS3 Oral Scanner는 오토클레이브 멸균 대신 글루타르알데히드 소독액 2.65%에 45~60분 담그는 것도 가능하다.

소독 후에는 물 또는 멸균수로 충분히 헹군다. Aadva IOS는 제균 시트(알코올·제4급 암모늄 화합물)로 표면을 반복해 닦는 것이 추천되고 있다. 또한, 모든 구강 내 스캐너는 아세톤 용액이나 산성 용액으로 세척할 수 없으므로 주의하는 것이 좋다.

## 2. 캘리브레이션

CEREC AC Omnicam과 TRIOS3 Oral Scanner는 설치된 환경에 변화가 있는 경우에(CEREC AC Omnicam: 에어컨이 없는 방에서 보관 후 30℃ 이상의 온도 차가 있는 경우, 지난번 캘리브레이션과 온도 차가 15℃ 이상이 있는 환경에서 조작하는 경우, 색조 분석 불량의 경우/TRIOS: 보통 사용 기간에는 8일마다, 색조 측정 기능을 사용할 때는 매회), 캘리브레이션을 할 수 있다. 3M™ True Definition Scanner와 Trophy 3DI Pro α(CS3600), Planmeca PlanScan, iTero Element, Aadva IOS는 캘리브레이션이 필요 없다.

# 환자 및 주위 환경의 정비

## 1. 구강 내 환경의 정비

### 1) 리트랙터의 사용

스캔할 때 필요가 없는 입술이나 혀 등을 배제하기 위해 리트랙터를 활용한다. 개구량이 적은 경우나 입술 압력 또는 혀 압력이 강한 경우에는, 리트랙터를 이용해 넓은 시야를 확보하지 않으면 혀나 협점막이 불필요하게 노이즈 이미지로서 스캔되어 버리거나, 스캔이 중단되는 일이 있다. 리트랙터에는 다양한 종류가 있는데, 혀·입술·협점막을 배제하는 유형 이외에도 바이트 블록 기능이나 구강 내 흡인 기능을 가진 유형도 있다(그림 23). 증례에 따라 구분해 사용하고, 스캔하기 쉬운 환경을 유지하는 것이 중요하다[6].

### 2) 파우더링

3M™ True Definition Scanner에서는 메탈이나 법랑질 등을 스캔할 때의 난반사를 억제하기 위해서, 분사기(그림 24)를 이용해 입자 지름 약 2㎛의 이산화타이타늄 파우더를 뿌린다. 파우더는 대상물에 얇고 균일하게 뿌릴 필요가 있다(그림 25). 스캔 후 구강 내에 뿌려진 파우더는 물로 씻어 흘리는 것이 가능하다.

## 2. 주위 환경의 정비

### 1) 소모품

3M™ True Definition Scanner는 스캔할 때 전용의 이산화타이타늄 파우더가 필요하다(그림 26). iTero는 환자마다 완드 헤드의 교환이 필요하고(그림 27), TRIOS3 Oral Scanner와 Trophy 3DI Pro α(CS3600), Planmeca PlanScan은 헤드를 일정 횟수 사용한 경우 신품과 교환할 필요가 있다.

### 2) 조명 등 환경의 최적화

스캔하는 구강 내 주위의 조명은 가능하면 약하게 하고, 무영등이나 확대경의 라이트는 꺼 밖에서 들어오는 빛을 되도록 막아 구강 내 스캐너의 라이트를 차단하지

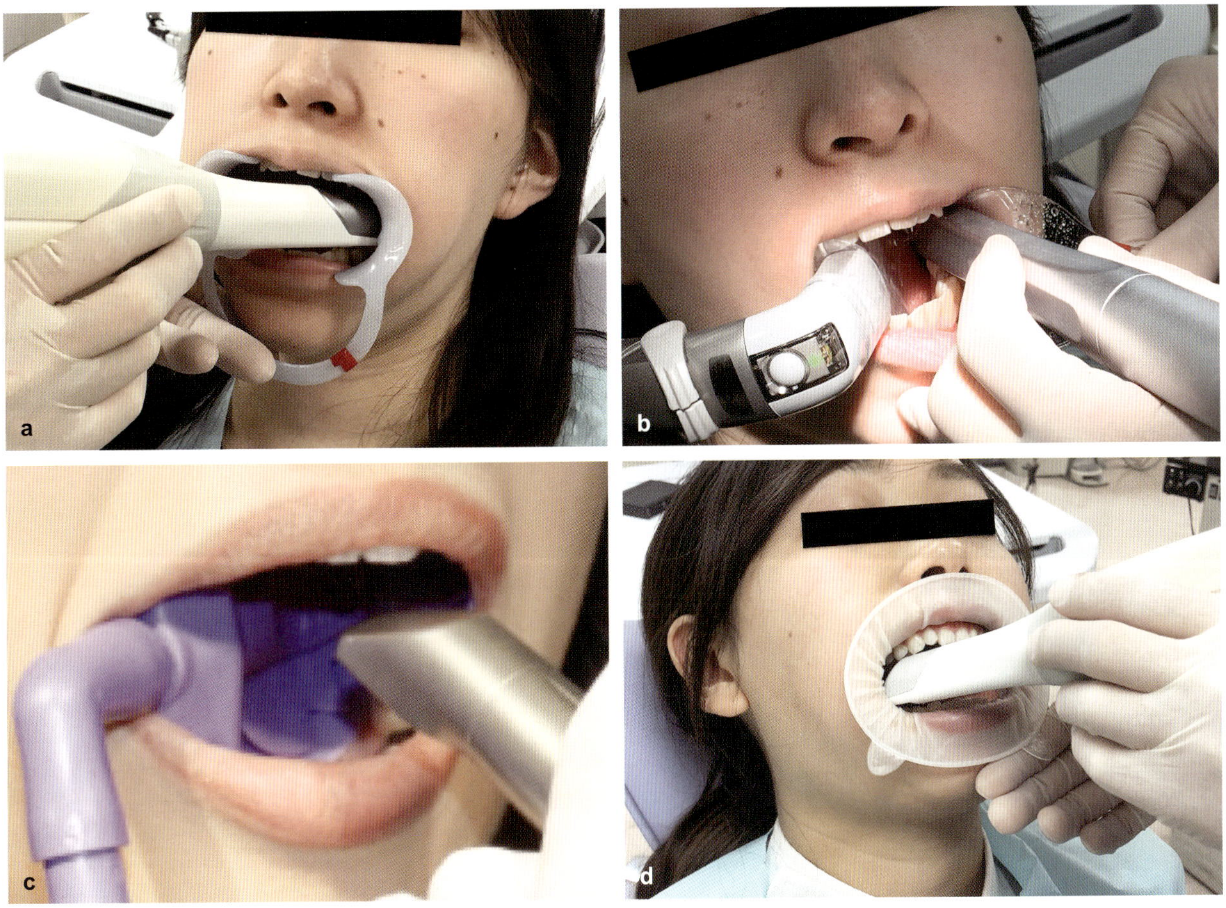


그림 23. 각종 리트랙터.
a: Angle wider, b: Ios-light Plus, c: Mr. thirsty one-step(https://www.dental-plaza.com/article/mrthirsty/use/참조), d: Rubber dam cheek retractor.

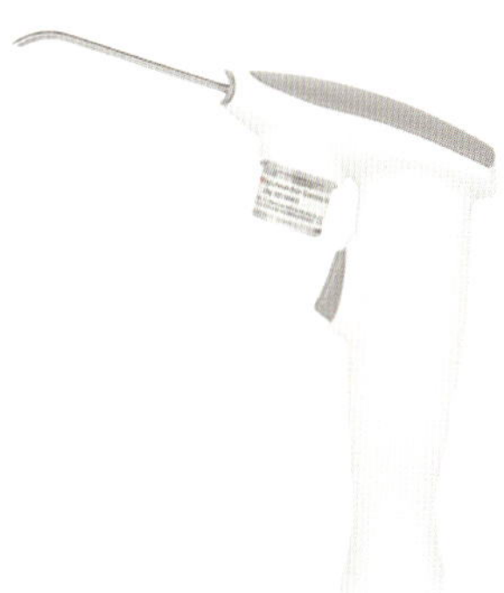

그림 24. 3M의 이산화타이타늄 파우더 도포용 기구(분무기).

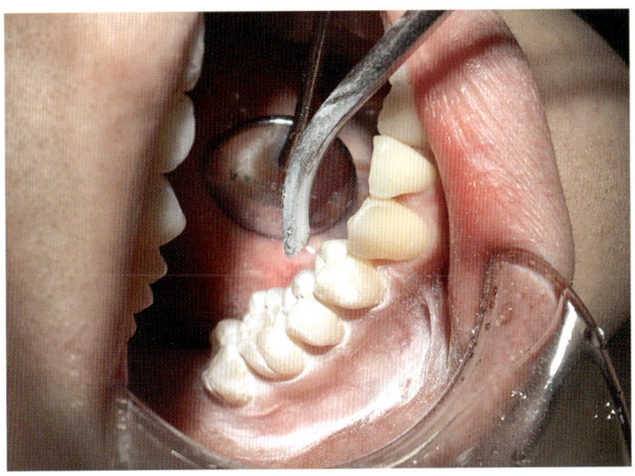

그림 25. 이산화타이타늄 파우더를 대상물에 균일하게 뿌린다.

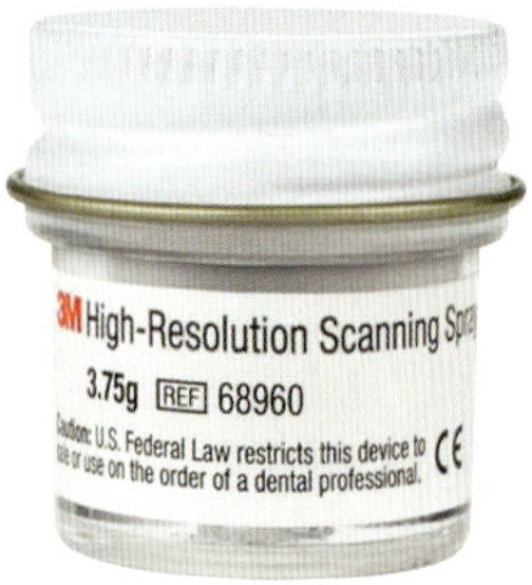


**그림 26.** 이산화타이타늄 파우더 용기. 이것을 분무기에 장착한다.

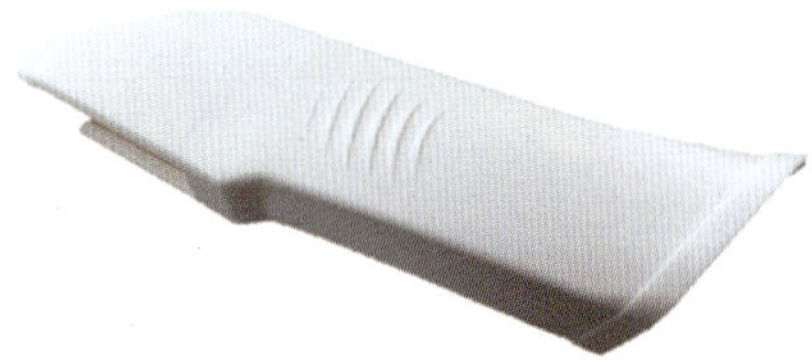

**그림 27.** iTero Element의 완드 헤드.

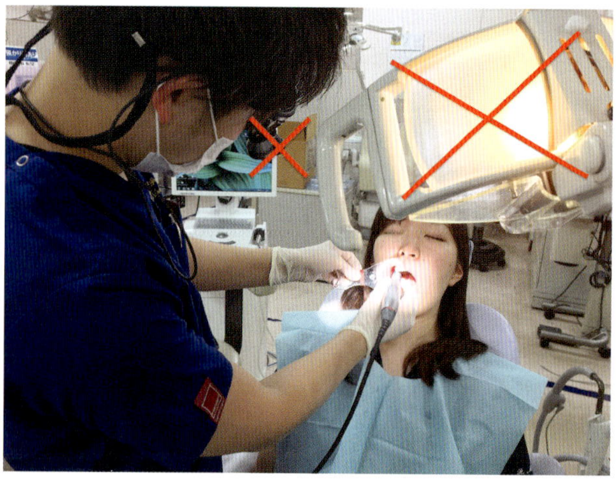

**그림 28.** 무영등이나 확대경의 라이트는 끈다.

않도록 한다(그림 28).

## 금기·알레르기

간질의 기왕력이 있는 환자에게 사용할 때 구강 내 스캐너의 라이트가 플래시처럼 점멸해 보기 드물게 발작을 일으킬 가능성이 있어서 원칙적으로는 금기이고, CEREC AC Omnicam을 니켈 알레르기 환자에게 사용하는 경우는 완드 헤드를 덮든지 일회용 수지 헤드를 장착해 사용하는 것을 추천한다.

### 참고문헌

1) 末瀬一彦 ほか：口腔内スキャナーの基本．補綴臨床別冊／最新デジタルデンティストリー．32-39，2018．

2) Müller, P., et al.: Impact of digital intraoral scan strategies on the impression accuracy using the TRIOS Pod scanner. *Quintessence Int*., **47** (4) : 343-349, 2016.

3) Jane, A, Soxman., et al.: Handbook of Clinical Techniques in Pediatric Dentistry. WILEY-BLACKWELL, Chapter 9, 2016.

4) Tim, Joda., et al.: Time efficiency, difficulty, and operator's preference comparing digital and conventional implant impressions: a randomized controlled trial. *Clin. Oral Implants Res*., **28** (10) : 1318-1323, 2017.

5) Wismeijer, D., et al.: Patients' preferences when comparing analogue implant impressions using a polyether impression material versus digital impressions (Intraoral Scan) of dental implants. *Clin. Oral Implants Res*., **25** (10) : 1113-1118, 2014.

6) 英保裕和 ほか：各種防湿装置が口腔内の湿度と温度に及ぼす影響．接着歯学，**26** (3) : 188，2008．

# 3. 임플란트 치료에서 구강 내 스캐너의 유용성과 사용법

쇼와대학 치학부 치과보철학강좌
Shinpei Tanaka(田中晋平)
Kazuyoshi Baba(馬場一美)

## 구강 내 스캐너를 이용한 임플란트 치료

### 1. 임플란트 치료에서의 디지털 치과의학의 위치

진료 기록, 연구용 모형, 방사선사진, 구강 내 사진 등 다양한 의료 정보가 디지털화되어, 이러한 데이터를 물리적 공간의 제한을 받지 않고 기억 매체에 보존할 수 있게 되었다. 또한 네트워크를 통해 송신·공유하고 다른 데이터를 소프트웨어에서 통합 이용하는 것도 가능하게 되었다.

임플란트 치료에서는 치료의 기점이 되는 진단용 CT (computed tomography) 데이터가 비교적 이른 시기에 디지털화되어[DICOM(Digital Imaging and Communication in Medicine) 데이터], DICOM 데이터를 사용한 삼차원 구축 이미지가 임플란트 식립 위치를 시뮬레이션하기 위해서 널리 활용되었다. 디스플레이 화면에서 입체로 표시되는 삼차원 이미지는 360°의 전체 방향으로부터의 관찰과 임의의 단층 화면 표시가 가능하고, 이러한 해부학적 형태의 가시성이 비약적으로 향상되어 전용의 소프트웨어를 이용해 컴퓨터 화면에서 임플란트 식립을 시뮬레이션할 수 있게 되었다(그림 1). 나아가 시뮬레이션된 임플란트 식립을 지원하기 위해서 수술용 가이드를 제작해 가이드 수술(그림 2, 3)을 하는 것이 일반화되었을 뿐만 아니라, 내비게이션 시스템의 실용화(그림 4) 등 새로운 치료법이 창출되어 보다 안전한 수술이 가능해졌다.

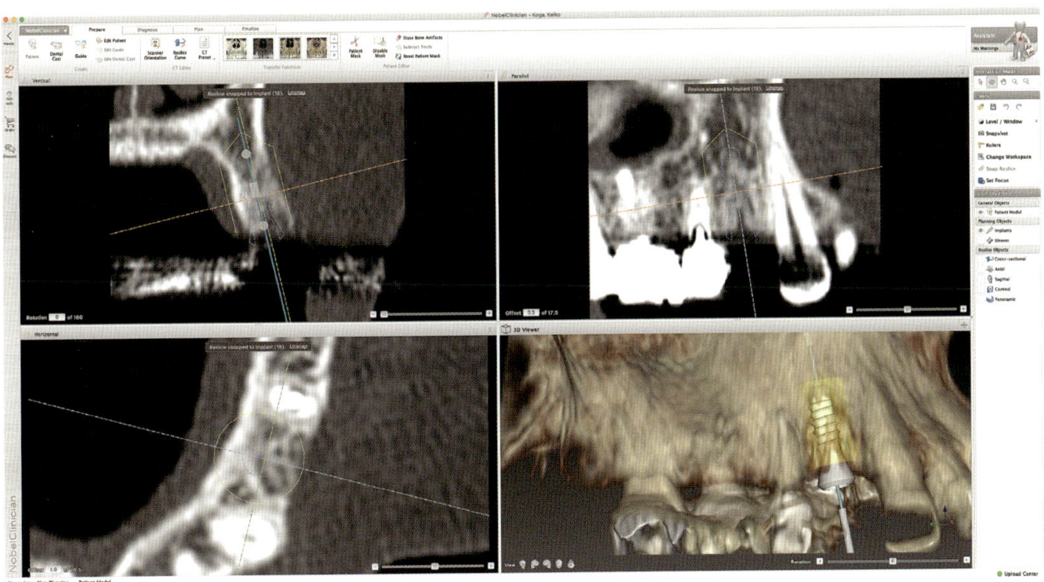

그림 1. 임플란트 식립 시뮬레이션 소프트웨어.

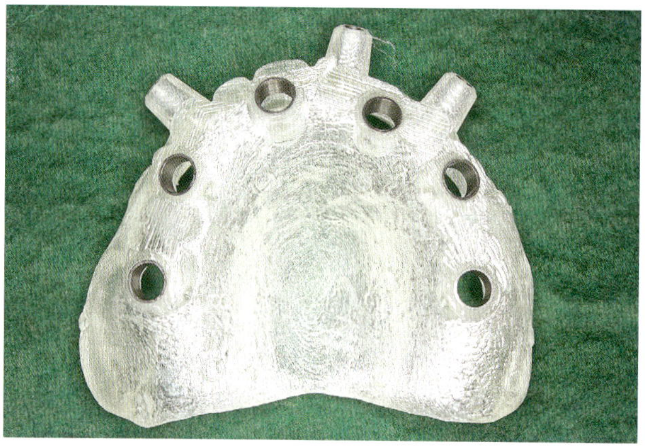

**그림 2.** 시뮬레이션 소프트웨어로 제작된 임플란트 식립 수술용 가이드.

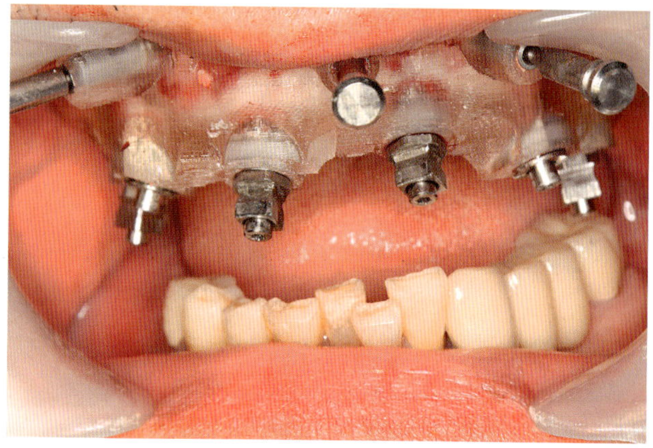

**그림 3.** 수술용 가이드를 이용한 임플란트 식립 수술.

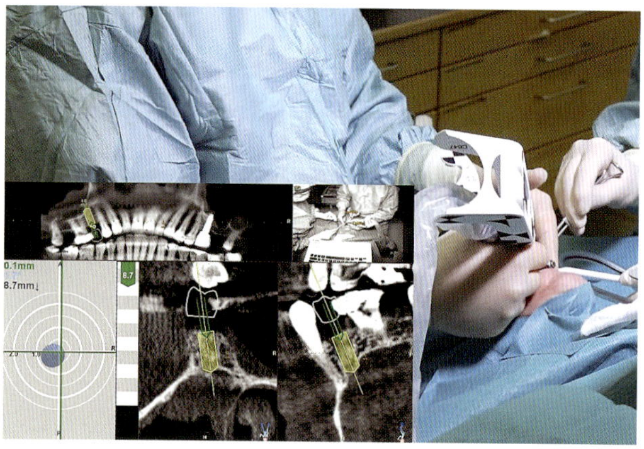

**그림 4.** 임플란트 식립 수술용 내비게이션 시스템.

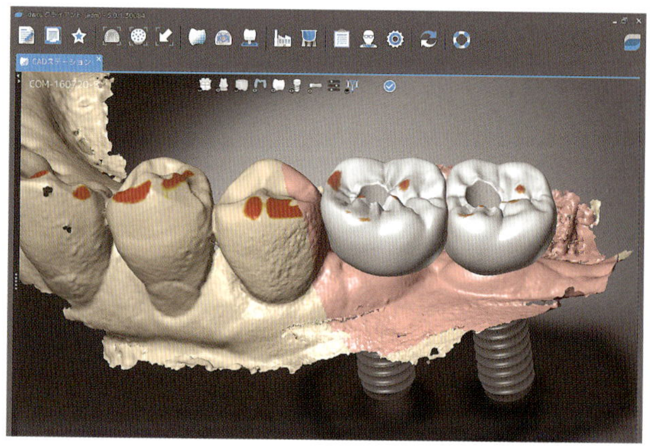

**그림 5.** CAD 시스템을 이용한 임플란트 상부 구조 디자인.

임플란트 상부 구조의 제작에서도, CAD/CAM을 이용한 제작이 널리 보급되어 기존의 치과기공 워크플로를 대신하려고 한다(그림 5). 또한 구강 내 스캐너를 이용한 디지털 인상법의 보급으로 디지털 워크플로의 테두리는 기공뿐만 아니라 임상 기술까지 확대되어, 디지털 인상을 통한 임플란트 상부 구조 제작도 가능해졌다.

## 2. 임플란트 치료에서 디지털 인상법의 활용

근래 더 정확하고 합리적으로 임플란트 식립을 시뮬레이션하기 위해, CT에서 얻은 DICOM 데이터와 모형을 스캔해 얻어진 치열 및 점막의 삼차원 형태 데이터(STL: stereolithography)가 소프트웨어에서 통합 이용되었다. 악골의 DICOM 데이터와 치열 및 결손부 치조제 형태의 STL 데이터를 통합함으로써, 악구강 형태를 더 정확하게 재현할 수 있을 뿐만 아니라 CAD 소프트웨어의 진단용 왁스업에 의해 보철 주도형으로 식립 위치를 결정하거나, 수술용 가이드를 디자인하는 것도 가능해졌다.

여기서 디지털 인상을 이용해 직접 구강 내를 스캔하면, 모형 제작이나 모형 스캔과 같은 순서를 거치지 않고 이 모든 것이 가능해진다. 다시 말해서 탄성 인상재를 사용한 인상채득, 석고 모형 제작, 모형 스캔의 작업이 불필요해지고, CT 스캔, 구강 내 스캐닝, 식립 계획, 수술용 스텐트의 디자인·제작, 가이드 수술까지를 완전 디지털 워크플로로 수행할 수 있게 된다.

물론 임플란트 식립 후의 상부 구조 제작 과정에서도 디지털 인상법은 유용해, 기존 방법에서 사용되는 개인

트레이나 인상용 코핑, 인상재, 관련 기공용 컴포넌트 등이 필요 없게 된다. 그것뿐만 아니라, 기존 방법에서는 식립된 임플란트에 인상용 코핑을 체결한 다음 개인 트레이로 인상을 채득하기 때문에, 특히 상·하 거리가 좁은 대구치 부위 임플란트의 인상채득은 환자에게는 큰 부담을 강요하는 경우가 자주 있었지만, 구강 내 스캐너를 이용하게 되어 이러한 불쾌감을 크게 개선할 수 있게 되었다[1].

## 3. 임플란트 치료에 디지털 인상법을 응용할 때 유의할 점

임플란트 치료에 디지털 인상법을 응용할 때 유의할 점은, 첫 번째로 그 인상 데이터의 정밀도·정확도에 대한 문제이다. 기본적으로 치근막이 있는 자연치의 치관을 수복하는 경우와 달리 임플란트 보철에서는 높은 정밀도·정확도가 요구되고, 특히 여러 개를 연결하는 나사 고정 상부 구조를 제작할 때는 주의를 필요로 한다.

### 1) 인상 데이터의 정밀도·정확도

인상채득의 범위가 작은 경우에서는, 디지털 인상법의 정밀도·정확도가 모두 실리콘 인상재를 사용한 기존 방법과 비교해 동등하거나 더 뛰어나지만[2], 인상채득의 범위가 넓어 전악에 이르면 모두 저하하는 것으로 보고되어 있다[3]. 따라서 2~3치아 정도의 소수치 결손 임플란트 상부 구조의 제작에서는, 높은 정밀도·정확도가 요구되는 나사 고정 상부 구조라도 임상적으로 적용할 수 있지만, 다수 치아 결손의 long span 증례에서는 디지털 인상법 단독으로 상부 구조를 제작하기 어렵다. 실리콘 인상재를 사용한 기존 방법에서도 인상 범위가 커지면 같은 경향이 나타나지만, 기존 방법에서는 금속을 이용해 상부 구조의 프레임을 제작하고 나서 분할해 납착함으로써 인상 오차를 보증하는 방법이나 verification index를 이용해 프레임을 제작하는 방법 등으로 대응할 수 있고, 이런 워크플로는 이미 확립되어 있다.

디지털 인상법에서도 아날로그 방법을 병용해, 다시 말해서 verification index를 별도 제작하고 verification index 모델에서 타이타늄 베이스와 상부 구조를 접착하는 방법으로 대응하는 것은 가능하다. 필자들도 소수치 결손이라도 보다 고도의 적합 정밀도가 요구되는 나사 고정 상부 구조를 지르코니아로 제작해 연결하는 경우에는, 인상 정밀도의 문제뿐만 아니라 지르코니아를 소결할 때의 치수 변화의 영향도 생각해 위의 방법을 이용하는 경우가 많다(122쪽의 '증례' 참조). 앞으로 이런 아날로그 기술을 병용하는 방법이 표준화될 것으로 예측된다.

### 2) 스캔 패스(Scan path)

임플란트 치료에 디지털 인상법을 응용할 때 두 번째로 유의할 점은 스캔 패스이다. 구강 내 스캐너의 각 기종에는 제조사가 완전 유치악 치열의 인상채득을 상정한 추천 스캔 패스를 제시하고 있는데, 대부분 기종에서 최후방 구치의 교합면을 시작점으로 해 교합면을 근심으로 이동하면서 연속적으로 스캔하는 것을 추천하고 있다. 하지만 임플란트 치료의 디지털 인상법에서는 평탄한 결손 치조제와 높낮이 차이가 있는 스캔 보디가 대상이 되기 때문에, 추천 스캔 패스를 따라 스캔 보디의 교합면을 기점으로 하여 근심으로 이동하려고 하면 이미지의 연속성이 없어져 촬영이 어려운 경우가 있다(그림 6). 따라서 스캔 보디와 결손 치조제를 촬영할 때는, 스캔 보디의 교합면을 포함한 설측(혹은 협측)에서 스캐닝을 시작해, 스캔 보디와 결손 치조제가 동일 촬영 범위에 들어가도록 한다(그림 7). 촬영과 함께 얻은 상을 확인하면서 데이터가 누락된 부위에 대해서는 추가 촬영을 하지만, 이러한 조작들은 일시 정지, 중단 및 복귀의 기능을 이용하지 않고서 일련의 조작으로서 시행하는 것이 바람직하다. 또한 디지털 인상법에서는 촬영된 작은 범위의 이미지를 연결해 삼차원 형태 데이터를 구축하기 때문에, 인상채득의 범위가 넓어짐에 따라 오차의 축적이 커진다. 특히, 결손 치조제에서는 형태가 평평하기 때문에 이미지의 연결에서 기인하는 오차가 축적하기 쉬워 주의를 필요로 한다.

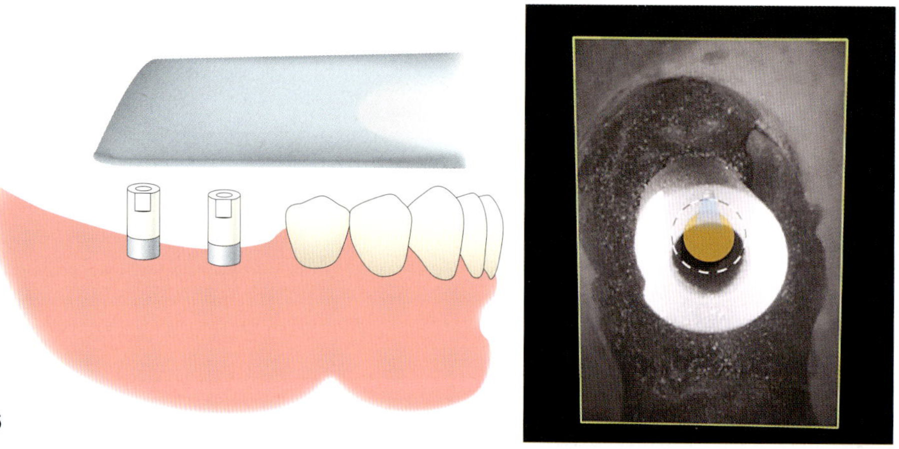

6

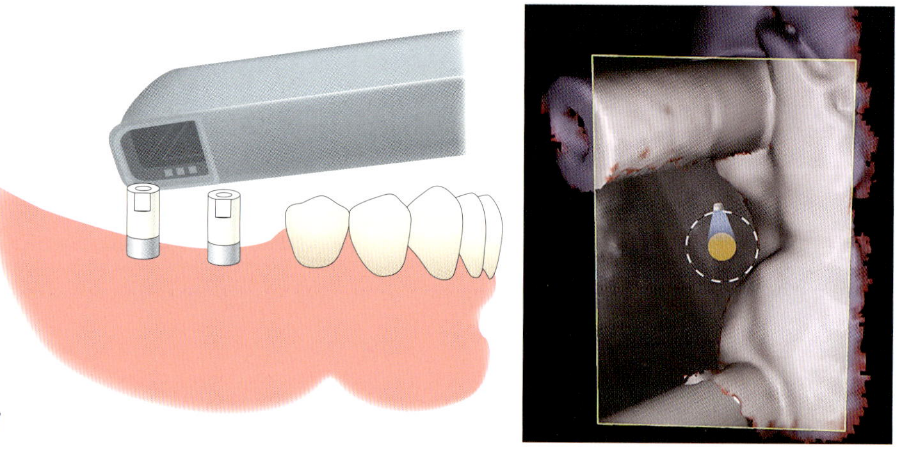

7

**그림 6, 7.** 스캔 보디를 사용한 임플란트의 구강 내 스캔. 스캔 보디의 교합면을 기점으로 하여 근심으로 이동하려고 하면 이미지의 연속성이 없어져 촬영이 어려운 경우가 있다(그림 6). 스캔 보디와 결손 치조제를 촬영할 때는, 스캔 보디의 교합면을 포함한 설측(혹은 협측)에서 스캐닝을 시작해, 스캔 보디와 결손 치조제가 동일 촬영 범위에 들어가도록 한다(그림 7).

## 임플란트 식립 수술에서 디지털 인상법의 응용

### 1. 디지털 인상과 CT의 매칭에 의한 수술용 가이드 제작과 식립즉시수복에 대한 응용(그림 8)

앞에서 서술한 것과 같이 구강 내 스캐너를 이용해 구강 내를 직접 스캔하면, 모형 제작 등의 과정을 거치지 않고 진단용 왁스업을 하거나 수술용 가이드를 설계할 수 있다. 여기서는 전치부 심미장애 환자에게 디지털 인상법을 이용해 수술용 가이드를 제작하고, 이것을 사용해 임플란트를 식립한 후에 식립즉시수복을 위한 provisional restoration을 제작한 증례를 제시한다.

### 2. 증례 개요

**주소:** #13 결손에 기인하는 심미불량

**진단:** #13 결손에 기인하는 심미장애

**개요:** 환자는 24세의 여성. #13 결손으로 인한 심미불량을 주소로 내원했다. #13에 해당하는 부위에는 유치인 #53이 1개월 전까지 남아 있었는데, 치관이 파절되어 근처 치과의원에서 진찰했을 때 보존 불가로 진단되었으므로, 임플란트 보철을 희망해 내원했다(그림 9, 10).

### 3. 디지털 인상과 CT의 매칭에 의한 수술용 가이드의 제작

#13에 해당하는 부위의 근·원심 폭이 반대쪽의 #23과 비교해 좁았기 때문에, 먼저 구강 내 스캐너(TRIOS3: 3Shape)를 이용해 디지털 인상을 채득하고, 체어사이드에서 스캔 소프트웨어를 이용한 간이 진단용 왁스업을 통해

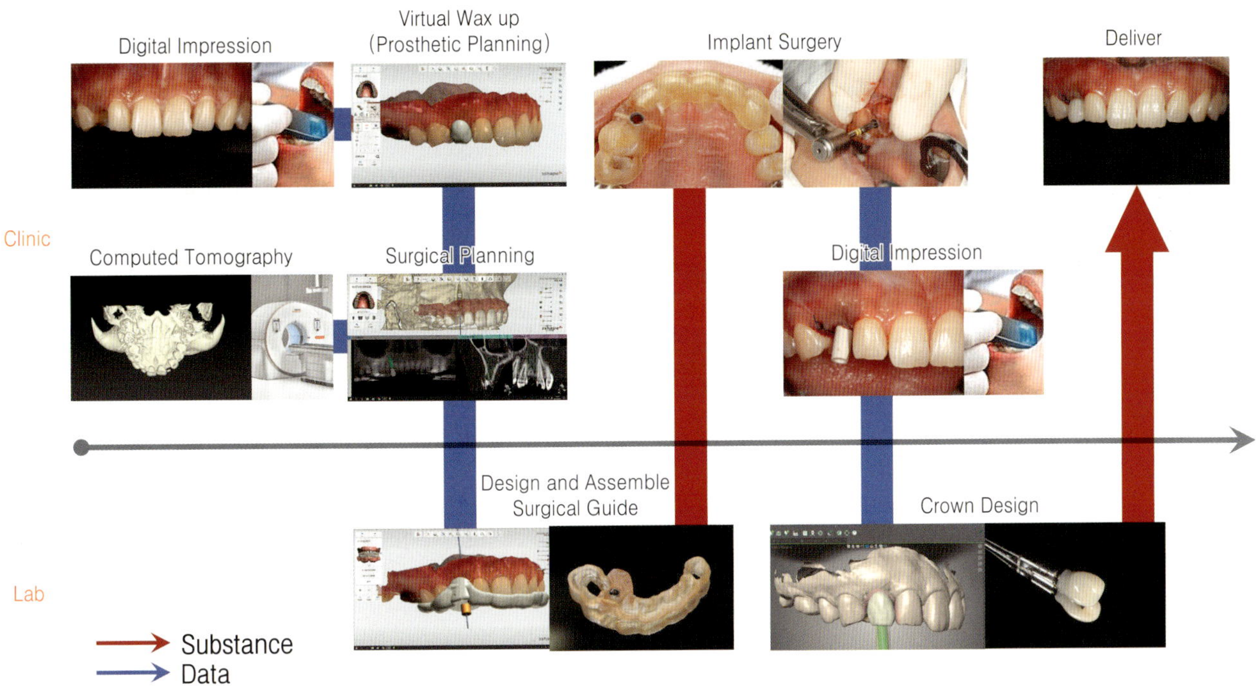


**그림 8.** 디지털 인상과 CT의 매칭에 의한 수술용 가이드 제작과 식립즉시수복에 대한 응용의 워크플로.

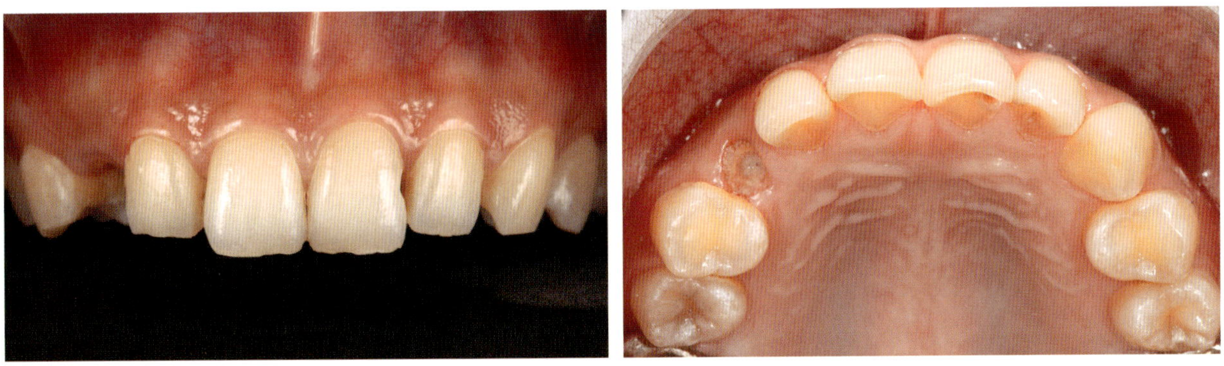

**그림 9, 10.** 초진의 구강 내.

치관 형태의 심미성을 확인했다(그림 11). 파노라마 방사선사진 및 CT를 촬영하고 진단했는데 #13이 매복되어 있고, #13에 해당하는 부위에는 유치의 치근이 남아 있었다.

3Shape의 임플란트 통합 플랫폼인 'Implant Studio'에서, 디지털 인상법으로 얻은 삼차원 형태 데이터와 치관 형태의 가상 왁스업, CT상을 통합해, 임플란트의 식립 위치·방향·길이·깊이를 시뮬레이션했다(그림 12).

치조골은 협설 폭과 고경이 모두 임플란트 식립에는 충분했지만, 근·원심 폭이 좁았기 때문에 Straumann bone level implant NC의 지름 3.3mm, 길이 14mm를 선택했다. #12와 #14의 중간이면서 상부 구조의 설면 기저결절 부근에 access hole을 형성하고, 임플란트 끝과 매복한 #13과의 접촉을 피하도록 식립을 시뮬레이션했다.

계속해서 같은 소프트웨어에서 치아 지지형 수술용 가이드를 설계해(그림 13), 최종적으로는 3D 프린터로 수지를 조형해 드릴 가이드용 링을 장착하고 수술용 가이드를 완성했다(그림 14). 구강 내에 시적했을 때 양호한 적합을 얻었기 때문에, 이 가이드를 이용해 식립 수술을 하고 35N 이상의 식립 토크를 얻었다(그림 15~17).

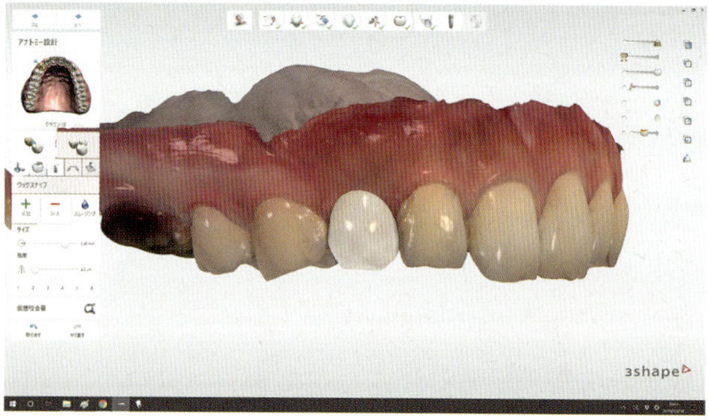


그림 11. 스캔 소프트웨어를 이용한 간이 진단용 왁스업을 통해 치관 형태의 심미성을 확인했다.

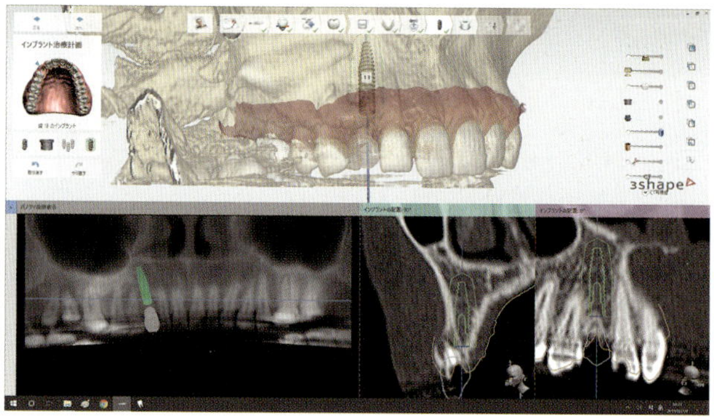


그림 12. 임플란트 식립 시뮬레이션.

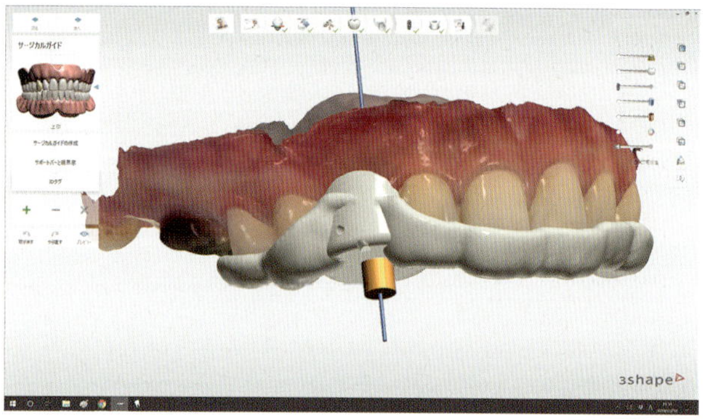


그림 13. 치아 지지형 수술용 가이드 설계.

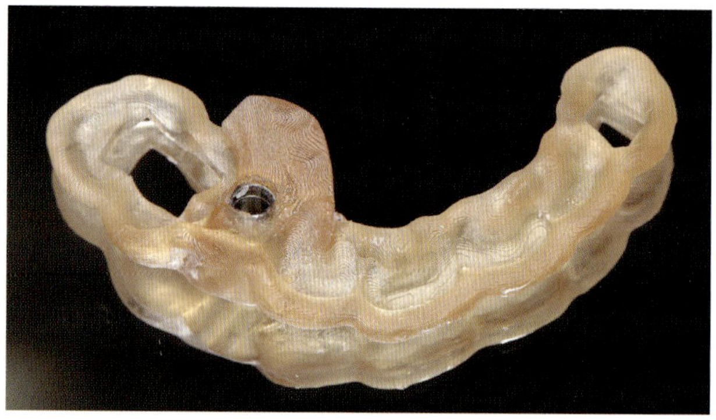

그림 14. 3D 프린터로 수지를 조형해 제작한 수술용 가이드.

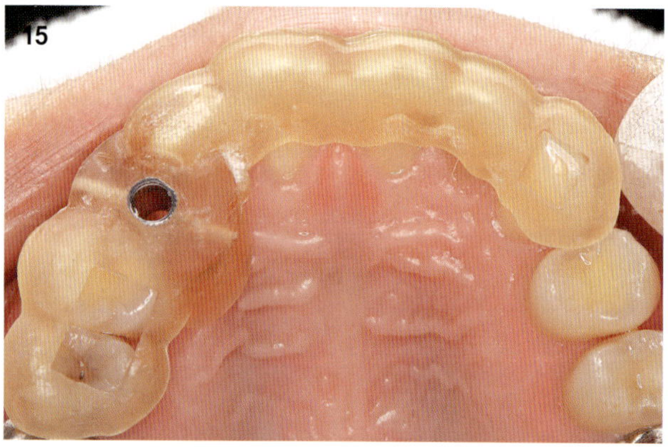


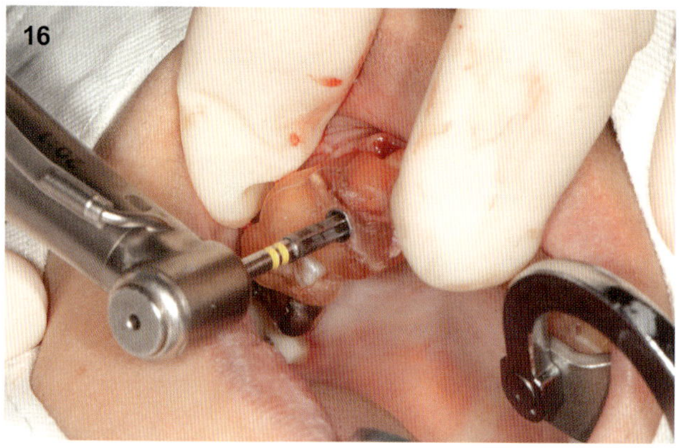


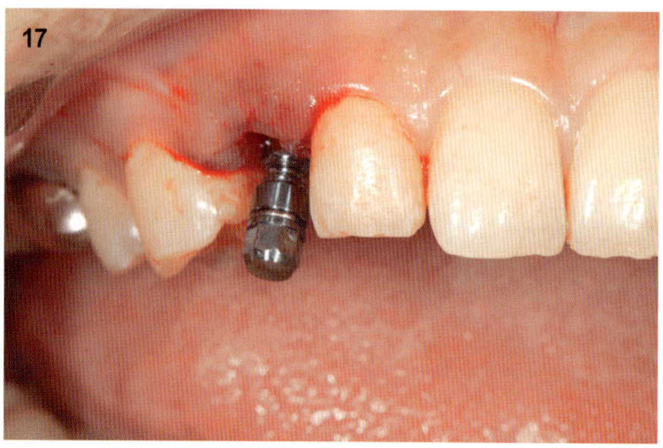


그림 15~17. 제작한 수술용 가이드를 이용한 임플란트 식립 수술. 35N 이상의 식립 토크를 얻었다.

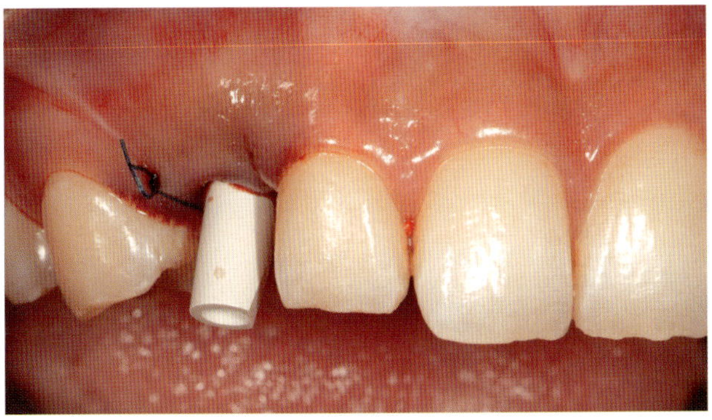

**그림 18.** 임플란트 식립 수술 직후에 체결된 스캔 보디.

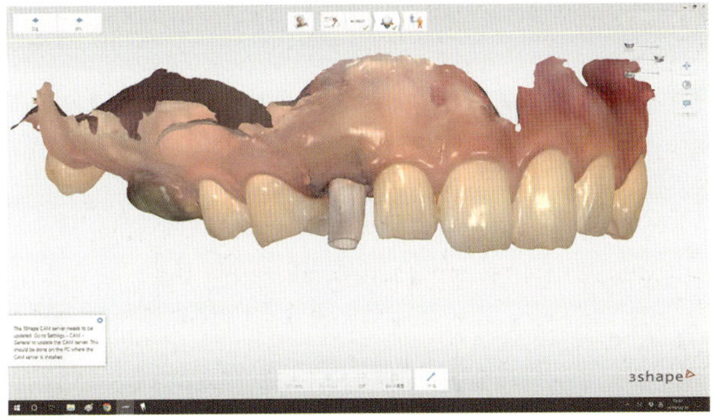

**그림 19.** 임플란트 주위를 삭제해 재촬영하고 삼차원 형태 데이터를 갱신한다.

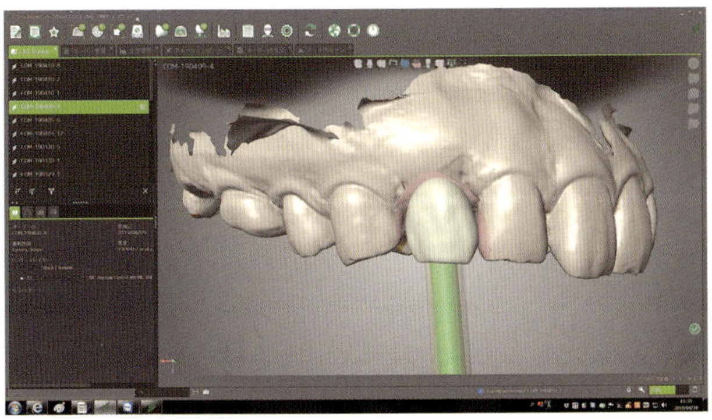

**그림 20.** Provisional restoration 디자인.

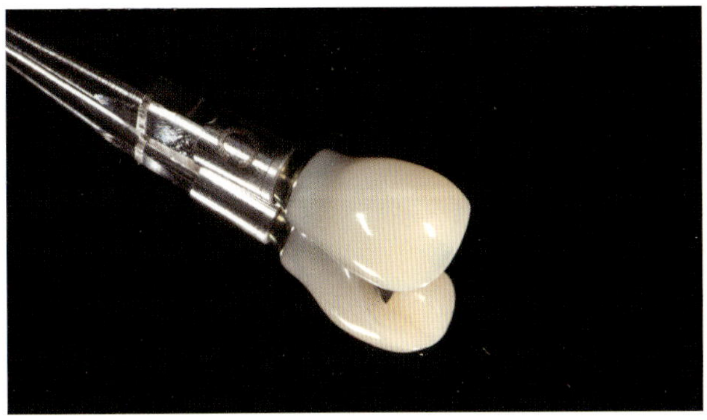

**그림 21.** 완성된 provisional restoration.

## 4. Provisional restoration 제작

임플란트 식립 수술 직후에 임플란트에 스캔 보디를 체결하고(그림 18), 술전에 촬영한 디지털 인상의 형태 데이터에서 임플란트를 식립한 결손 치조제 주위를 삭제해, 임플란트 주위만을 재촬영하고 삼차원 형태 데이터를 갱신했다(그림 19).

이들을 STL 데이터로써 CAD 소프트웨어에 송신한 후, provisional restoration을 디자인해(그림 20) polymethyl methacrylate(PMMA) 디스크로 절삭 가공한 후, 조정과 연마하고 타이타늄 베이스와 접착해 완성했다(그림 21).

완성된 provisional restoration을 구강 내에 시적하고, 통법에 따라 인접면 접촉점을 조정한 후 순측의 contour를 조정했다. 식립즉시수복인 것을 감안하여 교합접촉은 교두감합위와 측방위를 모두 부여하지 않고, 되도록 이개하도록 조정해 장착했다(그림 22).

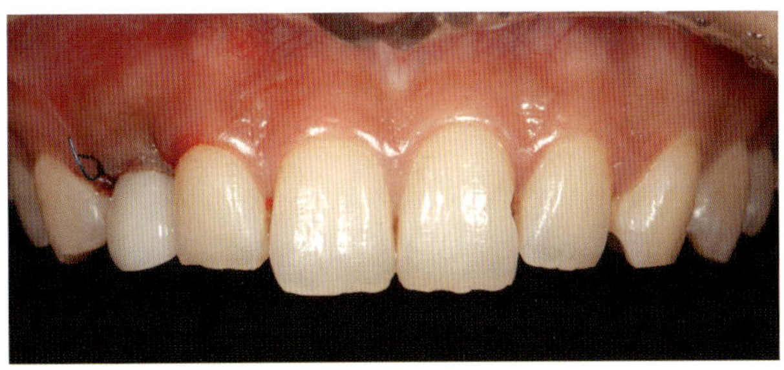

**그림 22.** 구강 내에 장착된 provisional restoration.

## 5. 고찰

예전에 즉시 provisional restoration을 제작하기 위해서는, 수술 직후에 완전히 지혈되지 않은 구강 내에서 즉시중합레진과 타이타늄 임시지대주를 사용한 번잡한 작업을 필요로 했지만, 디지털 인상법에서는 구강 내에서 하는 작업은 스캔 보디를 체결하고 임플란트 주위를 재촬영할 뿐이고, 이후의 작업은 모두 소프트웨어에서 할 수 있다. 또한 PMMA를 이용해 CAM으로 제작하기 때문에 즉시중합레진보다 표면 질감이나 물성에 뛰어나고 고품질의 provisional restoration을 장착할 수 있다는 장점도 있다.

## 임플란트 상부 구조 제작에 구강 내 스캐너의 응용

### 1. 구강 내 스캐너를 이용한 나사 고정 임플란트 상부 구조의 제작 예(그림 23)

구강 내 스캐너를 이용한 디지털 인상법이 보급되기 시작해, 임플란트 상부 구조 제작에 대한 응용도 계속 보급되고 있다. 그리고 구강 내 스캐너를 이용한 디지털 인상법에서는, CAD/CAM 시스템과 병용함으로써 치료기간의 단축, 환자의 신체적 부담 경감, 재료비 삭감 등을 기대할 수 있다.

여기서는 임플란트에 스캔 보디를 체결해 얻은 디지털 인상 데이터로부터 나사 고정 임플란트 상부 구조를 제작한 증례를 제시해, 임플란트 상부 구조 제작의 디지털 워크플로를 설명한다.

### 2. 증례 개요

**주소:** #46, 47 결손에 기인하는 저작곤란

**진단:** #46, 47 결손에 기인하는 저작장애

**개요:** 환자는 56세의 여성. #46, 47 결손에 기인하는 저작곤란을 주소로, 그 부위에 임플란트 치료를 희망해 가까운 치과의원의 소개로 내원했다. 파노라마 방사선사진 및 CT를 촬영해, 임플란트 식립 시뮬레이션 시스템에 의한 진단에 기초하여, #46, 47에 Straumann Bone Level, 지름 4.8mm, 길이 10mm의 임플란트를 식립하기로 했다.

### 3. 나사 고정 임플란트 상부 구조의 제작

2개월의 치유 기간 후에 SRA 지대주를 체결하고(그림 24), 스캔 보디를 장착해 구강 내 스캐너(TRIOS3)로 디지털 인상을 채득했다(그림 25). 같은 날에 인상용 코핑

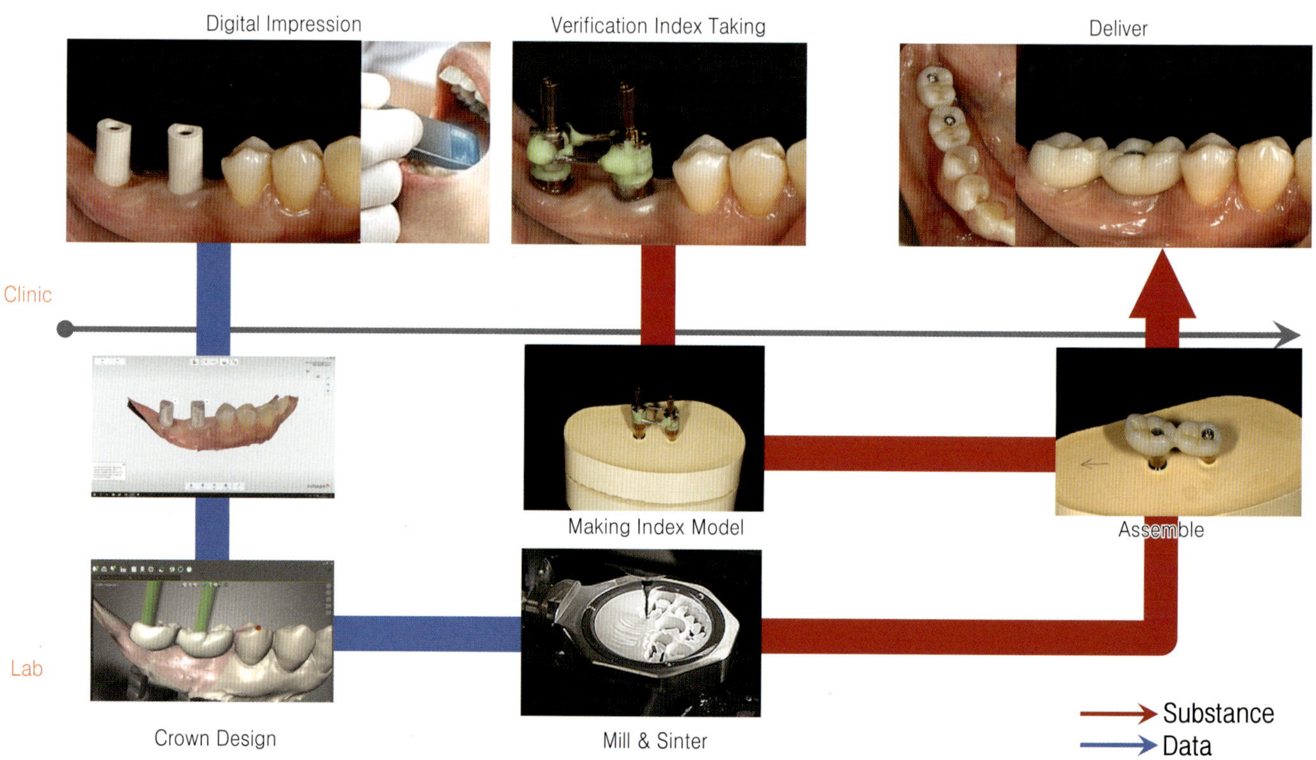


그림 23. 구강 내 스캐너를 이용한 나사 고정 임플란트 상부 구조 제작의 워크플로.

을 체결하고 즉시중합 패턴 레진으로 연결해(그림 26), verification index 모형을 제작했다(그림 27).

먼저 디지털 인상의 스캔 데이터를 토대로 CAD/CAM에서 제작한 PMMA 크라운과 타이타늄 베이스를 verification index 모형에서 접착해, provisional restoration을 완성했다(그림 28). Provisional restoration의 장착으로 임플란트 주위 점막의 형태가 안정된 후, 소프트웨어에서 먼저 촬영한 디지털 인상 중 임플란트 주위 점막 부위만을 삭제하고, provisional restoration 철거 후 주위 점막의 형태를 촬영해 갱신했다(그림 29, 30). 이 데이터로 최종 보철물을 재설계해(그림 31), CAD/CAM으로 제작한 풀 지르코니아 크라운과 타이타늄 베이스를 verification index 모형에서 접착해 완성하고, 구강 내에 장착했다(그림 32, 33).

## 4. 고찰

이 증례에서는 풀 지르코니아 크라운과 타이타늄 베이스 접합면을, 먼저 제작한 verification index 모형에서

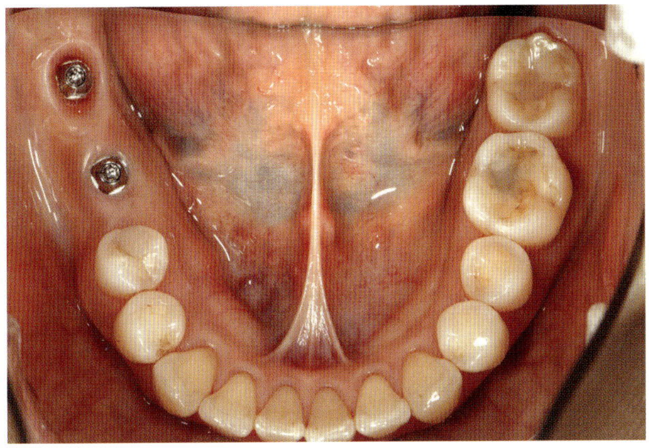

그림 24. 2개월의 치유 기간 후, 임플란트에 지대주를 체결한다.

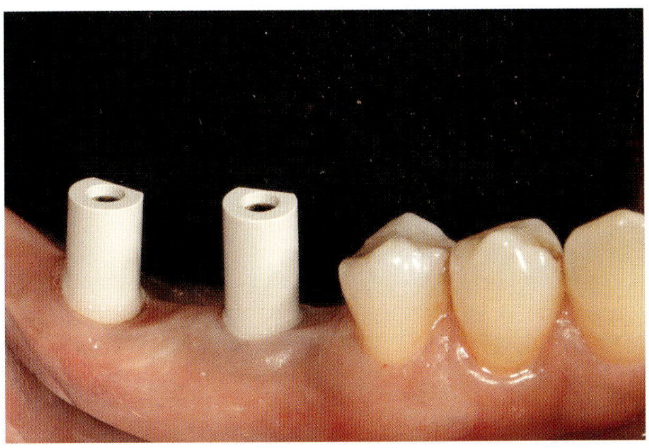

그림 25. 스캔 보디를 장착해 구강 내 스캐너로 디지털 인상을 채득한다.

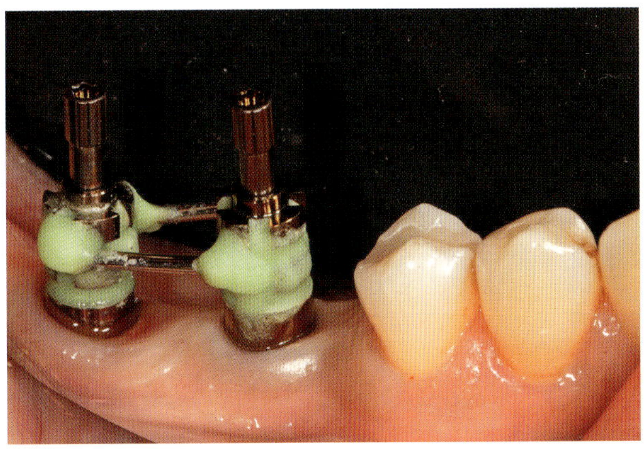

그림 26. 인상용 코핑을 체결하고 verification index를 채득한다.

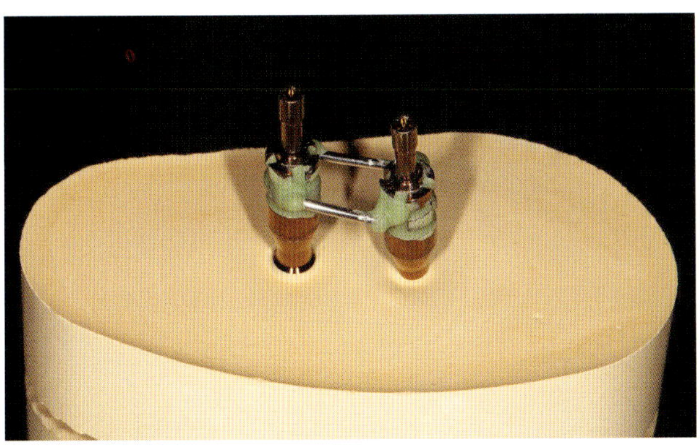

그림 27. 기공용 아날로그를 연결해 verification index 모형을 제작한다.

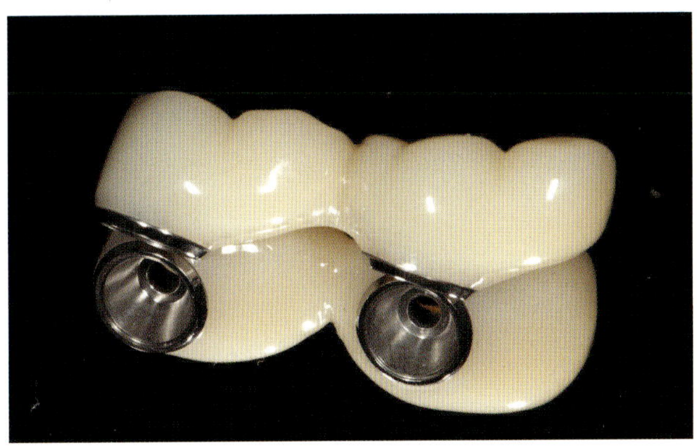

그림 28. 완성된 provisional restoration.

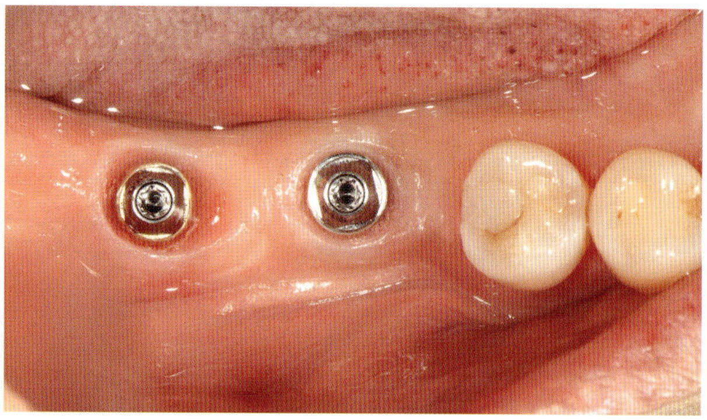

**그림 29.** Provisional restoration을 철거한다.

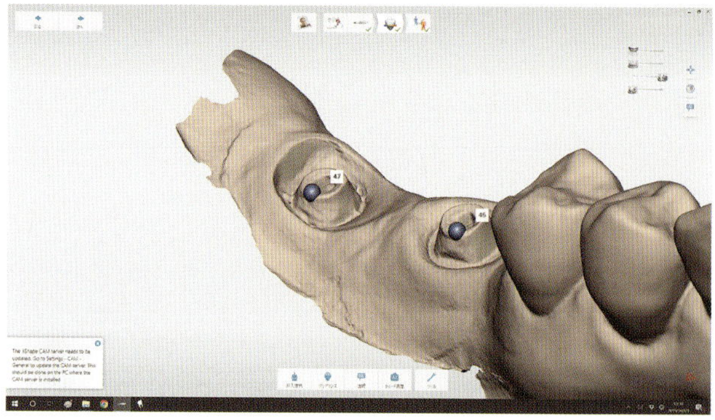

**그림 30.** 그 후 주위 점막의 형태를 재촬영해 갱신한다.

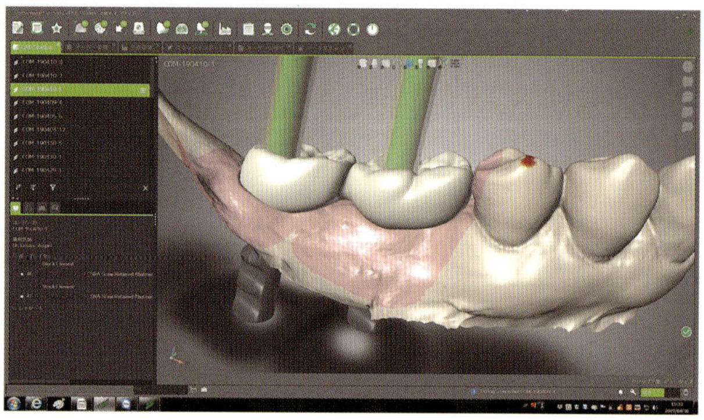

**그림 31.** 갱신된 데이터를 이용해 최종보철물에 적절한 emergence profile을 부여한다.

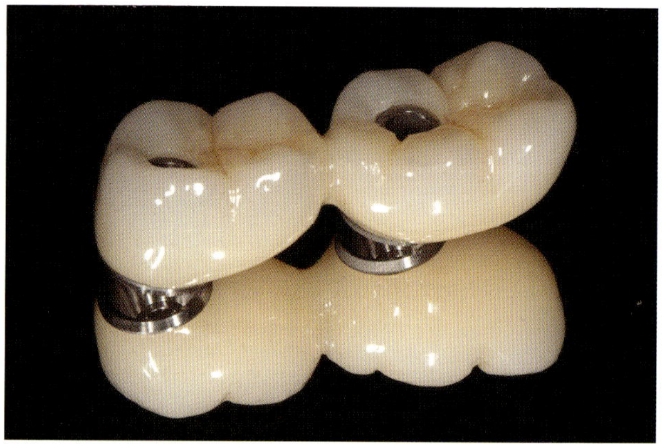

**그림 32.** 완성된 최종보철물.

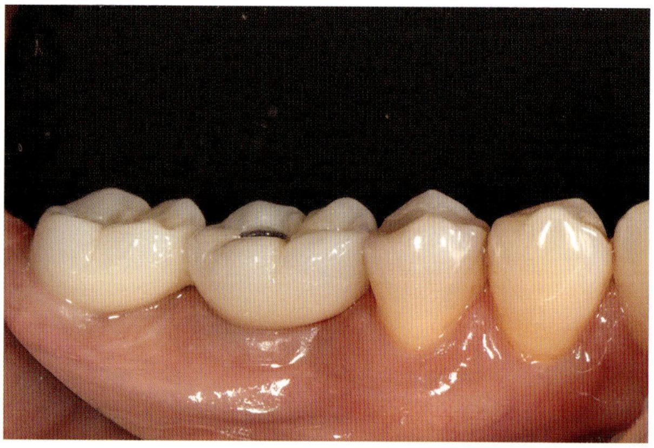

**그림 33.** 구강 내에 장착된 최종보철물.

조정했다. 또한 타이타늄 베이스와 풀 지르코니아 크라운의 최종적인 고정도 verification index 모형에서 접착성 레진을 이용해 시행했다. 이 증례와 같은 소수치 결손의 디지털 인상 정밀도·정확도에 대해서는 담보되었다고는 하지만, 지르코니아를 소결할 때의 수축에 따라 치수 정밀도에 오차가 발생할 염려가 있다. 필자들은 여러 개의 나사 고정 상부 구조를 연결할 때, verification index 모델에서 마무리 작업을 하고 있다.

## 임플란트 치료에서 디지털 인상법의 향후 과제

앞에서 서술한 것처럼, 디지털 인상법은 실리콘 인상재를 사용한 기존 방법과 비교하면 인상채득의 범위가 넓어지고 전악에 이르면 정밀도가 저하하는 것으로 알려져, 다수 치아 결손에서 나사 고정 상부 구조의 임상 응용은 추천되지 않는다. 또한 다수 치아 결손으로 잔존치에 의한 교합접촉이 상실된 증례는 교합채득도 어려워, 크라운·브리지 치료에서 디지털 인상법이 제한을 받는 경우와 같다.

임플란트 치료에서 디지털 인상법의 제한으로서 하

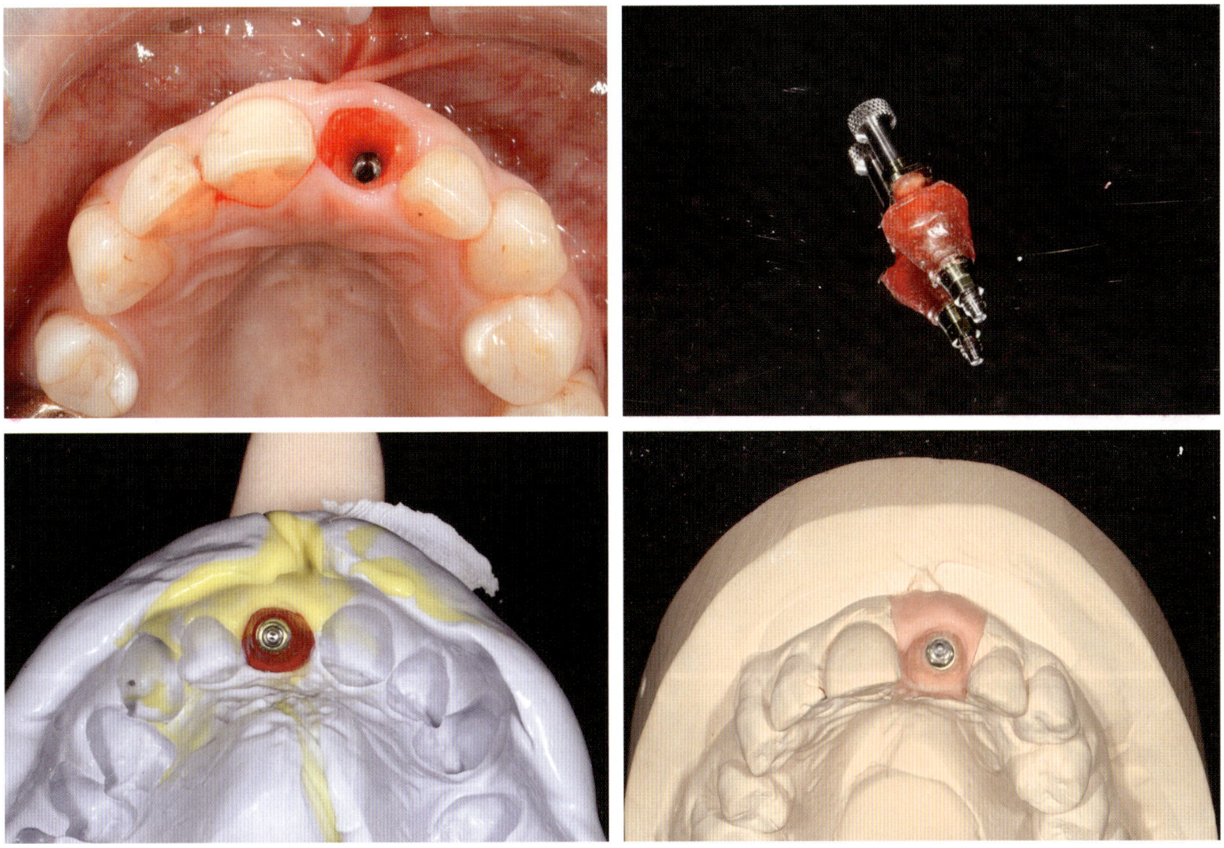

**그림 34.** 기존 방법에서 맞춤 인상용 코핑을 이용한 emergence profile 재현 방법의 예.

나 더 생각할 수 있는 것은, provisional restoration으로 얻은 치은 scallop 형태의 인상채득을 들 수 있다. 최적화된 emergence profile을 최종보철물에 재현하기 위해서, 기존 방법에서는 맞춤 인상용 코핑을 이용해 provisional restoration의 profile을 작업용 모형에 재현했다(그림 34).

디지털 인상법에서는 provisional restoration 철거 후에 주위 점막의 형태를 촬영해 치은의 scallop 형태를 얻는데, 주위 점막의 형태는 provisional restoration의 철거 직후에 변화하고, 또한 깊은 부분의 스캔이 어렵다는 등의 제한이 있는 것이 현실이다. 따라서 provisional restoration의 emergence profile 형태 데이터를 디지털화해 최종 보철물의 디자인에 이용할 수 있으면 합리적인데, 현재 provisional restoration의 정보를 참조하여 치관 형태를 디자인하는 것은 가능하지만 그것은 구강 내에 노출한 부분의 형태 정보에 한정되어 있어, 치은연하의 emergence profile을 참조하는 기능은 CAD 소프트웨어나 구강 내 스캐너의 소프트웨어에는 아직 없다. 다수 치아 결손에서 디지털 인상법의 제한에 비해, emergence profile의 부여에 관한 제한 사항은 소프트웨어의 개량으로 한꺼번에 해결될 가능성이 있어, 앞으로의 개발이 기대된다.

## 참고문헌


1) Schepke, U., Meijer, H. J. A., Kerdijk, W., Cune, M. S.: Digital versus analog complete-arch impressions for single-unit premolar implant crowns : Operating time and patient preference. *Journal of Prosthetic Dentistry*, **114**, 403-406. e1., 2015.

2) Ender, A., Attin, T., & Mehl, A.: In vivo precision of conventional and digital methods of obtaining complete-arch dental impressions. *Journal of Prosthetic Dentistry*, **115**, 313-320, 2016.

3) Imburgia, M., Logozzo, S., Hauschild, U., Veronesi, G., Mangano, C., & Mangano, F. G.: Accuracy of four intraoral scanners in oral implantology : A comparative in vitro study. *BMC Oral Health*, **17** : 1-13, 2017.

# 4. 교정치료에서 구강 내 스캐너의 유용성과 사용법

의료법인 esmile 국제교정치과(오사카 시 덴노지 구)
Hirohide Arimoto(有本博英)

## 구강 내 스캐너 도입까지의 경위

### 1. Invisalign으로의 이행

필자가 구강 내 스캐너를 도입한 계기는 마우스피스 교정장치(invisalign, 약기법 대상 외)를 이용한 교정치료를 시작하게 된 것에 있다.

Align Technology가 invisalign을 발표한 것이 2001년이고, 일본에서 서비스를 시작한 것은 2006년이다. 당시 필자도 도입 코스를 수강했지만, 치료 시작까지의 번잡함이나 소프트웨어 사용의 어려움, 장치의 비용 그리고 무엇보다도 임상의 질 등 여러 이유로 이때 곧바로 invisalign 치료를 시작하지는 않았다.

그 후 aligner의 소재나 어태치먼트의 개발 등으로, 그 질도 충분하다고 생각되는 증례를 보게 되었다. 따라서 다시 invisalign 치료를 시험해 보려고, 우선은 나 자신의 인상을 채득해 나로서는 4번째의 교정치료를 invisalign으로 시작한 것이 2013년 말이었다.

필자는 교정과 대학원을 졸업한 후, Molar Oriented Orthodontics(MOO)라는 구치의 위치 중심으로 한 교정치료를 해 왔다. 만약 이 MOO의 치료를 invisalign으로 달성할 수 없었다면, 새로운 장치에 달려드는 일은 없었을 것이다. Invisalign은 기존의 멀티 브래킷과는 완전히 다른 마우스피스형 교정장치로, 와이어의 병용을 거절한 환자에게 치료를 시작했다. 그 결과 2015년부터는 거의 모든 증례를 invisalign으로 치료하고, MOO의 치료에 충분히 적용할 수 있다고 느끼고 있다(그림 1, 2).

### 2. Invisalign 치료의 과정과 구강 내 스캐너

Invisalign 치료는 기존의 교정치료와는 다른 과정으로 이루어진다. 그 차이는 다음과 같다.

1) 증례 제출
2) Clincheck 소프트웨어를 사용한 장치 디자인
3) 어태치먼트 설치나 IPR(interproximal reduction) 등의 임상 조작
4) 환자 동기를 높게 유지하는 것

2)의 clincheck을 사용한 장치 디자인에 대해서는, 아직도 텍스트라고 부를 수 있는 것이 없어 경험을 통해 개선되어 가는 부분이 크다. 필자 자신도 BOLT 어태치먼트를 개발하거나 이동 루트 지정 방법을 궁리해, 치아 이동의 실현성이 꽤 높은 clincheck을 디자인할 수 있게 되었

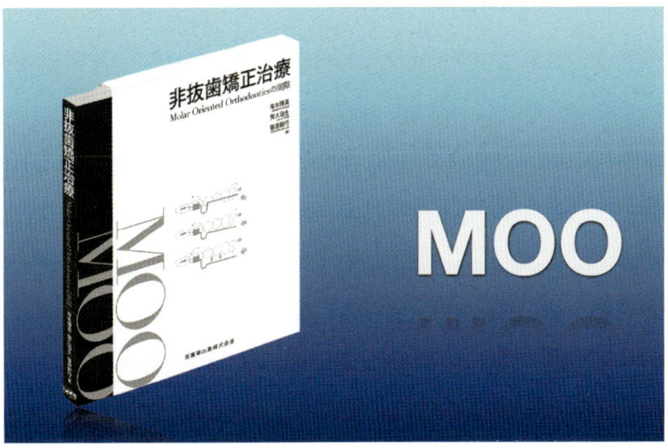


그림 1. MOO의 개요에 대해서는 2011년에 발행된 '비발치 교정치료(의치약출판)'에 정리되어 있다.

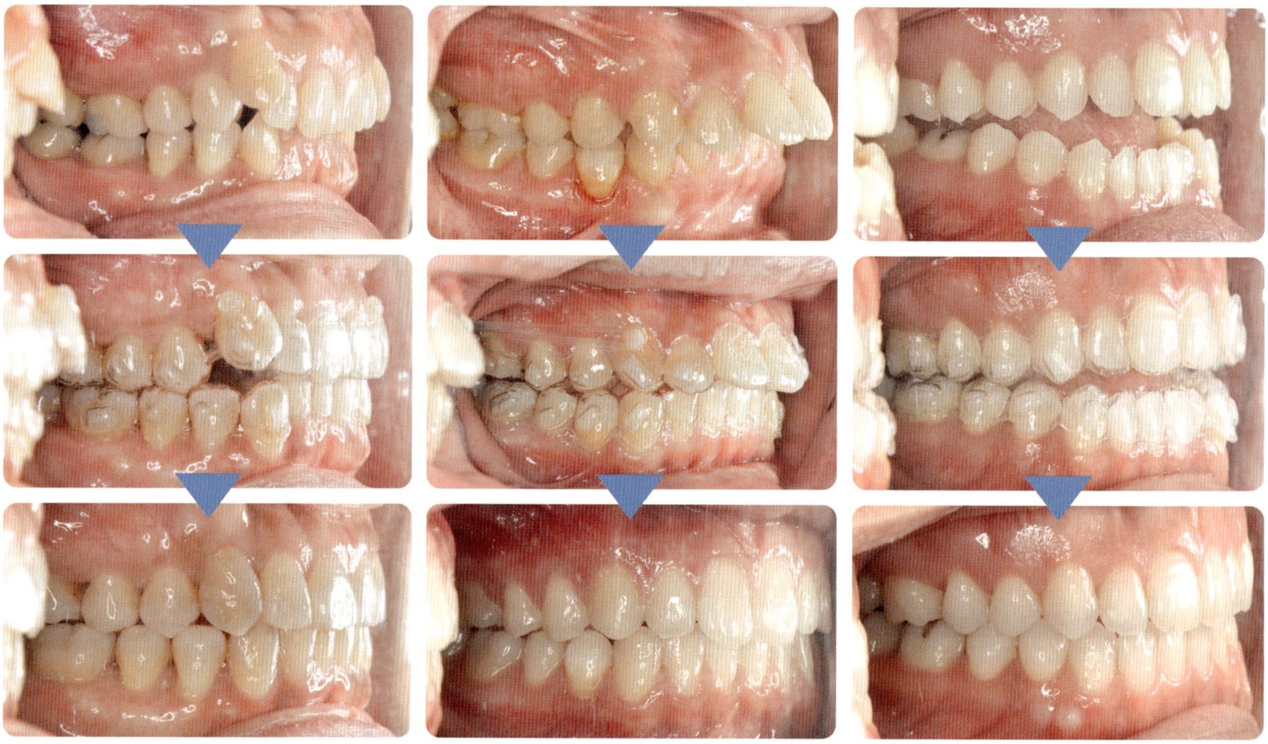

그림 2. Invisalign으로 MOO의 치료를 한 증례. 왼쪽부터 Class Ⅱ div.2, Class Ⅱ div.1, Open bite.

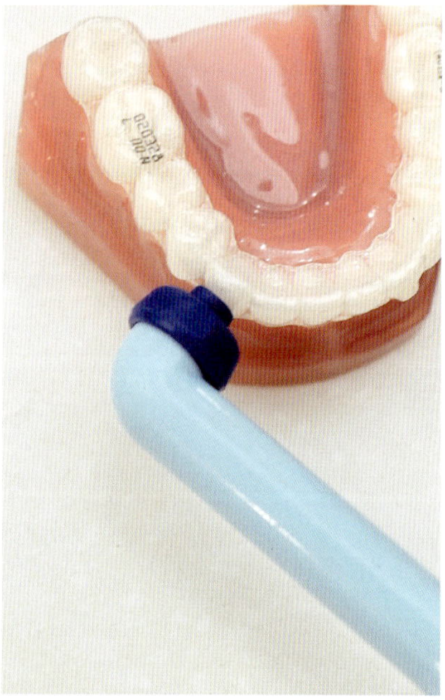

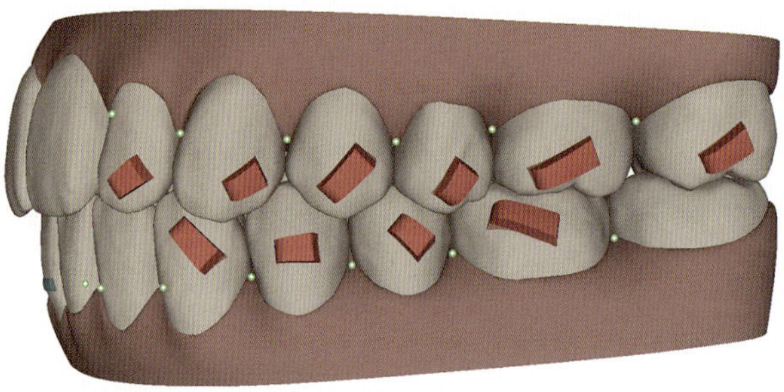

그림 3. 어태치먼트를 정밀하게 장착하기 위해 개발된 EZ 어태치먼트(Premium plus Japan)와 근·원심 이동을 위해 설치하는 BOLT 어태치먼트.

다. 또한 이것은 소프트웨어 사양의 과제이기도 하고, 앞으로 데이터양이 많아지거나 치과의사로부터의 피드백으로 더 좋은 것을 더욱 간단하게 디자인할 수 있도록 개선되어 갈 것이다.

3)의 임상 조작에 대해서는, EZ 어태치먼트의 개발로 정밀한 어태치먼트 설치의 스트레스는 꽤 줄었다(그림 3). 또한 지금까지 사용한 적도 없었던 4배의 확대경을 일상적으로 사용하게 되어, IPR이나 어태치먼트의 형태 수정, aligner의 fit check 등에 이용하고 있다.

4)의 환자 동기를 유지하는 것은, 치과의사만으로는 효

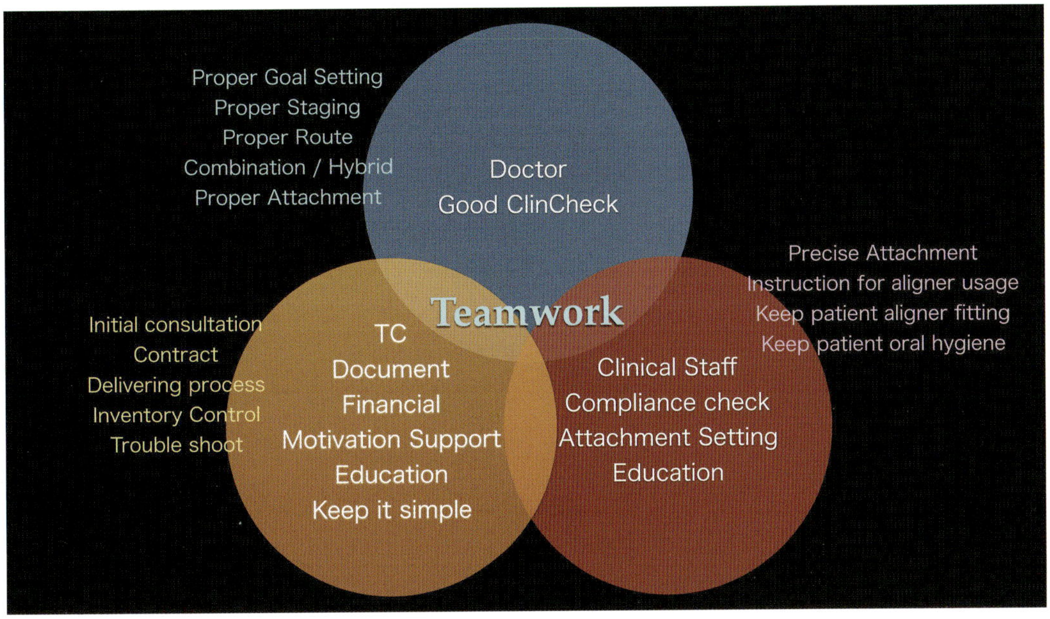


**그림 4.** Invisalign 치료는 팀 의료가 더욱 필요하다. 여기에 더해 환자가 스스로 치료에 함께 해 진행하지 않으면 성공하기 어렵다.

과를 올리기가 상당히 어렵고 스태프와 함께하는 팀의 힘에 의존하는 부분이 크다. 치과의사에 의한 장치의 설명, 스태프에 의한 사용 방법의 설명 그리고 코디네이터나 보조자, 접수를 포함한 모든 팀원이 환자를 계속 격려해 환자와 함께 치료를 성공시키는, 팀으로서 기능하도록 할 필요가 있다(그림 4).

그리고 1)의 증례 제출은, invisalign 치료를 시작하는 첫 단계다. Invisalign은 마우스피스형 교정장치의 일종으로 처음부터 디지털 데이터로 장치를 설계하기 때문에 구강 내 디지털 데이터가 필요한데, 2014년 당시에는 전악의 실리콘 인상을 직접 멕시코까지 보내 거기에서 인상면을 스캔하고 디지털 데이터화할 필요가 있었다. 교정 치과의에게 있어서 실리콘 정밀인상과는 인연이 없는 세계라고 생각했는데, 전악의 인상을 기포 없이 채득해야 한다. 게다가 환자는 부정교합으로 총생도 많다. 몇 번이고 연습했지만, 당연히 몇 번이나 실패했다. 실제로 두 번이나 인상에 실패하면 환자도 지치고 의심할 수 있다. 세 번째 인상을 채득할 때의 부담이나 스트레스는 대단하다. 물론 한 번의 인상에 필요로 하는 인상재의 비용도 꽤 든다. 만약 그것을 구강 내 스캐닝으로 직접 디지털 데이터를 얻을 수 있다면, 환자와 술자 모두 인상채득의 스트레스와 운송 시간이나 비용을 동시에 절약할 수 있게 된다.

따라서 현재 사용되고 있는 것이 구강 내 스캐너 iTero Element이다. iTero는 원래 교정치과용 석고 모형을 디지털 데이터화하는 OrthoCAD라는 소프트웨어를 판매하고 있던 Cadent가 개발한 것이다. 교정치과는 모형을 포함해 자료 보관이 필수여서, 상당한 공간이 있어야 한다. 모든 교정치과가 자료 보관 장소 때문에 골치를 썩이고 있고, 환자 수가 많은 클리닉 등은 자료 보관 때문에 창고를 빌리는 경우도 많다. 공간이 가장 많이 필요한 것이 모형으로, 이것을 디지털 데이터화하면 장소의 문제가 해결된다는 서비스를 만든 것이 Cadent이다. 그리고 '그렇다면 차라리 처음부터 모형을 만들지 않고 구강 내를 직접 스캔하자.'라는 발상으로, 2007년에 초대 iTero HDU가 발표되었다. 구강 내를 직접 스캔한다는 발상이 원래 구강 내 데이터를 디지털화하지 않으면 시작되지 않는 invisalign 치료와 매치되었다. Align Technology는 2011년에 1억 9천만 달러(당시의 환율로 150억 엔)의 자금을 투자해 Cadent를 매수했다. 그 Align Technology에서 스캔 속도도 더 빠르고, 완드(스캔할 때 손에 쥐는 부분)를 소형화해 개량된 iTero 2.9가 2013년에 발표되었다.

그리고 2014년 여름, 일본에서도 iTero가 발매되었다. 당시의 판매는 Align Technology가 아니라 다른 수입회사였고 판매 가격은 약 700만 엔이었으며, 매달의 소프트웨어 사용료 10만 엔에 더해 연간 보수비용이 20만 엔이었다. 아직 invisalign의 증례가 그다지 많지 않았음에도 불구하고, 필자가 도입하기로 한 이유는 증례 제출에 걸리는 스트레스를 견딜 수 없었던 점과 invisalign 치료의 장래성을 예측한 점 때문이다. 2015년 3월에는 대폭 소형화되고 고속화된 iTero Element가 발표되었고, 일본에서도 2016년 가을부터 판매가 시작되어 필자의 치과의원에서도 iTero Element를 도입해 현재에 이르고 있다(그림 5).

## 구강 내 스캐너의 도입으로 변한 것

### 1. 워크플로의 극적인 효율화

먼저 증례 제출 과정이 극적으로 효율화되었다. 지금까지는 환자의 실리콘 인상을 채득하고 나면, 코스타리카까지 항공편으로 보낼 필요가 있었다. 인상을 채득하는 수고는 앞에서 서술한 대로이지만, 상·하악 실리콘 인상과 바이트를 채득하고 포장해서 배송하는 치과의원 내의 아날로그 작업, 거기에 수송에 걸리는 시간, 멕시코에서 인상을 스캔하는 작업을 거쳐야 겨우 clincheck을 만드는 소재로서의 디지털 데이터를 Align Technology에서 준비할 수 있어, 이것을 코스타리카의 clincheck 치과기공사에게 보내게 된다. 그랬던 것이 iTero로 스캔하면, 환자가 유닛체어에 앉고 5분 후면 이미 디지털 데이터가 코스타리카에 도착해 있다(그림 6). 따라서 인상을 채득하고 나서 장치 장착까지의 기간이 6~8주 정도 걸렸던 것이, 4주 정도면 해결할 수 있게 되었다. Invisalign First는 2019년 봄에 일반 공개된 혼합치열 전기부터의 제1기 교정치료를 대상으로 한 제품이지만, 이렇게 성장기이고 구강 내의 변화가 심한 시기에도 대응할 수 있게 된 것은 구강 내 스캐너의 덕분일 것이다.

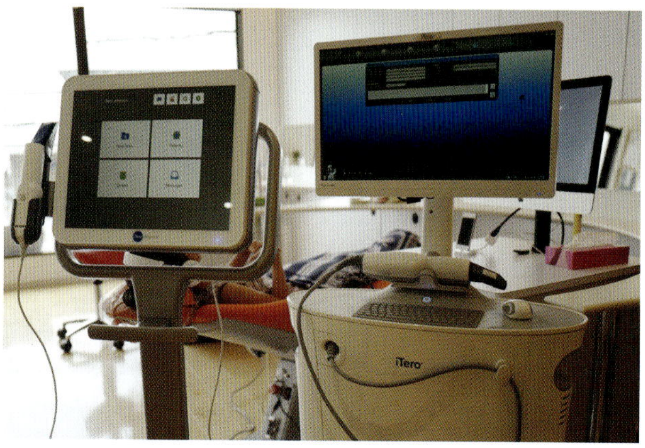

그림 5. iTero Element(왼쪽)와 iTero 2.9(오른쪽).

### 2. 복잡한 증례에 도전할 수 있게 되었다

마우스피스형 교정장치를 이용한 교정치료는, 환자가 얼마나 제대로 장치를 사용해 주는지가 aligner의 적합성 유지에 영향을 준다. 또한 마우스피스형 교정장치에 의한 치아의 이동 기전은 아직 모르는 것도 많고, 치과의사가 만든 invisalign의 clincheck대로 치아의 움직임이 따라오지 않을 때도 있다. 그와 같을 때는 다시 한번 인상을 제출해서 aligner의 적합성을 리셋해 궤도를 수정할 필요가 있다. 이때 다시 실리콘 인상을 채득하고, 2개월 가까이 환자를 기다리게 하는 것은 치과의사는 물론 환자에게도 큰 부담이다. 하지만 스캐너가 있으면 간단하게 증례를 다시 제출할 수 있으므로, 복잡한 증례나 aligner의 매수가 늘어나는 증례에서도 invisalign 치료로 도전할 수 있게 되었다.

#### 증례 1(그림 7)

전치의 회전과 각도의 수정이 필요한 증례로, 합계 4회의 추가 aligner를 제작했다. 회전과 각도도 aligner의 Grip 포스를 이용해 치아를 움직이기 때문에 제대로 된 어태치먼트 설치가 필요한데, 어느 정도 크기의 어태치먼트를 어떤 위치에 설치하면 되는지는 경험에 의지해야만 한다. 마지막 세트에서 비교적 큰 BOLT 어태치먼트를 전치에 설치해, 간신히 치료 골(goal)에 도달할 수 있었다. 이 증례에서는 총 90장의 aligner를 사용했다. 보통 10

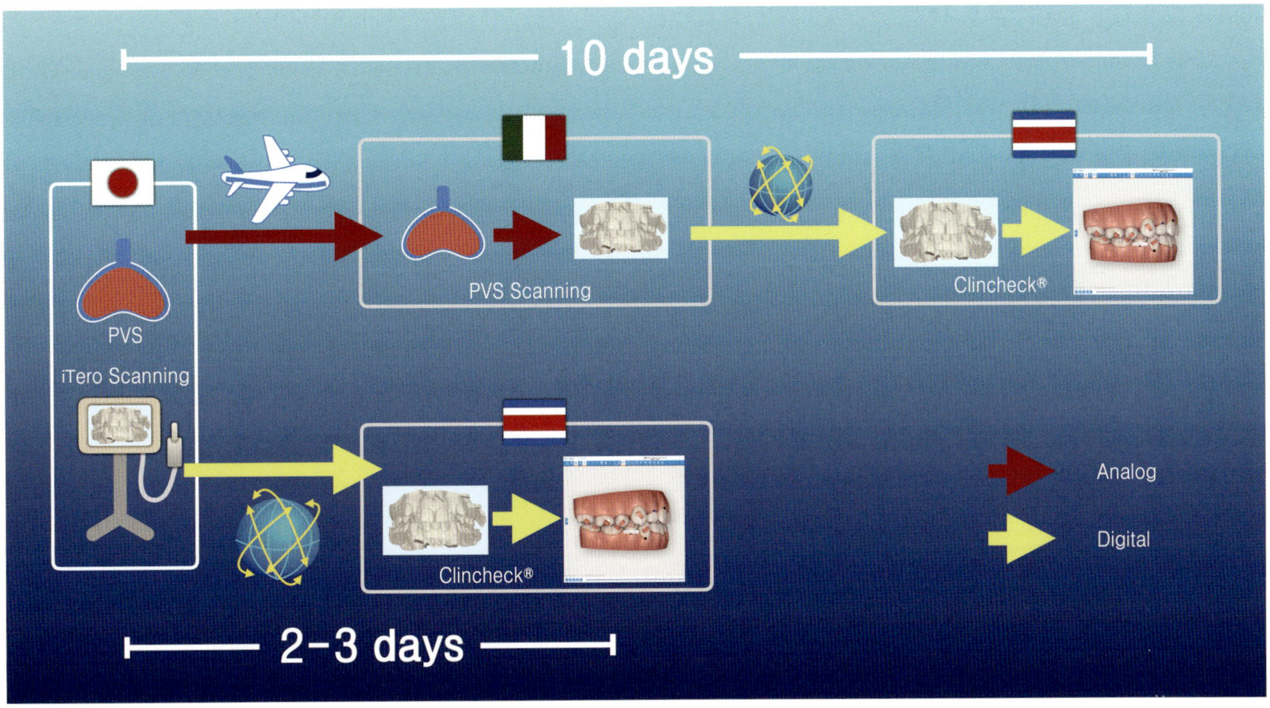


**그림 6.** 실리콘 인상과 iTero 스캔을 이용한 경우에서 증례 제출의 워크플로. iTero를 이용하면 clincheck을 만드는 데 필요한 STL 데이터가 환자가 유닛체어에 앉고 5분 후면 코스타리카의 치과기공사에게 도착해 있다.

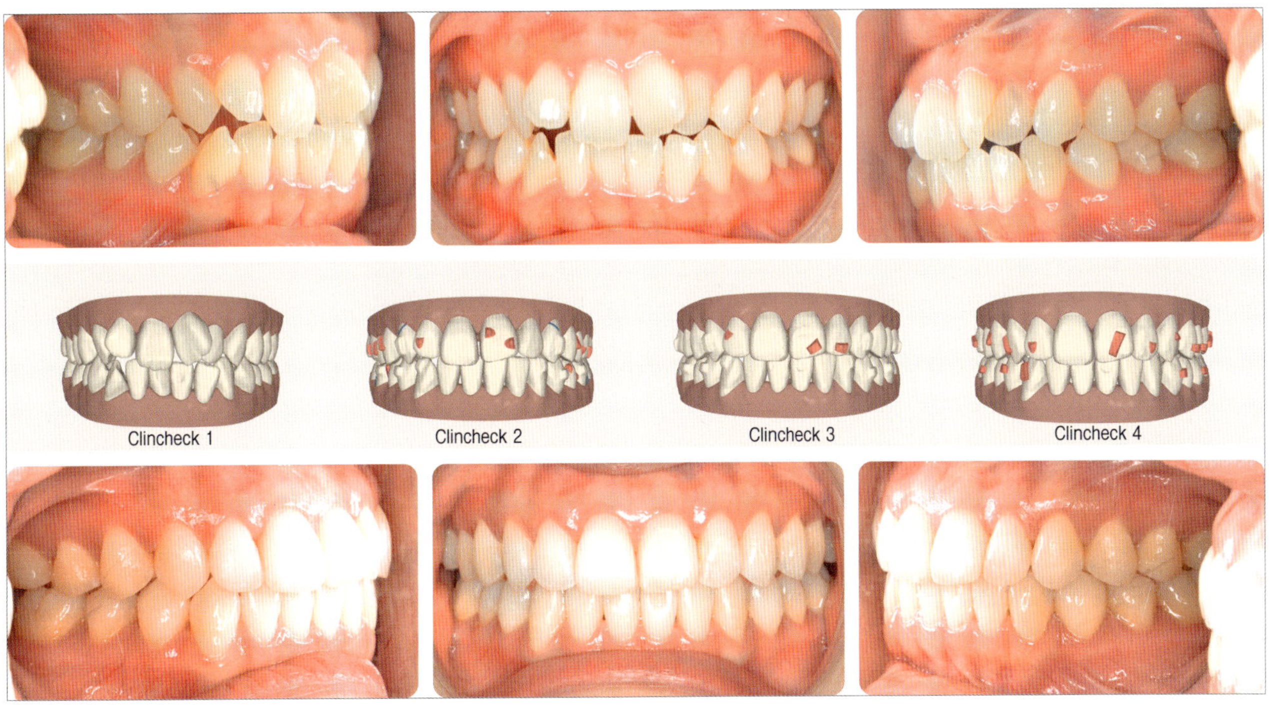


**그림 7.** 전치의 회전을 치료한 증례. 4회째의 세트에서 간신히 치료를 끝냈다. 전치부에 BOLT 어태치먼트를 설치하는 등의 개량을 추가했는데, 이렇게 몇 번이나 다시 만드는 경우 iTero 스캐너가 없으면 환자에게 커다란 부담을 강요하게 된다.

일에 한 번 교환한다고 하면 30개월 걸리는 것을, 근적외선을 병용한 가속교정으로 13개월만에 치료를 끝냈다.

## 증례 2(그림 8)

성장기의 Ⅱ급 1류 과개교합 증례이다. 상악 구치의 원심이동과 전치의 후퇴, 하악 전치의 압하를 통해 치료 골에 이르도록 clincheck을 디자인했다. 하악 전치의 압하는 견치와 절치를 나눈 frog pattern staging으로 했다. 상악 전치에 대해서는, 구치의 원심이동 후에 전치의 후퇴가 일어나므로 구치가 얼마나 확실히 원심으로 이동되어 있는지를 알 수 없고 게다가 이만큼 순측경사하고 있는 치아를 압하하면서 확실히 후퇴시키기 위해서는 frog pattern staging으로 하는 것이 좋다고 생각되었지만, aligner 매수의 제한이 있으므로 맨 처음 세트에서는 일부러 simultaneous staging으로 aligner를 제작하고 치료를 시작했다. 그리고 구치의 원심이동 후 한 번 더 스캔하고, 이번에는 전치부의 후퇴를 frog pattern staging으로 나누어 시행했다. 이 증례도 근적외선을 병용해 총 113장의 aligner를 사용했고, 치료 기간은 15개월이었다.

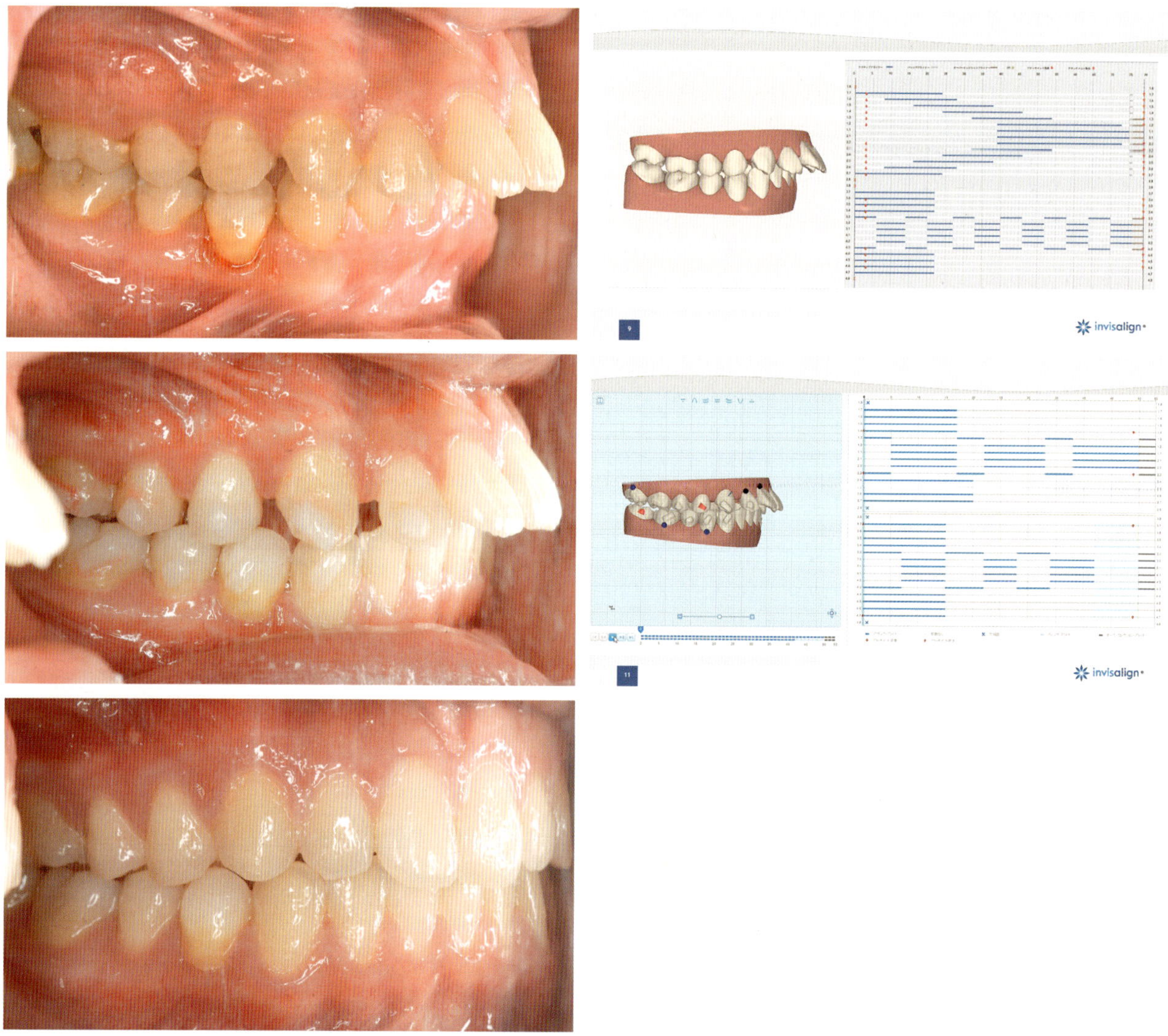

**그림 8.** Ⅱ급 1류 과개교합 증례. 구치의 원심이동과 전치의 후퇴가 필요한데 치아이동량이 많아, 확실한 이동을 위해 staging을 나눴다. 구치 원심이동 후 전치의 후퇴에 들어가기 전에 다시 스캔해, 전치 후퇴의 staging을 새로운 것으로 바꿨다.

## 치료 목표의 설정이 명확해짐

투명교정(invisalign) 치료에서는 치료 맨 처음에서 맨 마지막까지의 배열을 설정한다. 다시 말해 치료 전의 단계에서 최종적인 치아의 위치를 알 수 있다는 것이다.

iTero Element에는 인비절라인 아웃컴 시뮬레이터(Invisalign Outcome Simulator)라는 소프트웨어가 탑재되어, 초진 단계에서 스캔 직후에 교정치료 후의 치아 배열을 시뮬레이션할 수 있다. 치과의사가 생각하는 만큼 환자는 자신의 치아 배열의 잘못된 점을 인식하지 못한 경우가 많아서, 현 상태와 치료 후의 시뮬레이션을 나란히 보이면 매우 인상에 남아, 치료 시작의 동기 부여로 연결되는 것 같다.

또한, 이때 '치아 크기의 균형을 정돈하기 위해 어느 정도의 IPR이 필요할까?', '비발치로 배열하기 위해서는 어느 정도의 원심이동이나 확대가 필요할까?', '그것은 현실적인 골의 설정인가?'를 구체적으로 나타낼 수 있으므로, IPR이나 발치의 필요성 등을 설명하는 소재로서도 유용하다(그림 9).

그리고 보철 처치가 필요한 연계 치료의 증례에는 보철의와 골을 공유하고 형상화하기 쉬워, 왜소치보철이나 심미보철 등에서 치아와 치아 사이의 공간 조절이 필요한 경우에도, 최종적으로 필요한 공간을 0.1mm 단위로 설정할 수 있다.

## 증례 3(그림 10)

타원에서 교정치료를 받았지만, 과잉으로 IPR을 시행했기 때문에 심한 지각과민을 호소해 내원한 증례이다. 지각과민 부분을 커버할 필요가 있다고 생각해, 즉시 시뮬레이션을 제작한 후 연계하는 보철의에게 보냈는데 어쩌면 래미네이트 베니어 수복으로 해결할 수 있겠다는 답을 받았으므로, 그것을 환자에게 전하고 치료를 진행하는 것에 합의했다. 기존의 멀티브래킷 치료에서는 이러한 공간 확보가 매우 어렵지만, Invisalign으로 제대로 세트하면 치밀하게 조절할 수 있다. 이사 등 환자의 형편도 있

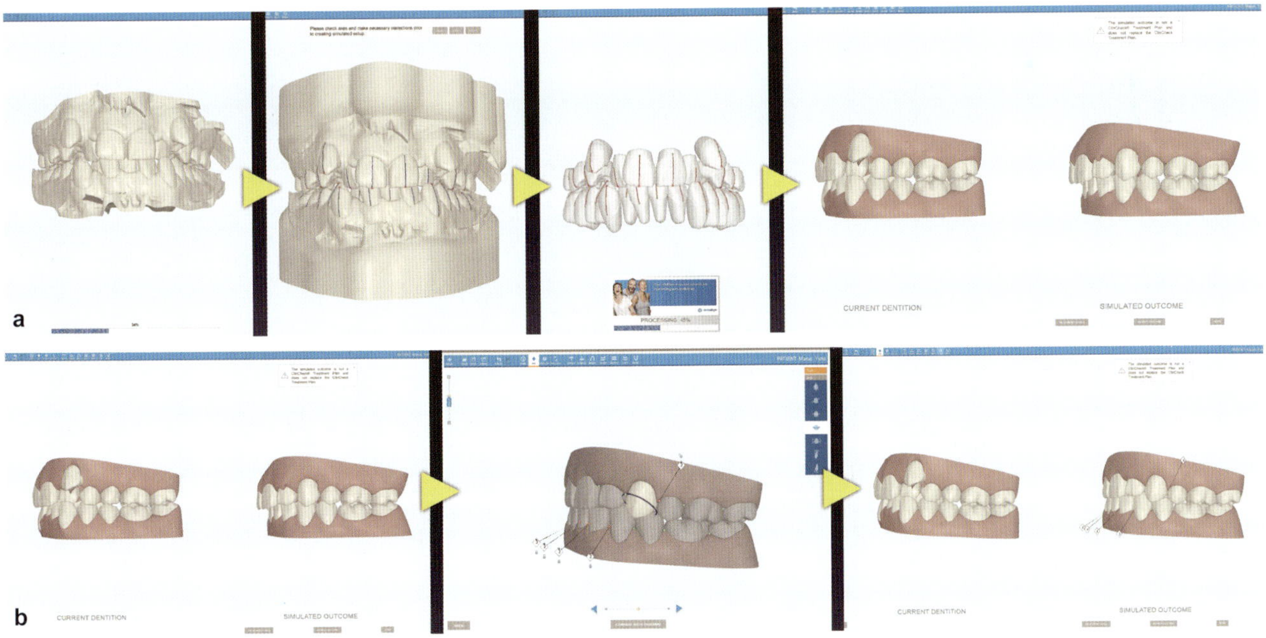


그림 9. Invisalign Outcome Simulator(IOS). 스캔 직후에 IOS의 버튼을 누르는 것만으로 이 그림과 같은 애니메이션이 시작되어, 1분 정도면 자동으로 시뮬레이션이 만들어진다(a). 완성된 시뮬레이션을 수동 조작으로 개별적으로 수정해, 보다 완성도가 높게 만든다. 이 예에서는 구치 관계나 전치 치축을 보정하고, 하악에도 IPR을 시행하고 있다(b). 이것으로 실제 임상에 더 가까운 시뮬레이션을 만들 수 있어, 실제의 교정치료로 어떻게 치아를 움직이는지를 초진 단계에서 환자에게 보일 수 있다. 원심이동·발치·IPR 등의 필요성을 환자가 눈으로 보고 이해하는 데 효과가 있는 도구로서 사용할 수 있다.

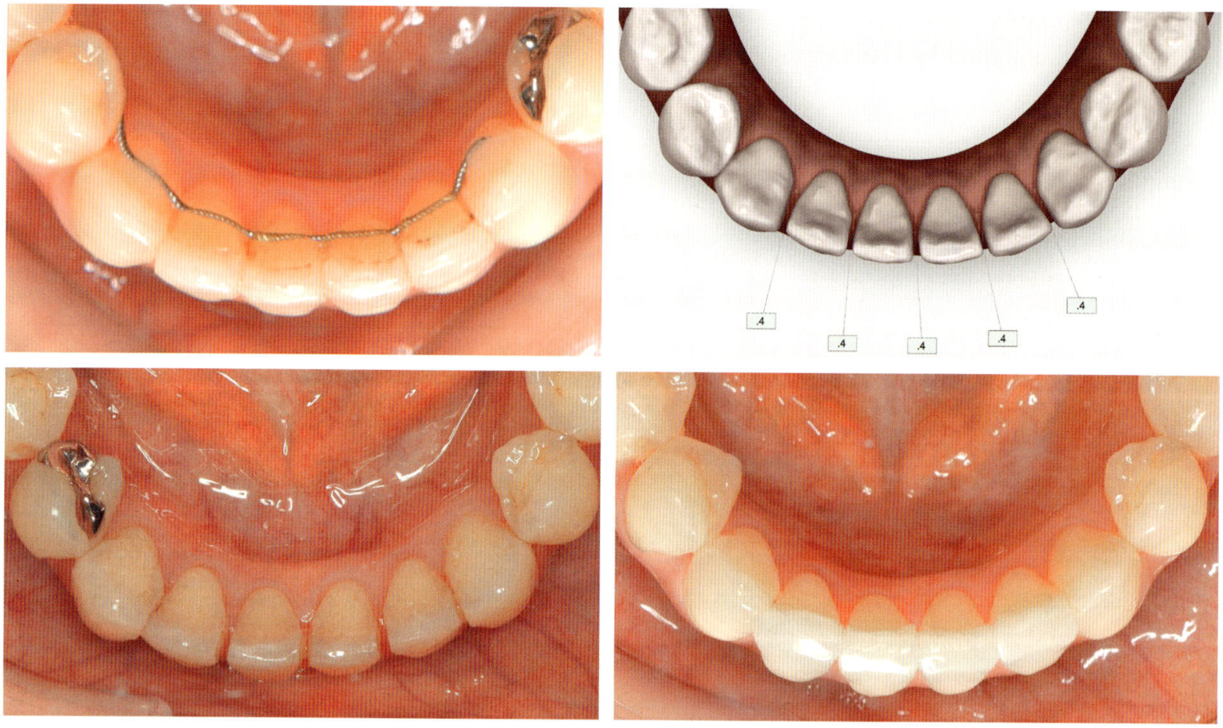


**그림 10.** 증례 3: 술전 → clincheck → 교정치료 후 → 래미네이드 베니어 보철 후를 차례대로 보인다. 전치에 0.4mm 씩 공간을 만드는 미세한 치료계획과 교정치료가 기존의 와이어 교정으로는 매우 어려웠지만, 구강 내 스캐너의 도입을 포함해 디지털화하면 간단하게 할 수 있다[보철치료 담당: 의료법인 Suda치과, Suda Takayoshi(須田剛義)].

어서 매우 타이트인 스케줄이었지만, 보철물도 1회로 장착할 수 있었다.

## 구강 내 스캐너는 이제 진화 시작

일본의 교정치료에서 구강 내 스캐너의 등장은 2014년으로 아직 갓 데뷔한 형편이지만, 이제 퇴보하는 일은 없을 것이다. 무엇보다도 환자가 받는 인상이 완전히 다르고, "구토반사 때문에 힘들어 스캐너가 있는 곳을 찾아 왔다."라고 이야기하는 환자도 많다. 그리고 스캔 속도나 완드의 크기 등은 앞으로 점점 개량되어 갈 것이다. 타사에서도 다양한 스캐너가 발매되고 있지만, 현재는 invisalign 치료에 사용하려면 Align Technology의 iTero를 사용하게 된다. iTero도 iTero Element 5D가 2019년 3월의 IDS(International Dental Show)에서 공개되었다. 이것은 근적외선을 이용해 스캐닝과 동시에 인접면 우식을 검지할 수 있다.

## 디지털화로 더 엄격해지는 치과 치료의 본질

구강 내 스캐너에 의해, 구강 내의 정보를 즉석에서 균질화된 디지털 데이터로서 얻을 수 있게 되었다. 앞으로는 소프트웨어의 진화로 치료 도구로서 더 섬세한 목표 설정을 할 수 있게 되어, '거기에 어떻게 도달할까?', '어떤 환자 경험을 제공할 수 있을까?', '어떻게 환자 의식을 올려 환자의 미래를 더욱 좋은 것으로 하는 것에 공헌할 수 있을까?' 등, 지금까지의 교정치료에서는 소홀하기 쉬웠지만 더욱 중요한 부분에 주력할 수 있을 것이다.

그 때문에는 치과의사뿐만 아니라 치과위생사나 코디네이터 등의 팀에 환자도 참가하게 하는 접근이 필요하다. 이처럼 환자의 의식을 더 높이는 치료 체계는, 교정치과의 본래 목적이 치료와 예방의 융합에 있다는 것을 재인식하게 한다. 그런 의미에서 구강 내 스캐너 등의 디지털 기기나 AI의 도입은 더 본질적인 의료로 이어지는 도구라고 할 수 있다. 앞으로 더 많은 진화가 기다려진다.

# 5. 구강 내 스캐너 사용에서 멸균의 중요성과 멸균법

홋카이도의료대학 치학부 구강기능수복·재건학계열 디지털치과의학분야
Kazuhiro Hikita(疋田一洋)

## 시작하며

구강 내 스캐너는 구강 내에서 사용하기 때문에, 협점막이나 혀 등에 접촉해 타액이나 혈액 등으로 오염된다. 따라서 환자의 구강 내에서 사용한 후에는 확실히 세정, 멸균 처리를 해야 한다. 하지만 구강 내 스캐너는 광학계 정밀 기기이므로 계측 정밀도에 영향을 받지 않도록, 취급에는 충분한 배려가 필요하다.

구강 내 스캐너는 본체와 헤드로 구성되고 있고, 본체는 정밀 기기이기 때문에 멸균할 수 없다. 따라서 손이 닿는 부위를 소독액으로 깨끗이 닦는다. 구강 내 스캐너의 헤드는 제조사에 따라 '팁', '슬리브', '완드'와 같은 다양한 명칭이 있지만, 모두 환자의 구강 내에 직접 들어가는 부분이기 때문에, 감염 대책으로서 멸균 혹은 소독이 필요하다. 구강 내 스캐너는 본체와 헤드의 구조로부터, 다음의 세 가지 유형으로 분류된다.

- 본체와 헤드가 완전히 고정되어 떼어 낼 수 없는 유형
- 본체에서 헤드를 떼어 내고 멸균 처리를 할 수 있는 유형
- 본체에서 헤드를 떼어 낼 수 있고, 헤드가 일회용인 유형

그 때문에 각각의 구조에 따라 서로 다른 대응이 필요하다. 현재는 제삼자에 의한 과학적 증거(evidence)가 확립되어 있지 않기 때문에, 각 제조사의 매뉴얼에 따른 대응이 필요하다. 또한 터치 패널 모니터를 사용하는 기기도 있으므로, 각각 적절한 소독이 필요하다.

## 본체와 헤드가 완전히 고정되어 떼어 낼 수 없는 구강 내 스캐너

### 1. Aadva IOS

#### 1) 핸드피스와 cradle inlay의 청소·소독

Aadva IOS는 핸드피스로서 본체와 헤드가 일체화되어 있고(그림 1) 핸드피스를 놓기 위한 cradle inlay가 헤드에 접촉하기 때문에(그림 2), 핸드피스와 cradle inlay 양쪽의 청소·소독이 필요하다. 다만 cradle inlay는 해체할 수 있다(그림 3, 4). 또한 터치 패널 모니터도 청소·소독이 필요한 경우가 있다.

#### 2) 청소

① FD 300 top wipes(알킬아민, QAC 함유)로 깨끗이 닦는다.
② 핸드피스의 표면을 2분 이상 방치해 건조시킨다.

#### 3) 소독

① FD 333 wipes(알코올, QAC 함유)로 깨끗이 닦는다.
② 핸드피스의 표면을 5분 이상 방치해 건조시킨다.

Aadva IOS

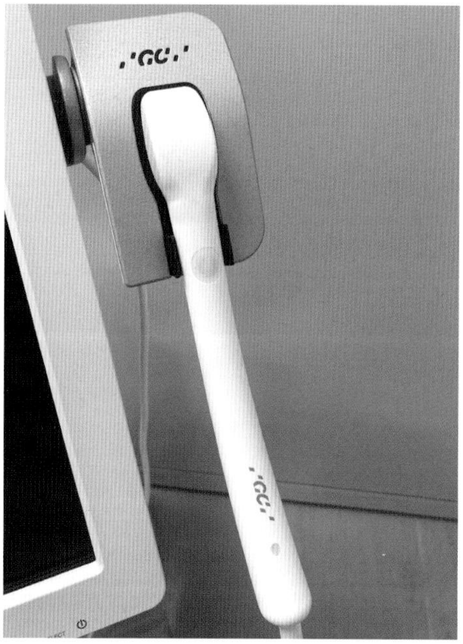


**그림 1.** Aadva IOS의 핸드피스.

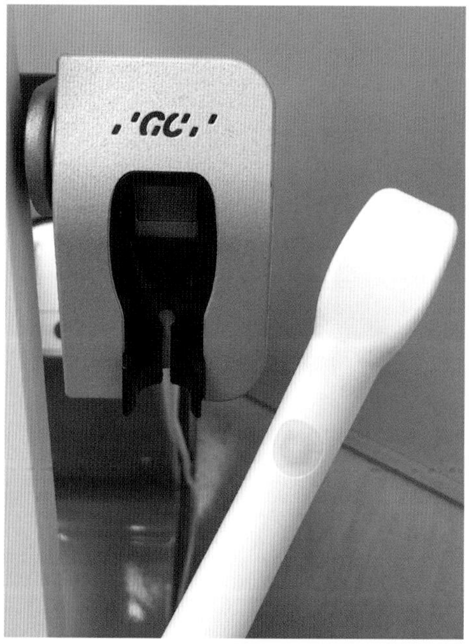


**그림 2.** Aadva IOS의 핸드피스를 cradle inlay에서 뺀다.

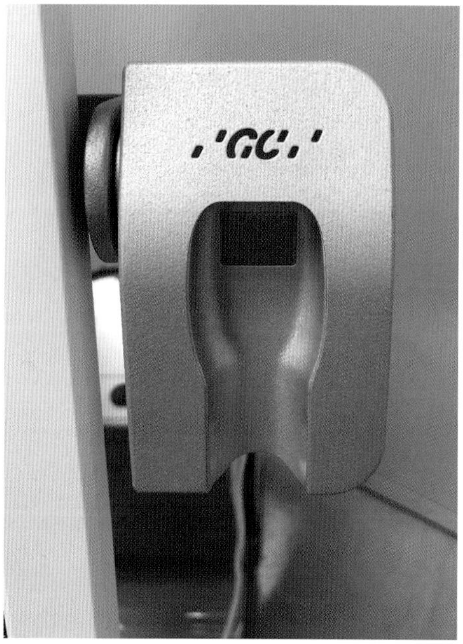


**그림 3.** Cradle inlay를 떼어 낸 상태.

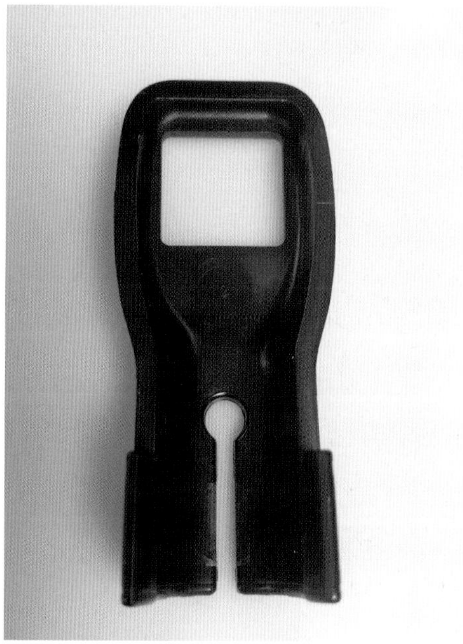

**그림 4.** Cradle inlay.

## 2. 3M™ True Definition Scanner

3M™ True Definition Scanner(그림 5, 6)는 완드와 코드가 일체화되어 있어서, 본체로부터 완드와 코드를 뽑아낸 상태에서 약액으로 세정, 소독한다. 이때 완드의 맨 밑에 있는 케이블 접속부까지는 액체에 담그지 않는다. 다음에 순서를 적는다.

① 완드 케이블을 본체로부터 뽑아, 코드를 감아 꺼낸다.
② 수돗물로 1분 동안 완드의 하우징(금속 프레임 부위)을 세정한다.
③ 효소 세정제를 적신 천으로 완드의 하우징을 30초 동

### 3MTM True Definition Scanner

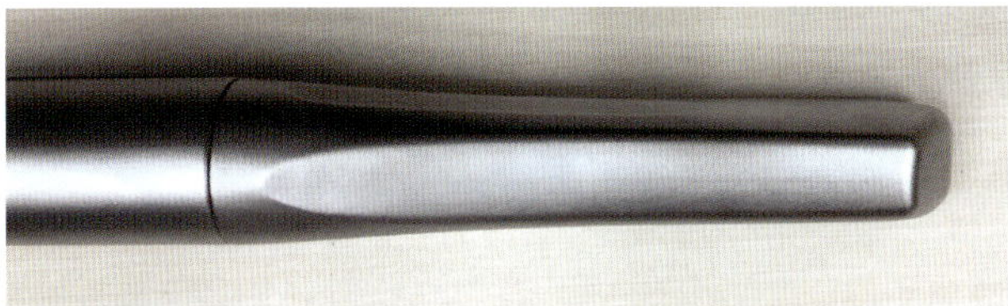

그림 5. 3MTM True Definition Scanner의 완드. 이음매가 있지만 떼어 낼 수 없다.

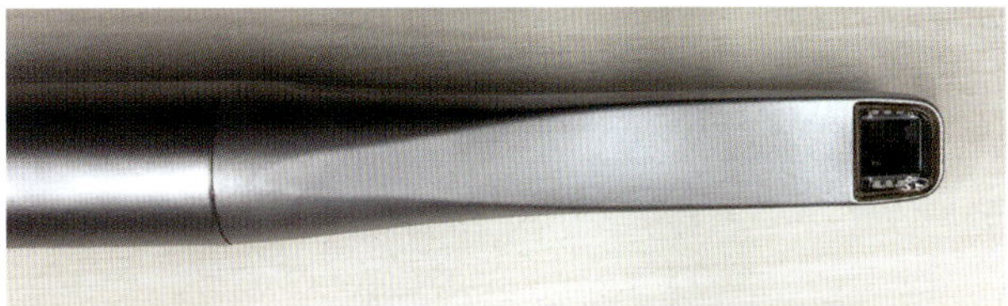

그림 6. 3MTM True Definition Scanner의 개구부.

### Trophy 3DI Pro α(CS3600)

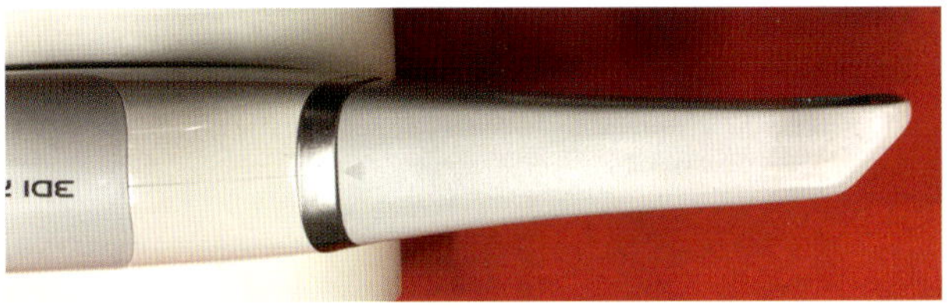

그림 7. Trophy 3DI Pro α(CS3600)의 본체와 팁.

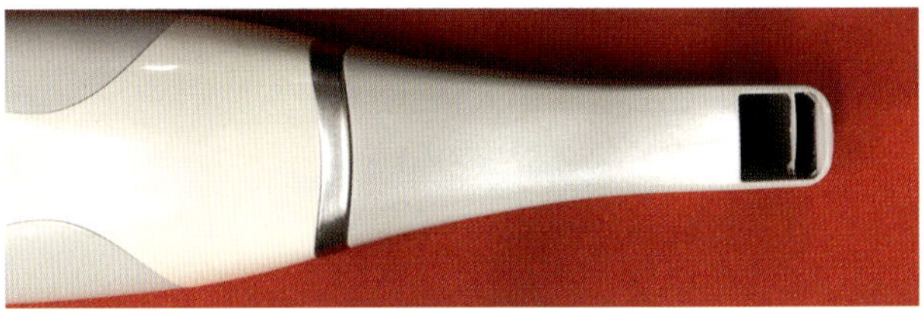

그림 8. Trophy 3DI Pro α(CS3600) 팁의 개구부.

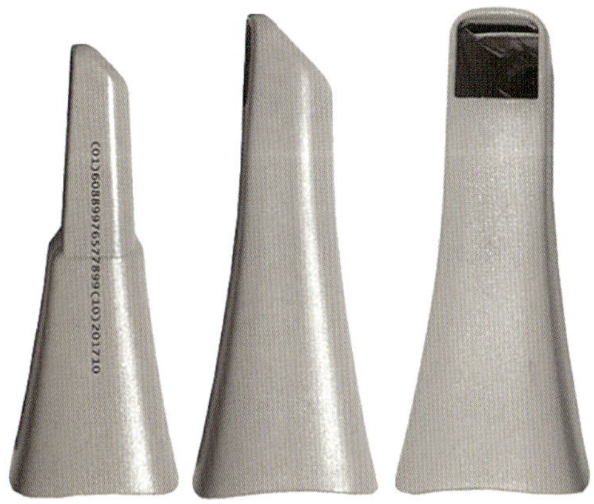

그림 9. Trophy 3DI Pro α(CS3600)의 팁.

안 깨끗이 닦는다.

④ 수돗물로 1분 동안 완드의 하우징을 세정한다.

⑤ 청결한 천으로 완드의 수분을 닦아내 건조시킨다.

⑥ 완드를 프탈라이드 소독제 0.55% 용액 또는 글루타르알데히드 소독제 3.5% 용액을 넣은 용기 내에 담근다. 프탈라이드 소독제 0.55% 용액에 담그는 시간의 기준은 12분(20℃)이고, 글루타르알데히드 소독제 3.5% 용액에 담그는 시간의 기준은 20분(25℃)이다. 완드의 맨 밑에 있는 케이블 접속부까지는 담그면 안 된다.

⑦ 청결한 천으로 완드의 수분을 닦아내 건조시킨다.

⑧ 수돗물로 1분 동안 완드의 하우징을 세정한다.

⑨ 청결한 천으로 완드의 수분을 닦아내 건조시킨다.

⑩ 3M이 사용을 인정하는 소독제 또는 세척제를 이용해 터치스크린 모니터, 카트, 태블릿 단말기, 캐리어 부위나 완드 케이블을 깨끗이 닦는다.

⑪ 물을 적신 천으로 터치스크린 모니터나 완드 케이블을 닦아내 건조시킨다. 터치스크린 모니터, 카트, 태블릿 단말기, 캐리어 부위, 완드 및 완드 케이블에는 액체를 뿌리지 않는다.

## 본체에서 헤드를 떼어 내고 멸균 처리를 할 수 있는 구강 내 스캐너

### 1. Trophy 3DI Pro α(CS3600)

Trophy 3DI Pro α(CS3600)는 본체와 팁으로 구성되어 있어(그림 7, 8), 팁을 떼어 내고 멸균 처리를 할 수 있다(그림 9).

### 1) 본체의 세정·소독

① 미온수로 적신 천으로 깨끗이 닦는다(혈액, 체액의 제거).

② 제4급 염화암모늄을 포함하지 않는 에탄올계 소독제(예: glucose oxidase AF 용액)로 적신 천 혹은 wipes로 깨끗이 닦는다.

③ 건조시킨다.

④ 물로 적신 천으로 깨끗이 닦는다(소독액의 제거).

### 2) 팁의 세정

① 본체로부터 팁을 빼서 물로 헹군다.

② 부드러운 브러시를 이용해 효소를 넣은 세제액(예: Metrex EmPower)으로 세정한다.

③ 흐르는 물로 헹군다.

### 3) 팁의 멸균

- 팁은 최대 20회의 오토클레이브 멸균이 가능하다.
  전 진공 오토클레이브: 최저 4분, 132℃
  중력식 오토클레이브: 최저 15분, 132℃
  (주: 134℃를 넘지 않는다.)

## 2. CEREC AC Omnicam

CEREC AC Omnicam은 본체와 미러 슬리브로 구성되어 있어, 미러 슬리브를 떼어 내고 멸균 처리를 할 수 있다(그림 10). CEREC AC Omnicam은 카메라 cradle에 있는 히터 플레이트로 예열하므로, 카메라 cradle 부분도 세정이 필요하다(그림 11).

### 1) 미러 슬리브와 카메라 cradle의 세정

① 미러 슬리브를 물과 중성세제를 적신 천으로 깨끗이 닦는다.

② 마른 천으로 깨끗이 닦는다(주의: 세정액에 담그거나 세정액을 뿌리지 말 것).

### 2) 미러 슬리브의 멸균

① 예비 세정.

② 미러 슬리브를 떼어 낸다.

③ 열풍 멸균(180℃, 30분).

④ 실온까지 보존한다.

CEREC AC Omnicam

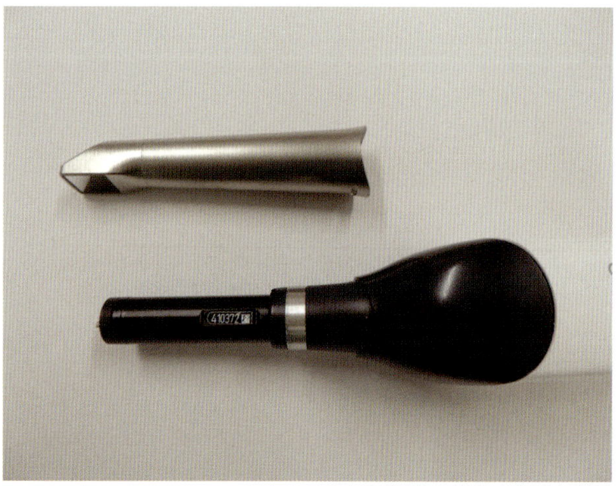

그림 10. CEREC AC Omnicam의 본체와 미러 슬리브.

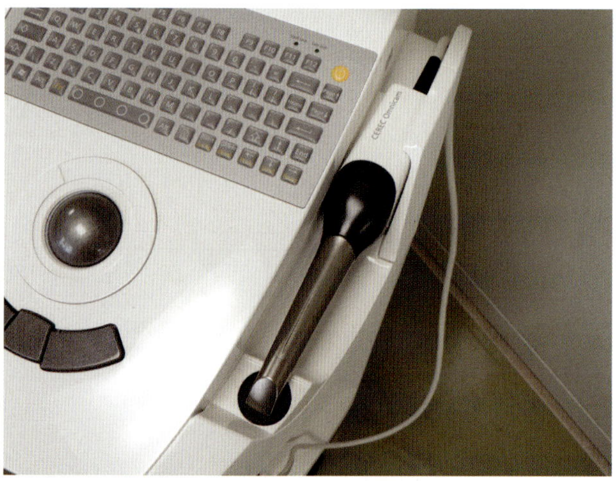

그림 11. CEREC AC Omnicam의 본체와 미러 슬리브를 카메라 cradle에 설치한 상태.

## 3. PlanScan

PlanScan은 본체와 스캐너 팁으로 구성되어 있어, 스캐너 팁을 떼어 내고 멸균 처리를 할 수 있다(그림 12, 13).

### 1) 클리닝(Cleaning)

① 소독액을 사용해 깨끗이 닦는다.

② 흐르는 수돗물로 스캐너 팁을 2분 정도 헹군다.

### 2) 약액 소독

① 약액의 매뉴얼에 따라 담근다.

② 흐르는 물로 씻는다.

③ 광학용 천으로 수분을 닦아낸다.

### 3) 오토클레이브 멸균

앞의 클리닝 후, 오토클레이브 멸균용 팩에 포장한다. 132℃, 5분, 기구 팩 모드(EN13060 규격에 따름)로 오토클레이브 멸균한다. 하지만 10분 이상의 프로그램은 선택하지 않는다.

## 4. TRIOS3 Oral Scanner

TRIOS3 Oral Scanner는 본체(그림 14)와 스캐너 팁(그림 15)으로 구성된다. 스캐너 팁은 떼어 내 오토클레이브 멸균할 수 있다.

PlanScan

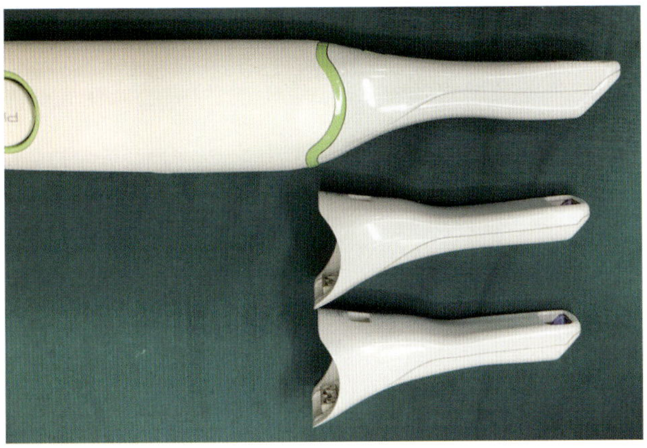

그림 12. PlanScan의 본체와 스캐너 팁.

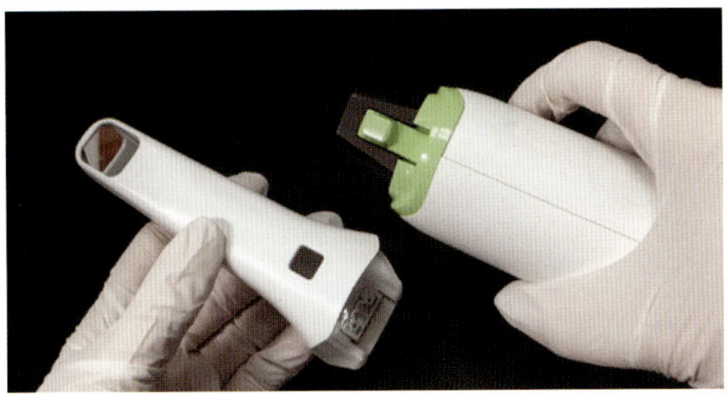

그림 13. PlanScan의 본체에서 스캐너 팁을 떼어 낸 상태.

TRIOS3 Oral Scanner

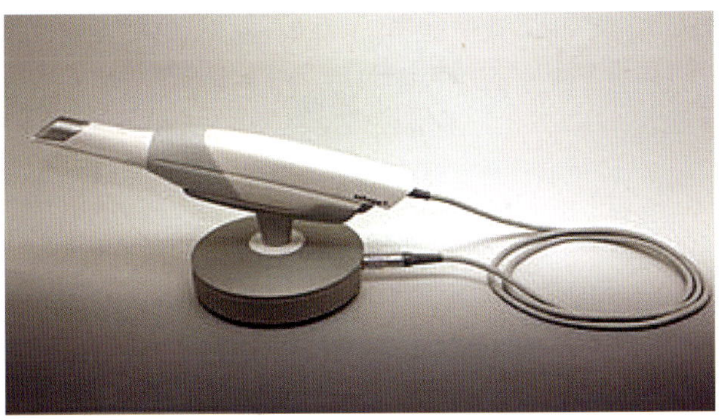

그림 14. TRIOS3 Oral Scanner 본체.

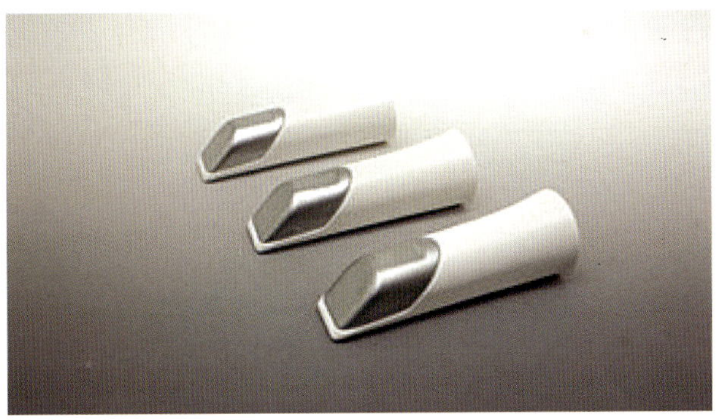

그림 15. TRIOS3 Oral Scanner의 스캐너 팁.

iTero Element

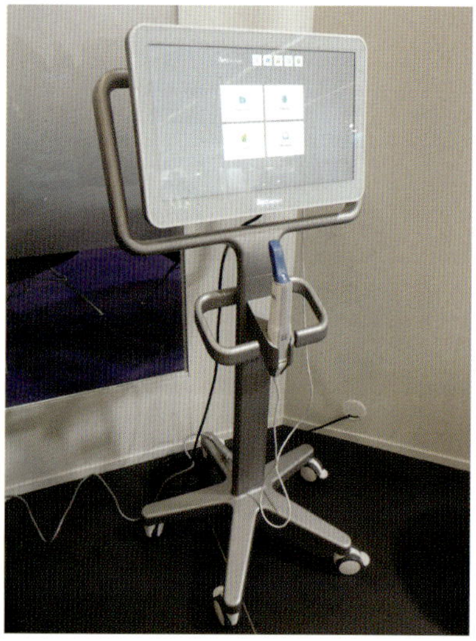

그림 16. iTero Element 본체.

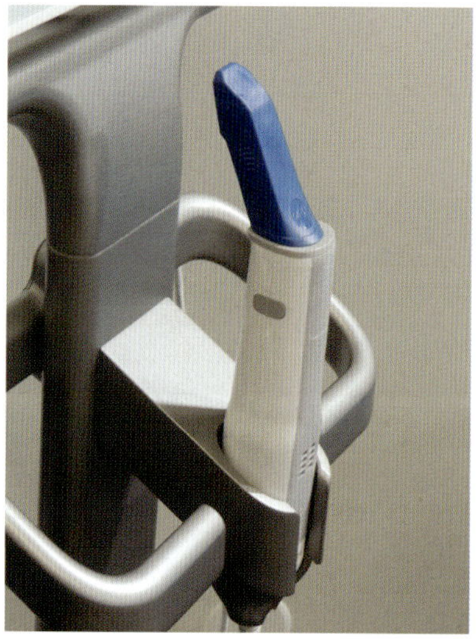

그림 17. iTero Element 본체에 보호 커버(파란색)를 장착한 상태.

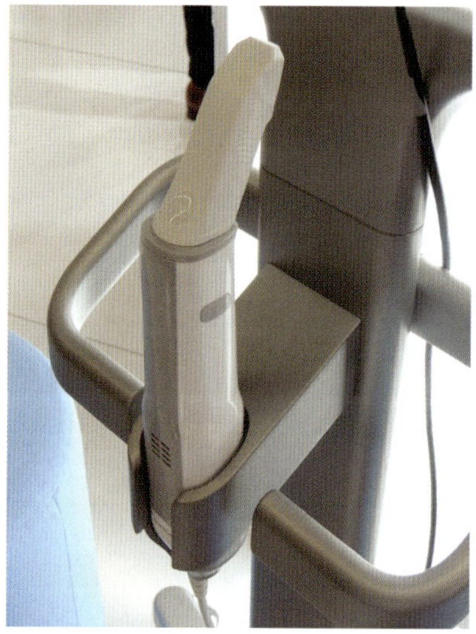

그림 18. iTero Element 본체에 일회용 슬리브(흰색)를 장착한 상태.

### 1) 스캐너 팁의 세정과 제균

스캐너 팁은 환자에게 사용하기 전에 클리닝과 오토클레이브 멸균한다. 오토클레이브 멸균 대신, 2.65% 글루타르알데히드 소독액(Wavicide®-01이 추천됨)으로 소독해도 된다. 스캐너 팁은 150회까지 멸균할 수 있다.

① 비눗물과 브러시를 이용해 팁을 씻는다. 팁의 미러에 얼룩, 오염, 흐림이 있는 경우는 다시 세정한다. 물로 헹군 후 미러의 물방울을 종이 타월로 닦아낸다.

**■오토클레이브 멸균의 경우**

② 종이 멸균 파우치(접착식 또는 heat seal 방식)에 팁을 넣어 밀폐한다.

③ 다음 중 하나의 방법으로 오토클레이브 멸균하고, 프로그램을 사용해 건조시킨다.

- 134℃, 4분 이상
- 121℃, 45분 이상

(주의: 포장하지 않고 오토클레이브 멸균하면 미러에 얼룩이 져, 제거할 수 없게 되는 경우가 있다.)

**■2.65% 글루타르알데히드 소독액의 경우**

② 소독액(Wavicide®-01이 추천됨)에 45~60분 담근다.

③ 팁을 물 또는 멸균수로 충분히 헹궈, 미러의 물방울을 멸균지 또는 멸균 타월로 닦아 내고 팁을 건조시킨다.

## 본체에서 헤드를 떼어 낼 수 있고, 헤드가 일회용인 구강 내 스캐너

### 1. iTero Element

iTero Element는 본체와 슬리브로 구성된다(그림 16). 슬리브는 일회용(흰색)과 스캐너를 사용하지 않을 때 본체를 보호하기 위한 보호 커버(파란색)의 2종류가 있다(그림 17, 18).

① 세정제, 소독제를 직접 뿌리지 말고 천에 적셔 깨끗이 닦는다.

② 세정제, 소독제의 사용 방법에 따라 남은 소독제를 마른 천으로 닦아낸다.

③ 본체의 카메라 부분은 손대지 않는다.

# 제3장

# 기종정보편

# CEREC AC Omnicam

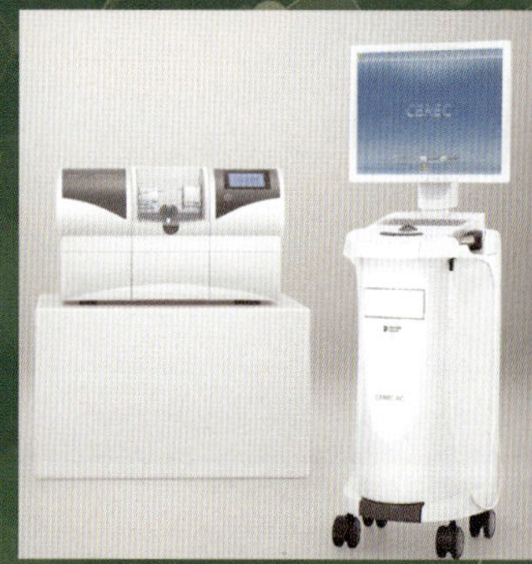

Dentsply Sirona 주식회사
마케팅본부, 프로덕트 마케팅 테크놀로지 그룹
Shozo Nishizawa(西澤省三)

## 시작하며

30여 년 전 구강 내를 광학적으로 인상채득 해 구강 내 정보를 데이터화하는 것에 성공한 CEREC 시스템, 당시에는 이단으로 보였던 이 디지털 인상채득 기술이 현재는 '디지털 치과의학'의 요점이 되는 시스템까지 성장했다고 말해도 되지 않을까? 요즈음의 디지털 인상채득 데이터의 정밀도는 기존 인상재의 정밀도와 동등하거나 그 이상[1,2]이고, 시대의 요구로 2017년의 IDS(International Dental Show)에서 디지털 인상채득 데이터의 열린 시스템화를 시작한 CEREC은 앞으로 점점 더 활용의 폭을 넓힐 것이다.

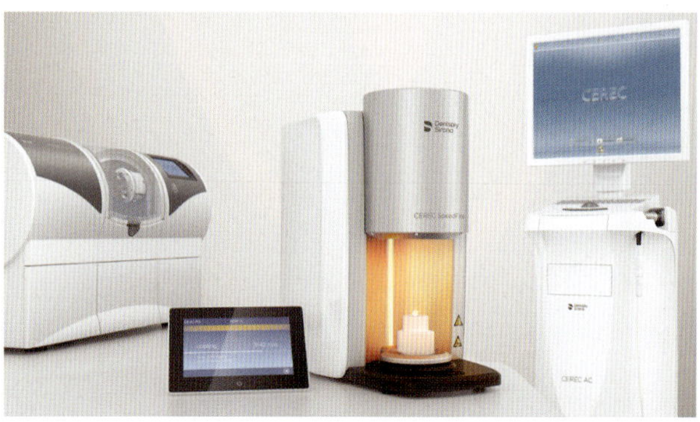


**그림 1.** 왼쪽: 체어사이드 가공기 'CEREC MC-XL Premium', 가운데: 지르코니아 고속 소성로 'CEREC SpeedFire', 오른쪽: 'CEREC AC Omnicam'.

## 시스템·기기의 특징

CEREC AC Omnicam(그림 1)은 다음의 모든 사용 용도를 1대로 만족시키는 제품이다.

독자 여러분은 다음과 같은 차이를 이해하고 있을까?

**• 체어사이드형 치과용 컴퓨터 지원 설계·제조 유닛**

구강 내 스캐너와 가공기를 포함한 시스템을 의도해, 체어사이드에서 치과의사가 디지털 인상채득 데이터로 수복물 등을 설계하고 가공해 장착까지 하는 모든 공정을 할 수 있다. Dentsply Sirona의 '1 visit treatment' 콘셉트이다.

**• 디지털 인상채득 장치**

구강 내 스캐너로 얻은 데이터를 외부의 치과기공소 등에 송신해, 치과기공소에서 수복물 등을 설계·제조하는 것을 의도한 의료기기이다. 수복물 등의 설계 기능은 포함되지 않는다.

**• 치과기공소 설치형 컴퓨터 지원 설계·제조 유닛**

치과기공소에서 모형을 스캔하고, 그 데이터로 수복물 등을 설계·제조하는 것을 의도한 의료기기이다. 구강 내는 스캔할 수 없다.

| 회사명 | Dentsply Sirona 주식회사 |
|---|---|
| 제품/시스템 등 | CEREC AC Omnicam |
| 문의처 | 〒104-0061 도쿄도 주오구 긴자 8-21-1 스미토모부동산 시오도메하마리큐 빌딩 5층<br>마케팅본부, 프로덕트 마케팅 테크놀로지 그룹 Japan-Info@dentsplysirona.com |

| 조사 항목 | | | | 회답 |
|---|---|---|---|---|
| 하드웨어 사양 | 본체 | 외형 타입 | | Trolley |
| | | 모니터 | 크기 | 19인치 |
| | | | 터치 패널 | 없음 |
| | | 전원 | | AC/배터리 구동 |
| | | 크기 | | W415×H1,210×D470(모니터 포함) |
| | | 무게 | | 44kg(배터리 포함) |
| | 스캐너(완드) | 이미지 센서 | 센서 종류 | 3×CCD |
| | | | 광원 | 백색 LED |
| | | | 스캔 단조 | 컬러 단조 |
| | | | 스캔 해상도 | Unknown |
| | | | 스캔 영역 | 10×15mm |
| | | | 스캔 방식 | Triangulation |
| | | | | 비디오 |
| | | | | 파우더 불필요 |
| | | | 스캔 속도 | 18fps |
| | | | 초점 거리 | 15mm |
| | | 접속 인터페이스 | | Ethernet |
| | | 크기 | 스캐너 본체 | 228mm |
| | | | 스캐너 헤드 | 108mm(카메라 슬리브) |
| | | 무게 | | 313g |
| | | 소독 방법 | | 카메라 슬리브 건열 소독 |
| | 부속품 | | | 전원 케이블, 캘리브레이션 세트, 컬러 캘리브레이션 세트 |
| | 별매 옵션 | | | 일회용 카메라 슬리브 |
| 소프트웨어 사양 | 동작 환경·추천 환경 | OS | | Windows |
| | | CPU | | Core i7 |
| | | 비디오 카드 | | AMD R9 series 혹은 그 이상 |
| | | 메모리 | | 16GB |
| | | HDD | | 1TB |
| | | 네트워크 환경 | | 유선/무선 |
| | 스캔 기능 | Undo 기능 | | 있음 |
| | | 자르기 기능 | | 있음 |
| | | 잠그기 기능 | | 있음 |
| | | 참고용 인상 기능 | | - |
| | | 최대 스캔 데이터 크기 | | Unknown |
| | 부가 기능 | 동작 조절 | | 없음 |
| | | 색조 채득 기능 | | 있음 |
| | | 교합접촉 분석 기능 | | 있음 |
| | | 내보내기 기능 | | 있음 |
| | | | 내보내기 가능 포맷 | STL/독자 |
| | | | 내보내기 방법 | 클라우드 경유/Stand-alone |
| | | 기타 부가 기능 | | •CAD 기능<br>•적합한 치관 형태를 제안하는 'Biojaw 알고리즘'<br>•안모와의 조화를 확인하는 'Smile Design'<br>•임플란트 식립 시뮬레이션과 가이드 제작용 데이터 내보내기<br>•수면무호흡증후군 치료용 장치 주문용 데이터 내보내기<br>•턱관절질환 진단·치료계획·치료용 장치 주문용 데이터 내보내기<br>•Atlantis 지대주 제작 의뢰를 간편하게 하는 atlantis 아이콘<br>•무료 클라우드 서비스 'Sirona Connect' 탑재<br>•AI 기술을 활용한 '5 click concept'를 이용한 설계 |
| | 별매 옵션 | | | Open scan export 소프트웨어(STL 내보내기용)<br>CEREC Ortho(교정용)<br>Open Si(CT 데이터 연계용) |
| 비용 | 도입 초기 비용 | 본체 가격 | | 640만 엔(약 7,250만 원)/495만 엔(약 5,610만 원)<br>(CEREC AC Omnicam/CEREC AC Omnicam Connect) |
| | | 라이선스 비용 | | - |
| | | | | 불필요 |
| | | 전용 클라우드 가입 비용 | | - |
| | | | | 불필요 |
| | | 별매 PC | | 불필요 |
| | 유지비용 | 라이선스 비용 | | - |
| | | | | 불필요 |
| | | 전용 클라우드 회원 | | - |
| | | | | 불필요 |
| | 보수비용 | 보증 기간 | | 1년 제조사 보증 |
| | | 보수 계약 | | 스캐너 12만 엔(약 136만 원)/체어사이드 가공기 12만 엔(약 136만 원) |
| | | | | 선택 가능 |

위 기재 사항은 2019년 2월 현재의 내용으로, 예고 없이 변경될 수 있습니다.

2012년 등장 이후로 하드웨어는 그대로이고, 소프트웨어의 개선으로 퍼포먼스를 향상해 왔다. 이것을 실현할 수 있었던 것도 하드웨어와 소프트웨어가 자사 제품인 영향이 크다. 말할 필요 없이, 하드웨어라는 것은 소프트웨어가 없으면 단순한 상자일 뿐이다. 최적화된 소프트웨어가 반드시 필요하다. 스캔 → 데이터 구축 → 치아 데이터 설계 → 데이터 변환 → 가공, 이러한 데이터의 주고받기가 얼마나 막힘없이 진행되어 다음 공정으로 이행될 수 있는지가 가공물 정밀도의 한 요인이라고 생각한다. 작년에 학회를 방문했을 때 포스터 발표를 볼 기회가 있었다. CEREC 시스템으로 제작한 크라운의 변연부 간극량을 측정한 내용이 포함되었는데, 그 간극량 평균값은 4.2±2.8㎛였다[3]. ㎛는 1/1000mm이므로 0.0042mm가 된다. 하드웨어와 소프트웨어의 연계가 잘 기능하고 있는 일례가 아닐까?

## 임상에서 사용의 요령과 주의점

디지털 인상채득을 활용하기 시작했을 때 치과의사 선생님들이 고민하는 것은, 지대치 형성 finish line의 위치일 것이다. 광학적으로 데이터를 얻기 때문에, 빛이 닿지 않는 부위는 데이터를 얻을 수 없다. 디지털 인상을 채득할 때의 finish line은 치은연상 또는 치은연이 바람직하다. 메탈 크라운 등의 재제작으로 이미 치은연하에 finish line이 있는 경우는, 압배 코드·삼출액 억제제를 사용해 finish line을 뚜렷하게 할 필요가 있다. 치은의 상태에 따라서는 치은이 finish line을 덮어 버려 중요한 finish line을 촬영할 수 없다. 그 때문에 치은 컨트롤이 중요하다.

스캐너의 피사계 심도를 아는 것도 중요하다. Omnicam의 피사계 심도는 15mm이다(그림 2). 다시 말해서 측정 대상을 15mm의 범위 안에 둘 필요가 있다. 프리핸드로 촬영하기 때문에 카메라 렌즈와 측정 대상의 거리를 일정하게 유지하는 것이 어렵다. 그러므로 Omnicam에서는 telecentric 렌즈를 사용해, 측정 대상까지의 거리가 15mm의 범위 안이면 원근과 관계없이 동일 크기로서 촬영할 수 있다. 렌즈 표면에서 측정 대상까지의 거리가 15mm를 넘으면 촬영은 중단된다. 촬영 중에는 일정한 멜로디가 흐르지만, Omnicam을 이동시키는 조작이 너무 빨라 데이터 구축이 따라붙지 못하게 되면 멜로디의 음정이 바뀌어 오류가 생겼음을 알려 준다. 그때는 촬영이 끝난 부위로 돌아오면 재촬영이 원활하게 이루어진다.

또한 Omnicam을 측정 대상에서 움직이는 순서(스캔 패스)(그림 3~5)도 중요하다. 취급 설명서에 기재된 순서를 지키면, 노이즈가 적은 데이터를 얻을 수 있다. 다음에 현재 기술에서 디지털 인상채득의 일반적인 주의 사항을 적는다.

1) 타액과 침출액은 빛을 반사하거나 굴절시키기 때문에 오류의 요인이 된다[4]. 그러므로 수분을 충분히 제거할 필요가 있다.
2) 디지털 인상은 빛을 사용한 촬영이므로, 조사되는 빛이 상쇄되는 다른 강한 빛(무영등 등)은 악영향을 미칠 가능성이 있다.
3) 투과성이 높은 측정 대상의 촬영에도 주의가 필요하다[5]. 투광성이 높은 법랑질의 경우 카메라로부터 조사되는 빛이 법랑질을 투과해 3D 데이터를 구축할 때의 정밀도에 악영향을 미칠 가능성이 있다. 이처럼 촬영하기 어려운 경우 Omnicam에서는 카메라를 위·아래로 움직이는 것을 추천한다.
4) 3)처럼 측정 대상을 촬영할 때는 헐레이션 방지제로서 파우더를 사용하는 경우가 있다. 하지만 고르게 뿌리지 않으면 오류의 원인이 된다[6]. 파우더 뿌리기는 기술적으로 민감한 작업이기 때문에 개인차를 어떻게 극복하는지가 과제이다.

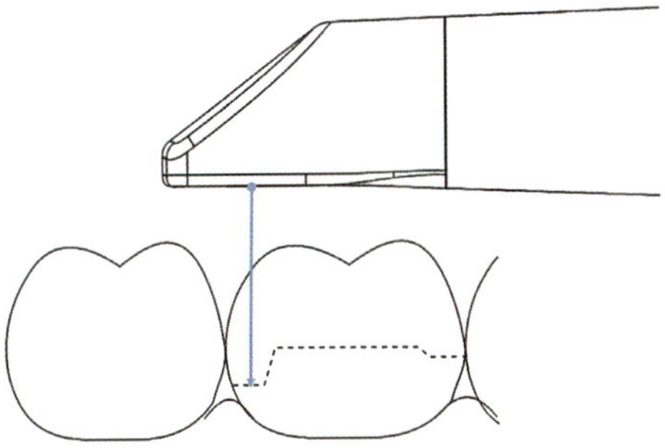

그림 2. Omnicam의 피사계 심도.

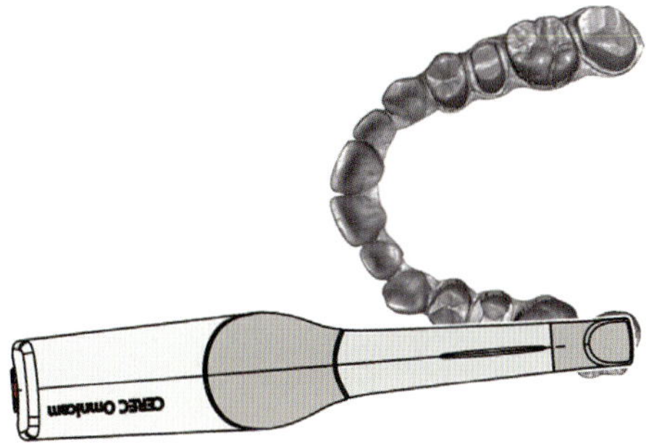

그림 3

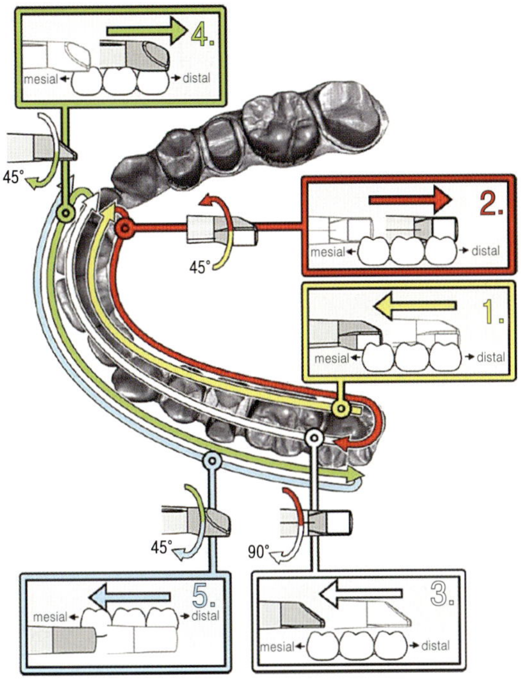


그림 4

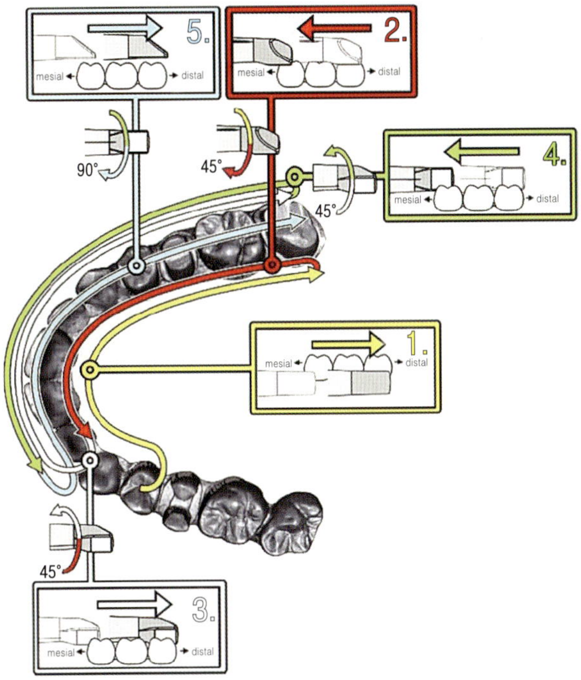


그림 5

그림 3~5. Omnicam으로 전악을 스캔할 때의 스캔 패스.

## 마치며

CEREC 시스템은 30여 년의 역사가 있고 그 유용성에 대한 문헌은 많다. 불과 몇 년 전까지는 유일무이의 디지털 장비였지만 지금은 같은 기능을 가진 시스템이 판매되어, 디지털 치과의학의 분위기가 드디어 고조되고 있다. 세상은 IoT 시대로 다양한 것들이 연결되는 시대이다. 앞으로 디지털 인상채득의 활용이 얼마나 커나갈지 흥미롭다.

디지털 치과의학이라는 말 자체가 널리 쓰이는 느낌이 있지만, 아직 그 뒤에서 고전하고 있는 사용자가 적지 않을 것이다. 디지털 치과의학이라는 상자는 만들어졌지만, 정보는 어딘가 단편적인 부분도 많고 이에 대한 지식이 풍부한 사용자도 아직은 적다. 디지털의 진화는 빠르므로 별수 없는 일일지도 모르지만, 발을 들여놨을 때 농락당하지 않기 위해서도 관계되는 모든 치과의료 종사자가 각각의 입장에서 디지털 지식을 보강한다면, 자유로운 발상으로 디지털 장비를 마음껏 효과적으로 활용할 수 있을 것이다. IDS 2019가 개최된 올해, 이제부터 앞을 내다본 각종 디지털 장비가 등장할 것이다. '덴탈 디지털리안(Dental Digitalian)'을 지향해 주시면 기쁘겠다.

## 참고문헌


1) Zimmermann, M., Koller, C., Rumetsch, M., Ender, A., Mehl, A.: Precision of guided scanning procedures for full-arch digital impressions in vivo. *J. Orofac. Orthop.*, **78** (6): 466-471, 2017.

2) Ender, A., Attin, T., Mehl, A.: In vivo precision of conventional and digital methods of obtaining complete-arch dental impressions. *J. Prosthet. Dent.*, **115** (3): 313-320, 2016,

3) 阿部圭甫，浅野　隆，玉田沙佳，岩崎正敏，杉原大介，神山裕名，吉﨑　聡，黒木俊一，小宮山　道：各種 CAD/CAM システムにおいて設定したセメントスペースが適合精度に及ぼす影響．日本補綴歯科学会 第 127 回学術大会 ポスター発表 P-34，2018.

4) Richert, R., Goujat, A., Venet, L., Viguie, G., Viennot, S., Robinson, P., Farges, J.C., Fages, M., Ducret, M.: Intraoral Scanner Technologies: A Review to Make a Successful Impression. *J. Healthc. Eng.*, **2017**: 8427595, 2017.

5) Li, H., Lyu, P., Wang, Y., Sun, Y.: In uence of object translucency on the scanning accuracy of a powder-free intraoral scanner: A laboratory study. *J. Prosthet. Dent.*, **117** (1): 93-101, 2017.

6) 土江庄一：測定ノイズを許容した点群面張り. UNISYS TECHNOLOGY REVIEW，第 87 号, NOV，2005.

# 3M™ True Definition Scanner

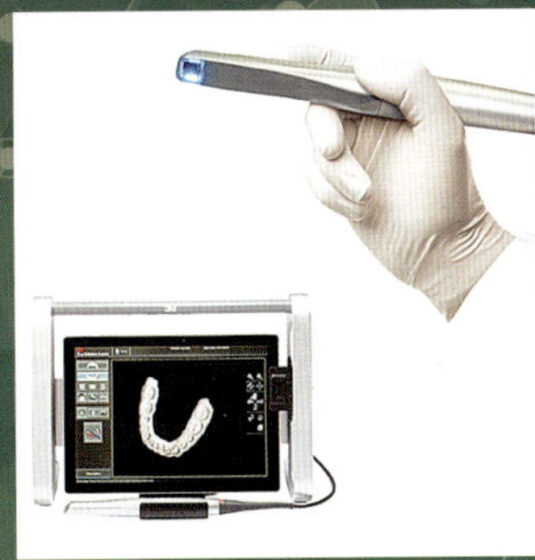

3M Japan 주식회사 치과용 제품 기술부
Koji Miyamoto(宮本康司)

## 시작하며

3M은 지금까지 오랫동안 Imprint™ 인상재 시리즈를 비롯한 고정밀도 인상재를 제공해 왔다. 그러는 한편 인상재를 이용한 치료가 원리적으로 가지고 있는 인상재의 수축, 석고의 팽창, 술자에 의한 정밀도의 편차와 같은 여러 문제에 대한 해결책이나 체어타임의 단축, 인상재 우송 시간의 단축, 석고 모형 보관 공간의 축소와 같은 다양한 장점을 제공하는 디지털 솔루션의 개발에도 재빨리 착수하고 있었다. 예전부터 3M은 지르코니아 블록이나 그것을 설계·제조하기 위한 Lava™ 시스템을 제공해 왔는데, 3M의 신시대 구강 내 스캐너인 3M™ True Definition Scanner(그림 1~4)는 인상 데이터를 제공하는 곳의 CAD나 CAM과 같은 소프트웨어, 보철물을 제조하는 밀링 머신, 모형 제작용 머신, 그것을 사용하는 블록 등 재료를 가리지 않는 열린 시스템을 채택한 디지털 인상채득 장치로서, 다른 제품에 앞서 일본에서는 처음으로 2015년 4월에 약기법의 인가를 취득해 도입했다.

## 시스템·기기의 특징

### 1. 소형이고 경량인 카메라에 의한 쾌적하면서 빠른 스캔

3M은 치료의 정밀도뿐만 아니라 쾌적함도 동시에 제공하기 위해 헤드 두께 1.4cm, 무게 200g 이하의 소형·경량인 카메라를 선택해 사용하고 있다. 스캔 속도도 하악 전체가 1분, 전악과 바이트까지 포함해도 3분으로 빨라서 인상재와 비교해 짧은 시간에 인상채득을 완료할 수 있다.

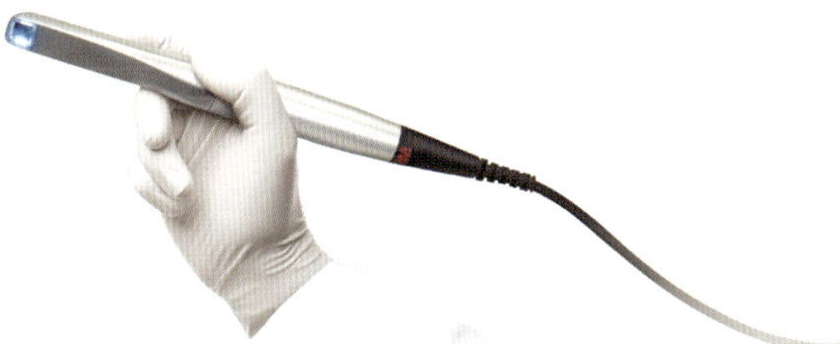

그림 1. 3M™ True Definition Scanner의 완드(wand).

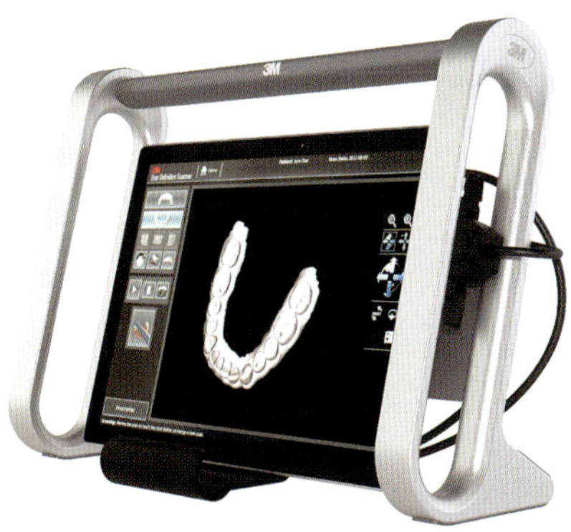

그림 2. 3M™ True Definition Scanner, Mobile.

| 회사명 | 3M Japan 주식회사 |
|---|---|
| 제품/시스템 등 | 3M™ True Definition Scanner, Cart/3M™ True Definition Scanner, Mobile |
| 문의처 | 3M 콜센터, Tel: 0120-332-329 |

| 조사 항목 | | | | 회답 |
|---|---|---|---|---|
| 하드웨어 사양 | 본체 | 외형 타입 | | 3M™ True Definition Scanner, Cart: Cart type<br>3M™ True Definition Scanner, Mobile: Mobile type |
| | | 모니터 | 크기 | W488×H1,082×D734(cart)/W368×H258×D512(mobile) |
| | | | 터치 패널 | 있음 |
| | | 전원 | | 3M™ True Definition Scanner, Cart: AC<br>3M™ True Definition Scanner, Mobile: AC + 배터리 |
| | | 크기 | | |
| | | 무게 | | 34kg(cart)/2.8kg(mobile) |
| | 스캐너<br>(완드) | 이미지 센서 | 센서 종류 | 비공개 |
| | | | 광원 | 청색 LED |
| | | | 스캔 단조 | Gray scale |
| | | | 스캔 해상도 | 비공개 |
| | | | 스캔 영역 | 비공개 |
| | | | 스캔 방식 | 비공개 |
| | | | | 비디오 |
| | | | | 파우더 필요 |
| | | | 스캔 속도 | 60fps |
| | | | 초점 거리 | 0~17mm |
| | | 접속 인터페이스 | | USB |
| | | 크기 | 스캐너 본체 | 길이 254mm |
| | | | 스캐너 헤드 | 폭 16.2mm×높이 14.4mm |
| | | 무게 | | 233g(완드 및 케이블) |
| | | 소독 방법 | | 고수준 소독제에 담금 |
| | 부속품 | | | 분무기, 파우더 |
| | 별매 옵션 | | | |
| 소프트웨어 사양 | 동작 환경·<br>추천 환경 | OS | | 전용기기(추가 PC 불필요) |
| | | CPU | | 전용기기(추가 PC 불필요) |
| | | 비디오 카드 | | 전용기기(추가 PC 불필요) |
| | | 메모리 | | 전용기기(추가 PC 불필요) |
| | | HDD | | 전용기기(추가 PC 불필요) |
| | | 네트워크 환경 | | 무선 |
| | 스캔 기능 | Undo 기능 | | 있음 |
| | | 자르기 기능 | | 없음 |
| | | 잠그기 기능 | | 없음 |
| | | 참고용 인상 기능 | | 있음 |
| | | 최대 스캔 데이터 크기 | | 크기 제한 없음(한 악궁에 대한 스캔 시간 7분) |
| | 부가 기능 | 동작 조절 | | 없음 |
| | | 색조 채득 기능 | | 없음 |
| | | 교합접촉 분석 기능 | | 있음 |
| | | 내보내기 기능 | | 있음 |
| | | | 내보내기 가능 포맷 | STL/ULDC/3OXZ/exo/xorder |
| | | | 내보내기 방법 | 클라우드 경유, 체어사이드(동일 네트워크 안의 PC)도 가능 |
| | | 기타 부가 기능 | | 없음 |
| | 별매 옵션 | | | |
| 비용 | 도입 초기 비용 | 본체 가격 | | 458만 엔(약 5,190만 원)(cart)/220만 엔(약 2,490만 원)(mobile) |
| | | 라이선스 비용 | | |
| | | | | 초기 비용 불필요 |
| | | 전용 클라우드 가입 비용 | | |
| | | | | 초기 비용 불필요 |
| | | 별매 PC | | 불필요 |
| | 유지비용 | 라이선스 비용 | | 36만 엔(약 408만 원)/년 |
| | | | | 필요 |
| | | 전용 클라우드 회원 | | 위 라이선스 비용에 포함 |
| | | | | 필요 |
| | 보수비용 | 보증 기간 | | 1년 |
| | | 보수 계약 | | 30만 엔(약 340만 원)(Cart)/20만 엔(약 226만 원)(Mobile)<br>(1년은 본체 비용에 포함, 2년째부터 임의 가입) |
| | | | | 선택 가능 |

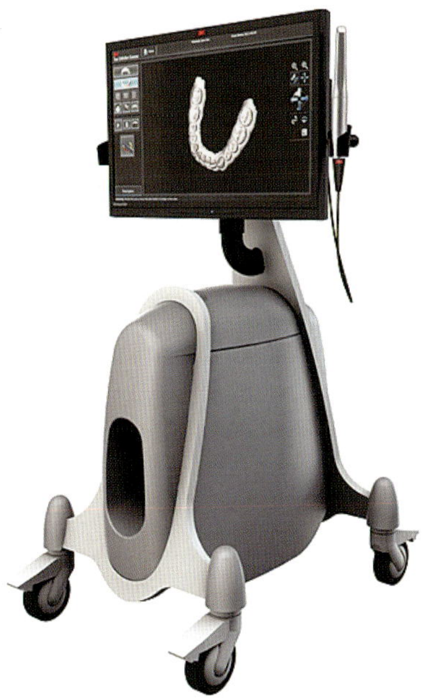

**그림 3.** 3M™ True Definition Scanner, Cart.

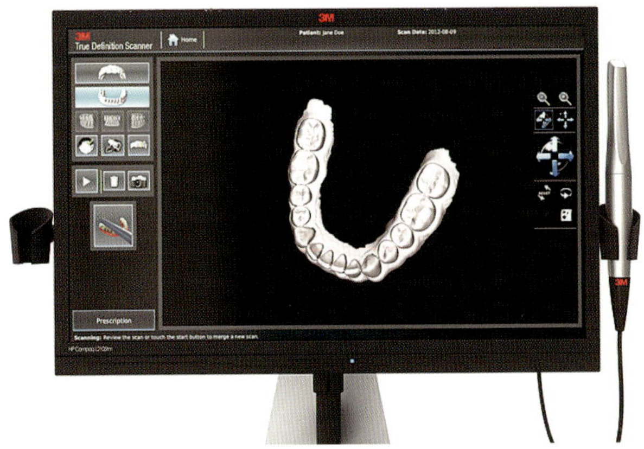

**그림 4.** 3M™ True Definition Scanner의 모니터 화면.

## 2. 동영상 형식을 사용한 정확한 스캔

CAD/CAM으로의 연계와 임플란트나 교정 제조사로의 연계를 불문하고, 치료의 좋고 나쁨에 가장 많은 영향을 미치는 것은 인상의 정밀도라고 생각한다. 이 때문에 3M은 특히 정밀도에 잡착해 3M™ True Definition Scanner를 개발했다. 광원에는 단파장에 직진성이 높고, 더욱 정확한 측정이 가능한 청색 LED를 사용했다. 또한 동영상 형식의 촬영으로 1초에 60장의 3D 이미지를 얻는데, 1장의 3D 이미지에서 10,000개 이상, 1증례 평균 2,400만 개 이상의 3D 데이터 포인트를 계측함으로써 정밀하게 치면·점막면의 형태를 재현하는 데 성공했다. 또한 스캐닝 파우더를 표적으로 해서 이미지의 중첩에 활용해 스캐닝 정밀도를 향상시켰다.

치과기공소에서 사용하는 마진 마킹 소프트웨어(Margin Marking Software)는 스캐너로 얻은 3D 데이터에 더해 구강 내 사진을 보면서 마진 라인을 설정할 수 있다(그림 5). 3D 데이터만으로는 마진이 뚜렷하지 못한 경우라도, 더 정확하게 마진을 설정할 수 있으므로 호평을 얻고 있다.

## 3. 열린 시스템에 의한 자유로운 치료 과정 선택이 가능

3M™ True Definition Scanner는 열린 시스템을 채택해, 범용 STL 파일을 받을 수 있는 다양한 CAD나 CAM과의 연계가 가능해졌다. 원내에 기존의 CAD/CAM과 밀링 머신이 있으면, 스캔한 데이터로부터 보철물의 디자인과 가공을 할 수 있고, 또 원내에 이러한 설비가 없는 경우는 3M™ True Definition Scanner만 도입하고 치과기공소에 스캔 데이터를 보내, 디자인 이후의 과정을 모두 맡겨 버릴 수도 있다.

치과기공소에서는 하이브리드 세라믹뿐만 아니라, 글라스세라믹이나 지르코니아, 타이타늄 등의 메탈에 이르기까지 자유롭게 재료를 선택할 수도 있으므로, 증례에 따라 필요한 보철물의 정밀도나 강도에 맞춘 보철물의 재료·제작 방법을 자유롭게 선택할 수 있다. 스캔한 인상 데이터는 3M 서버에서 엄중히 보관되어, 스캔한 치과의원과 그 지정을 받고 데이터를 받은 치과기공소는 과거의 데이터를 포함하여 언제든지 데이터의 열람과 다운로드를 할 수 있다.

구강 내 스캐너를 이용한 디지털 솔루션의 장점으로 인

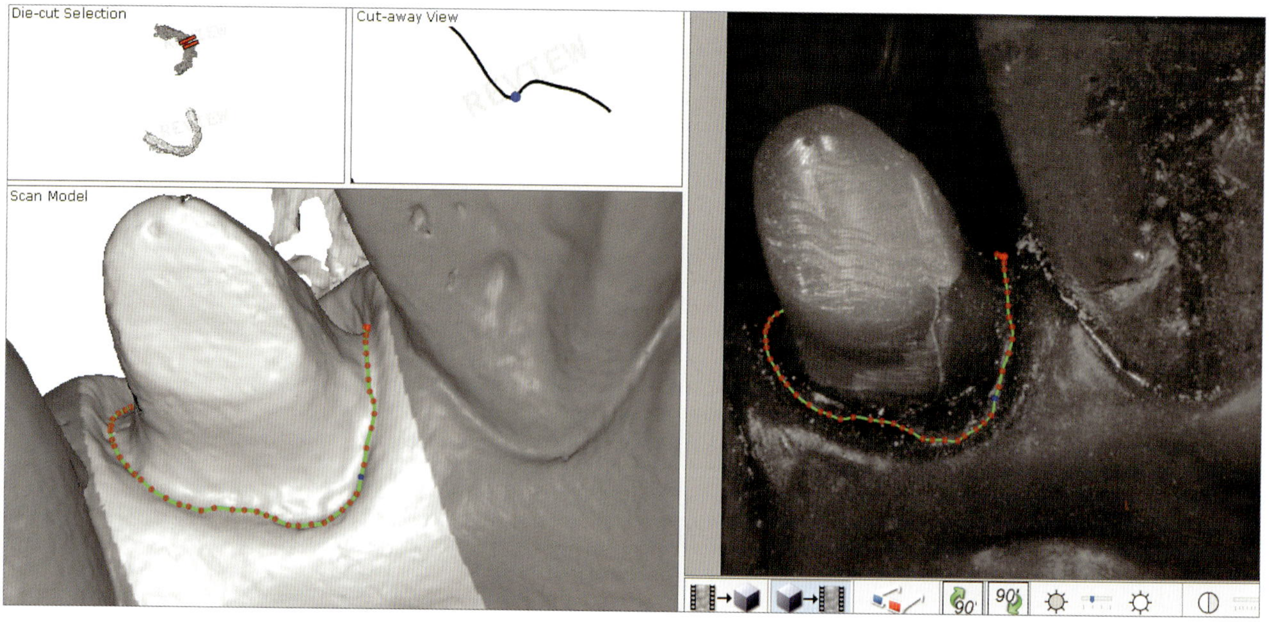


그림 5. 'Margin Marking Software'를 이용해 3D 데이터(왼쪽)뿐만 아니라 구강 내 사진(오른쪽)도 확인하면서 선명한 마진 라인을 결정할 수 있다.

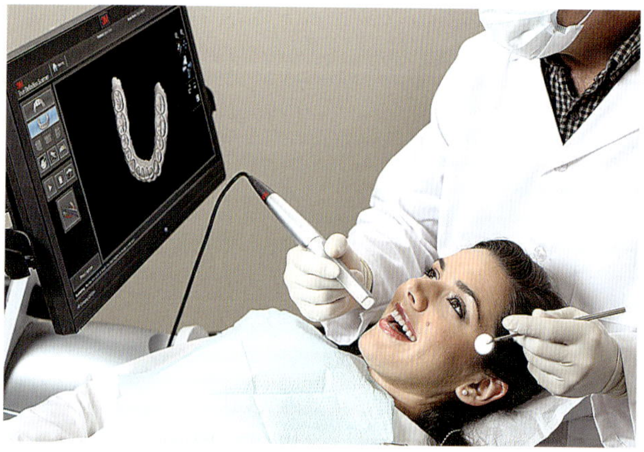

그림 6. 스캔하는 모습.

상재·모형의 제작 과정을 생략하고 구강 내를 직접 스캔한 데이터로부터 보철물을 디자인할 수 있다는 점을 들 수 있지만, 동시에 보철물의 레이어링이나 교합의 시뮬레이션 등, 제작하는 보철물에 따라서는 모형이 필요하게 되는 장면도 많이 있다.

3M에서는 이런 장면을 상정해 고정밀도의 모형을 제공하고 있다. 3M™ True Definition Scanner를 사용하는 치과의사 혹은 보철물을 제작하는 치과기공사는 필요에 따라서, 몇 개의 모형 중에서 증례에 가장 적합한 것을 선택할 수 있고, 또한 편악만의 조형 등 제작 범위를 지정할 수도 있다.

### 4. 폭넓은 적응증

3M™ True Definition Scanner의 적응증은 인레이·온레이·크라운에 머무르지 않고, 브리지나 임플란트·국소의치에 대한 사용이 약기법에서도 광범위하게 인정되고 있다('치과 수복물·치과 보철물'의 제작이 가능). 2016년 11월에 브래킷형 교정장치의 인가를 취득했고, 2017년 10월에는 새롭게 aligner형 교정장치에 대해서도 약기법의 인가를 취득했다. 또한 임플란트·교정 용도에도 적극적으로 시스템을 연계해, 데이터의 이용이 가능한 제조사도 증가하고 있다.

## 임상에서 사용의 요령과 주의점

구강 내 스캐너의 도입은 임상 방법의 커다란 변경을 동반하기 때문에, 술자는 다음 세 가지의 포인트를 이해해 확실하고 재빠르게 스캔하는 것을 추천하고 있다.

포인트 1: 화면을 보면서 스캔(그림 6)
포인트 2: 카메라를 다루는 방법의 이해
포인트 3: 실천적인 사용 방법의 이해

또한 3M은 구매 후에 트레이너에 의한 이틀 동안의 트레이닝과 실제로 얻은 증례의 리뷰를 실시해, 도입 후 지원도 시행하고 있다.

## 마치며

3M™ True Definition Scanner는 많은 임상적인 장점이 있다. 독자적인 기술을 토대로 효과적인 치료 옵션을 제공해, 앞으로도 디지털 치과의학의 발전에 공헌하는 것을 목표로 하고 있다.

※3M, Imprint, LAVA는 3M의 상표이다.

# iTero Element

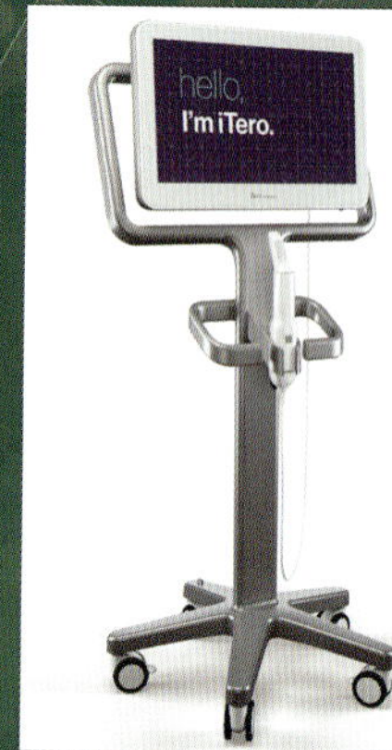


Align Technology Japan 주식회사
마케팅부

## 시작하며

Align Technology는 '마우스피스 교정장치'의 선구 기업으로서 그 보급에 임해, invisalign 시스템, iGO 시스템 그리고 치과 교정·수복 치과용 구강 내 스캐너를 치과의사에게 제공하고 있다.

2017년에 발매한 'iTero Element' 구강 내 스캐너는, 파우더를 사용하지 않고 고속의 연속적인 스캐닝으로 3D 이미지 데이터를 얻을 수 있고, 이 장치로 얻은 데이터는 치관 수복물, 치과 교정장치(aligner를 포함함)의 설계·제조에 이용할 수 있다. 열린 시스템에 대응해 타사의 CAD/CAM 시스템으로도 운용할 수 있다. 또한 마우스피스 교정치료와의 연계에 특화한 독특한 특징을 겸비한다.

## 시스템·기기의 특징

iTero Element 시리즈는 그림 1-a~c의 세 가지 기종의 선택이 가능하다. 다음에 그 특징에 관해서 설명한다.

### 1. 인텔리전스 기능 탑재에 의한 철저한 효율화

평행 공초점에 의한 이미지 계측 기술을 이용한 iTero Element는 1초에 20장의 이미지를 스캔할 수 있도록 설계되어 있다. 초점거리는 0~15mm여서 스캔할 때 치아로부터 띄워 스캔할 필요가 없다. 또한 켈리브레이션이 필요 없는 완드(스캔 유닛)에 탑재된 인텔리전스 기능은 작업을 더 효율적으로 진행하기 위한 다양한 자동기능이 탑재되어 있다.

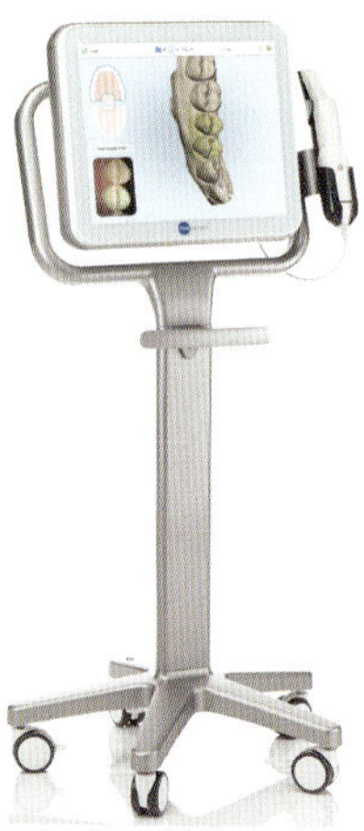

그림 1-a. iTero Element(2017년 발매).

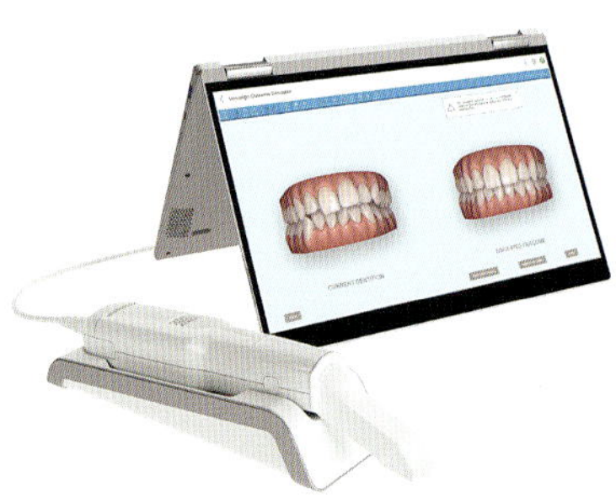

그림 1-b. iTero Element Flex(2018년 10월 발매).

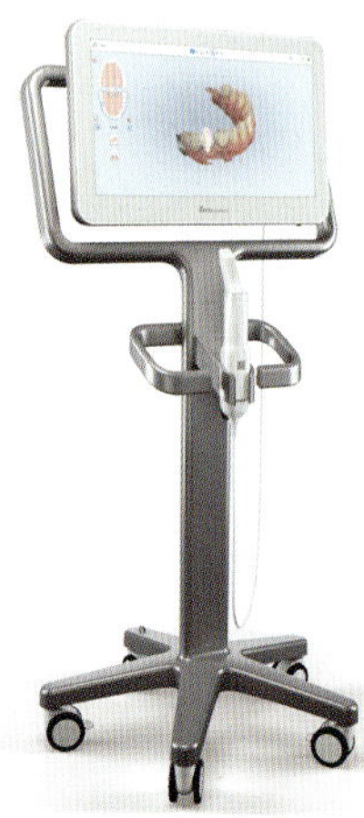

그림 1-c. iTero Element 2(2019년 2월 발매).

| 회사명 | Align Technology Japan 주식회사 |
|---|---|
| 제품/시스템 등 | iTero Element/iTero Element 2/iTero Element Flex |
| 문의처 | 소비자 지원 접수 시간: 평일 10:00~17:00(토·일, 공휴일 제외) TEL: 0120-944-187(프리 다이얼) ※iTero Element에 관한 문의는 '3번'을 선택 FAX: 0120-041-187(프리 다이얼) E-mail: iTerosupport-Japan@aligntech.com |

| 조사 항목 | | | | 회답 | |
|---|---|---|---|---|---|
| 하드웨어 사양 | 본체 | 외형 타입 | | iTero Element<br>iTero Element 2 | 바퀴 달린 스탠드(표준), 카운터 스탠드 옵션(별매) |
| | | | | iTero Element Flex | 완드와 Flex 전용 허브 시스템, 별도로 노트북 PC 구매가 필요 |
| | | 모니터 | 크기 | iTero Element | 19인치<br>높이 389mm×폭 459mm×깊이 123mm |
| | | | | iTero Element 2 | 21.5인치<br>높이 356mm×폭 552mm×깊이 65mm |
| | | | | iTero Element Flex | 15인치 이상을 추천 |
| | | | 터치 패널 | | 있음(iTero Element Flex의 경우는 노트북 PC가 터치 패널 대응인 경우) |
| | | 전원 | | iTero Element | AC 전원 |
| | | | | iTero Element 2 | AC 전원, 배터리 내장 |
| | | | | iTero Element Flex | 완드는 전용 허브에 AC 전원을 접속해 사용 |
| | | 크기 | | iTero Element | 바퀴 달린 스탠드(높이 1,317mm×폭 625mm×깊이 595mm) |
| | | | | iTero Element 2 | 바퀴 달린 스탠드(높이 1,280mm×폭 645mm×깊이 625mm) |
| | | | | iTero Element Flex | 전용 허브 (높이 206mm×폭 94mm×깊이 36.5mm) |
| | | 무게 | | iTero Element | 모니터 11kg |
| | | | | iTero Element 2 | 모니터 8.3kg |
| | | | | iTero Element Flex | Flex 전용 허브 약 0.5kg |
| | 스캐너(완드) | 이미지 센서 | 센서 종류 | | - |
| | | | 광원 | | 적색 레이저광(650nm 1급)과 백색 LED |
| | | | 스캔 단조 | | 컬러, 흑백 |
| | | | 스캔 해상도 | | - |
| | | | 스캔 영역 | | - |
| | | | 스캔 방식 | | 공초점, 파우더 불필요 |
| | | | 스캔 속도 | | 최대 6,000fps, 치아 1개에 5~10초, 60초에 치열궁 전체 스캔을 완료. ※ 자사 조사, iRecord 스캔을 사용한 경우 |
| | | | 초점거리 | | 0~15mm |
| | | 접속 인터페이스 | | | USB |
| | | 크기 | 스캐너 본체 | iTero Element<br>iTero Element 2<br>iTero Element Flex | 완드<br>높이 338.5mm×폭 53.5mm×깊이 68.9mm |
| | | | 스캐너 헤드 | | - |
| | | 무게 | | | 0.47kg |
| | | 소독 방법 | | | 스캐너 슬리브는 일회용으로 교환해 사용 |
| | 부속품 | | | | 완드 1상자(슬리브 25개들이) |
| | 별매 옵션 | | | iTero Element | 스캐너 슬리브, 카운터 슬리브, 이동용 케이스 |
| | | | | iTero Element 2 | 스캐너 슬리브, 카운터 슬리브, 이동용 케이스, 교환 배터리 |
| | | | | iTero Element Flex | 스캐너 슬리브 |
| 소프트웨어 사양 | 동작·추천 환경 | OS | | iTero Element | Windows embedded 8 |
| | | | | iTero Element 2 | Windows 10 IoT Enterprice |
| | | | | iTero Element Flex | Windows 10 Pro |
| | | CPU | | | - |
| | | 비디오 카드 | | | - |
| | | 메모리 | | | - |
| | | HDD | | | - |
| | | 네트워크 환경 | | | 필요, 무선 |
| | 스캔 기능 | Undo 기능 | | | 있음 |
| | | 자르기 기능 | | | 있음 |
| | | 잠그기 기능 | | | 없음 |
| | | 참고용 인상 기능 | | | 디지털 인상 3D 이미지를 확인하면서 스캔 가능. 스캔 중에도 흑백 모드와 컬러 모드로 언제든지 바꿀 수 있음 |
| | | 최대 스캔 데이터 크기 | | | - |
| | 부가 기능 | 동작 조절 | | | 터치스크린으로 조작하는 것과 완드를 움직여 조작(자이로 기능)하는 것을 선택할 수 있음 |
| | | 색조 채득 기능 | | | 없음 |
| | | 교합접촉 분석 기능 | | | 있음 |
| | | 내보내기 기능 | 내보내기 가능 포맷 | | STL, PLY, STL+PLY |
| | | | 내보내기 방법 | | - |
| | | 기타 부가 기능 | 아웃컴 시뮬레이터 | 교정 라이선스 혹은 교정·보철 라이선스를 계약한 경우 | 환자의 현재 치열과 교정치료 후의 이미지 기능에 의한 최종 위치를 나란히 표현 가능 |
| | | | 타임랩스 | | 시간 변화에 따른 치아 이동, 치아 마모, 치은퇴축 등을 표시 가능 |
| | | | 프로그레스 어세스먼트 | | 환자의 스캔 데이터를 clincheck 치료계획과 대조해 확인하는 것이 가능 |
| | 별매 옵션 | | | iTero Element<br>iTero Element 2<br>iTero Element Flex | 아웃컴 시뮬레이터 등 교정 라이선스에 특화한 기능을 사용하는 경우에는 보철 라이선스에서 업그레이드 가능 |
| 비용 | 도입 초기 비용 | 본체 가격 | | iTero Element | 보철 라이선스[420만 엔(약 4,756만 원)], 교정·보철 라이선스 및 교정 라이선스[450만 엔(약 5,096만 원)] |
| | | | | iTero Element 2 | 교정·보철 라이선스 및 교정 라이선스[560만 엔(약 6,342만 원)] |
| | | | | iTero Element Flex | 교정·보철 라이선스 및 교정 라이선스[560만 엔(약 6,342만 원)] |
| | | 라이선스 비용 | | | 첫해는 무료 |
| | | 전용 클라우드 가입비용 | | | 없음 |
| | | 별매 PC | | | 별도 구매가 필요. 노트북 PC 비용에 관해서는 iTero Element Flex와 동작이 확인된 certified list에 기반해 컴퓨터 제조사에 직접 문의할 것 |
| | 유지 비용 | 라이선스 비용 | | | 월 4만 엔(약 45만 원)<br>보철 라이선스 및 교정·보철 라이선스는 필수. 교정 라이선스는 1년 후에 계속할지 선택 가능 |
| | | 전용 클라우드 회원 | | | 없음 |
| | 보수 비용 | 보증 기간 | | | 소프트웨어, 하드웨어 모두 보증 발효일로부터 12개월 |
| | | 보수 계약 | | | 보수 계약은 라이선스 비용에 포함. 보철 라이선스, 교정 라이선스는 라이선스 비용 해약 불가. 교정 라이선스는 계약 기간 후 30일 전까지 서면으로 통지하면 언제나 취소 가능 |

## 2. 고속 연속 스캔

완드를 멈추지 않고 고속으로 스캔하는 것과 동시에 데이터를 처리할 수 있다. 자동으로 올바른 순서로 이미지를 연결하고 렌더링을 해, 위치의 변화를 조정하면서 불필요한 연조직을 검출하고 삭제한다.

## 3. ITO(Indium Tin Oxide, 인듐 주석 산화물) 김 서림 방지 시스템

완드의 유리에 전도성의 코팅을 함으로써 전류가 흘러, 완드를 따뜻하게 해 김 서림을 방지한다.

## 4. 자이로 기능

터치 패드로 스캔하는 것에 더해 자이로 기능을 선택할 수 있어, 모니터를 터치하는 일 없이 액션으로 스캔의 전환 조작을 할 수도 있다.

## 5. 그 외

2019년 2월에 발매된 iTero Element 2는 차세대의 프로세서를 탑재해 기동 시간이 절반까지 단축되었다. 데이터 처리 속도의 향상과 함께 컬러 순도가 깊어지고, 터치 패널의 21.5인치 HD 와이드 스크린으로 구강 내의 정밀한 재현이 가능해졌다. 또한 본체에 내장된 배터리에 의해 이동할 때도 중단하는 일 없이 스캔할 수 있다.

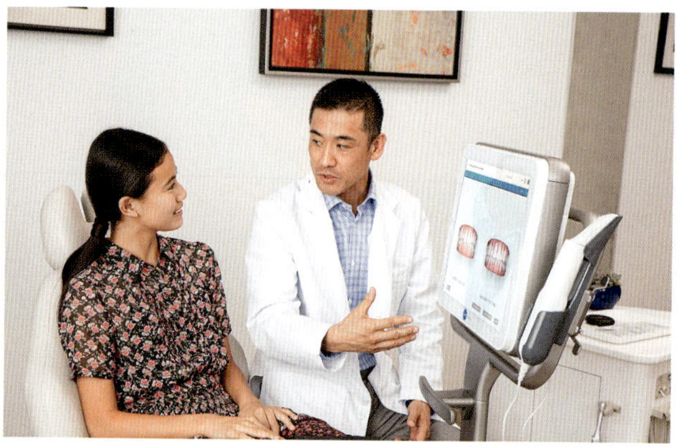

**그림 2.** 시각화에 의한 디지털 워크플로로 환자와의 커뮤니케이션을 원활화하는 효과를 기대할 수 있다.

# 임상에서 사용의 요령과 주의점

iTero Element는 시각 정보를 활용해 환자와의 커뮤니케이션을 원활화하기 위한 다양한 기능이 탑재되어 있어, 원내의 디지털화 촉진에 도움이 된다. 다음에 시각화에 따른 디지털 워크플로(그림 2)의 최적화에 관한 자세한 사항을 적는다.

## 1. 아웃컴 시뮬레이터(Outcome simulator)

iTero Element의 독자 기능인 아웃컴 시뮬레이터를 사용하면, 스캔 후 5분 정도로 환자의 현재의 치열과 교정 후의 이미지 기능에 의한 최종위치를 나란히 확인할 수 있다(그림 3). 실제로 교정치료를 하기 전에 치열이 어떻게 되는지를 시각적으로 확인할 수 있기 때문에, 환자와의 커뮤니케이션이 높아진다.

## 2. 프로그레스 어세스먼트(Progress accessment)

환자가 내원할 때 스캔하고 환자의 스캔 데이터와 치료계획을 대조해, 컬러 코드를 참조(초록: 치료계획대로의 진척, 노랑: 치료계획에 기초한 움직임이 아님, 보라색: 치료계획과 반대로 이동, 회색: 치아가 움직이지 않음)하고 진척 상황을 확인한다(그림 4). 협력성(compliance)의 동기부여나 모니터링의 보조 도구로서 활용할 수 있다.

## 3. 타임랩스(Time laps)

환자가 내원할 때마다 스캔해 시간의 흐름에 따른 변화를 디지털 데이터로 축적할 수 있다. 육안으로는 확인하기 어려운 치아의 이동, 치아의 마모, 치은퇴축 등을 디지털 동영상을 이용해 시각적으로 확인함으로써(그림 5), 환자의 이해도를 높이는 데 도움이 되는 도구이다.

## 4. 오클루저그램(Occlusogram)

오클루저그램 사용으로 교합접촉 상태의 확인이 쉬워진다(그림 6).

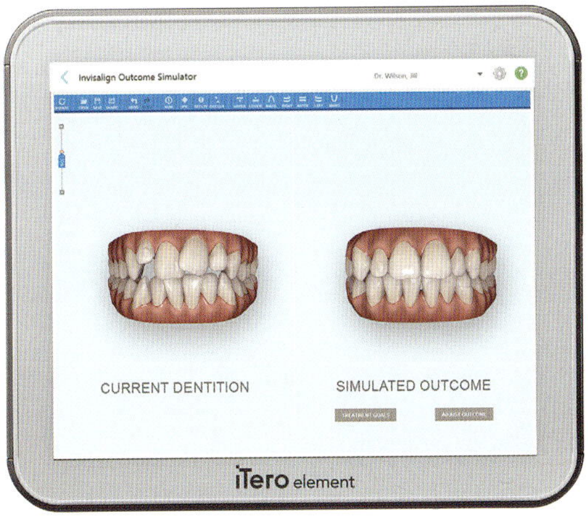


그림 3. Outcome simulator.

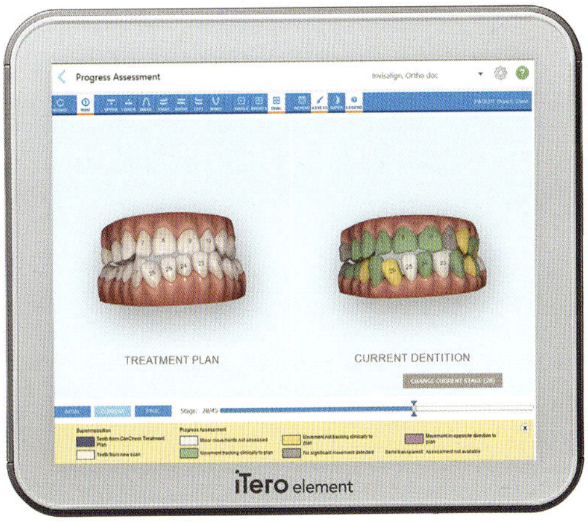


그림 4. Progress accessment.

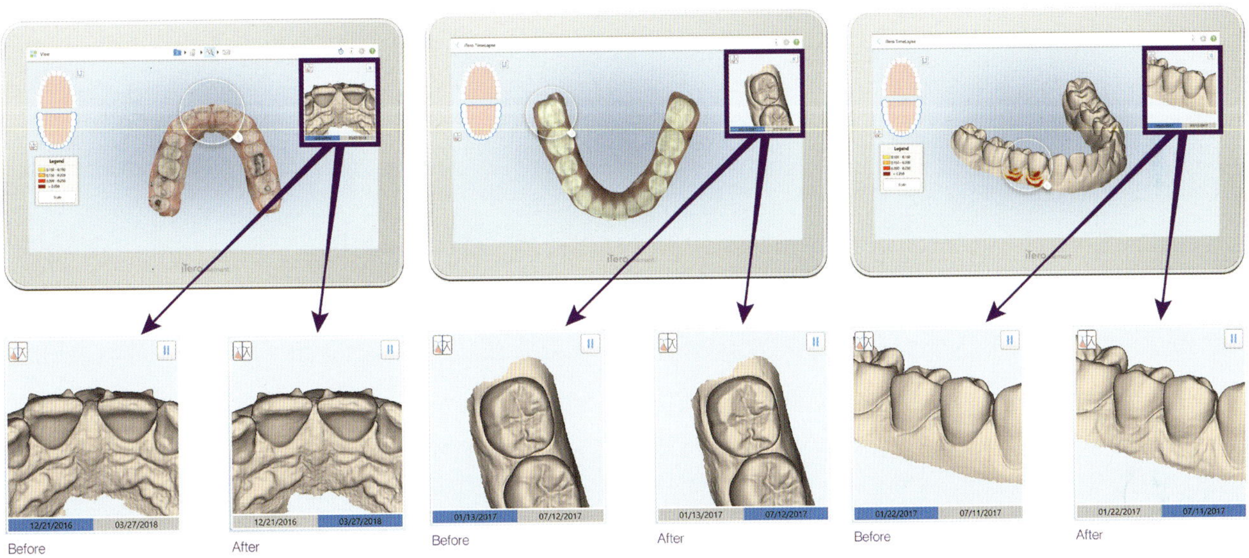


그림 5. Time laps.

## 마치며

디지털 데이터의 철저한 가시화를 추구한 iTero Element의 각종 기능은 치과의원 내의 디지털 워크플로의 효율화에 공헌하는 것과 동시에, 환자와 함께 시각적으로 데이터를 확인하면서 커뮤니케이션을 할 수 있으므로, 환자의 흥미를 불러일으켜 치료 시작 전부터 후까지 양호한 신뢰 관계를 쌓아 올리기 위한 도구로서의 활용이 전망된다. Align Technology는 항상 소프트웨어의 개발에 투자해 iTero Element 소프트웨어의 업데이트에 힘을 쏟고 있다. 구매 후 소프트웨어의 업그레이드는 무료이며, 사용자 여러분의 요구에 응할 수 있도록 한층 더 독특한 특성을 가지는 제품을 제공해 가고자 한다.

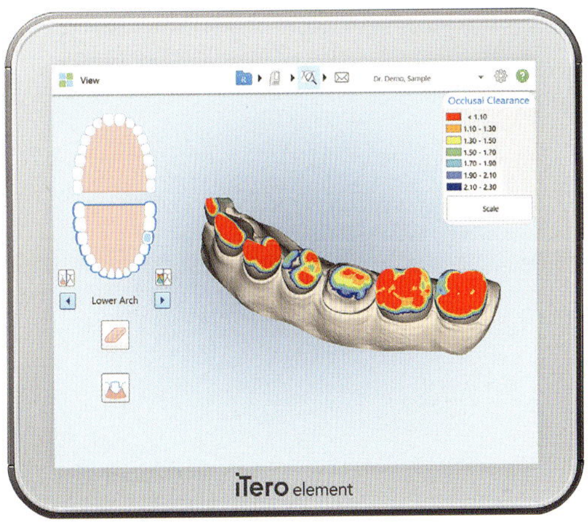


그림 6. Occlusogram.

# Trophy 3DI Pro α(CS3600)

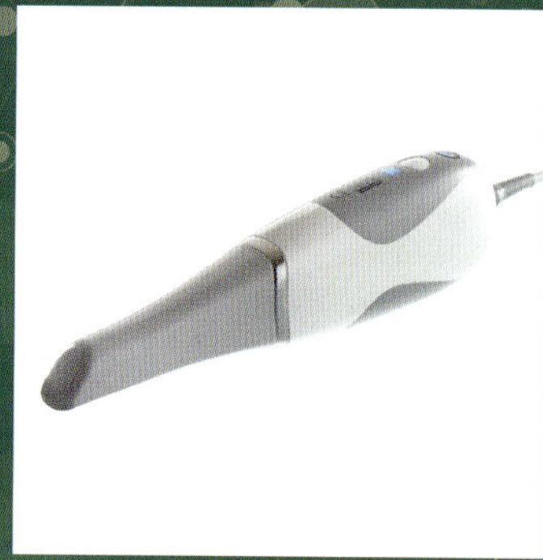

주식회사 Yoshida
Trophy Radiologie Japan 주식회사

## 시작하며

'Trophy Solutions'(Trophy CAD/CAM 시스템)는 주식회사 Yoshida 및 Trophy Radiologie Japan 주식회사의 CAD/CAM 시스템이다(그림 1). 구강 내 스캐너·CAD 소프트웨어·밀링 머신을 치과의원 내에서 시스템화함으로써, 당일 수복도 치과의원 내에서 대응할 수 있다.

한편 치과기공소와 제휴하여 다양한 수복물을 치과기공소에서 제작하는 열린 시스템에도 대응하고 있다. 이때 치과의원 측은 구강 내 스캐너로 스캔한 데이터(STL 파일)를 치과기공소에 보내기만 하면 되므로, 원내에서의 디자인 및 밀링의 부담이 줄어든다.

아래에 치과의원이나 환자의 다양한 요구에 대응할 수 있는 Trophy Solutions에 대해 구강 내 스캐너를 중심으로 설명한다.

## 시스템·기기의 특징

'Trophy 3DI Pro α(CS3600)'(그림 2)는 고속연사 방식의 구강 내 스캐너이다. 구강 내를 직접 스캔해 정밀도가 높은 데이터를 얻으므로, 정교한 수복물 제작이 가능해진다. 빠르게 촬영할 수 있어, 구토반사 등으로 보통의 인상채득이 어려운 환자에 대해서도 효과적이다. 운용면에서는 PC에 USB 접속하고 운용하는 시스템이기 때문에 이동할 때 큰 카트는 필요 없고, 원내 여러 대의 유닛체어나 분원 사이의 이동도 고려한 휴대성에 뛰어난 디자인이다.

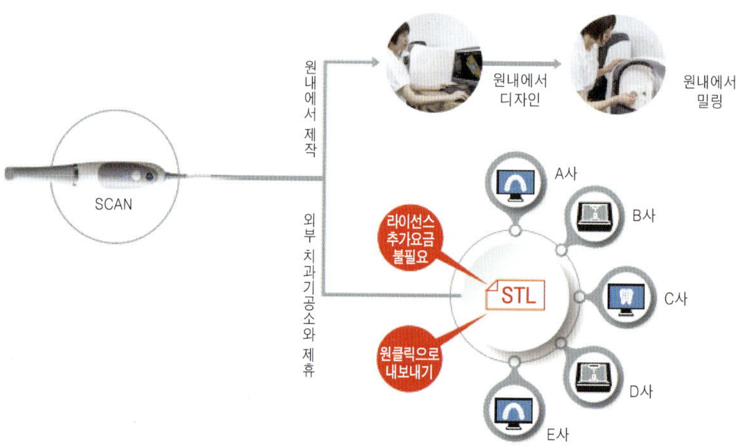


그림 1. Trophy Solutions의 시스템 개요.

| 회사명 | 주식회사 Yoshida |
|---|---|
| 제품/시스템 등 | Trophy 3DI Pro α(CS3600) |
| 문의처 | 주식회사 Yoshida 이미지 정보 총괄부 CADCAM부 Tel: 03-3845-2925<br>주식회사 Yoshida HP: https://www.yoshida-dental.co.jp/<br>Trophy Radiologie Japan HP: https://www.trophy-radiologie.jp/ |

| 조사 항목 | | | | 회답 |
|---|---|---|---|---|
| 하드웨어 사양 | 본체 | 외형 타입 | | Handy/PC 별매 |
| | | 모니터 | 크기 | – |
| | | | 터치 패널 | – |
| | | 전원 | | AC 구동 |
| | | 크기 | | 22×3.8×5.8cm |
| | | 무게 | | 326g |
| | 스캐너<br>(완드) | 이미지 센서 | 센서 종류 | 1/2 inch CMOS |
| | | | 광원 | Blue LED/Green LED/Amber LED |
| | | | 스캔 단조 | 256bit per pixel |
| | | | 스캔 해상도 | 70 micron(분해능) |
| | | | 스캔 영역 | 13×13mm |
| | | | 스캔 방식 | 삼각측량법 |
| | | | | 이미지 |
| | | | | 파우더 불필요 |
| | | | 스캔 속도 | 240fps |
| | | | 초점 거리 | -2~12mm |
| | | 접속 인터페이스 | | USB |
| | | 크기 | 스캐너 본체 | 220×38×58mm |
| | | | 스캐너 헤드 | 8×9mm |
| | | 무게 | | 326g |
| | | 소독 방법 | | 멸균 가능 |
| | 부속품 | | | 스캐너 헤드 팁, 전원 케이블 |
| | 별매 옵션 | | | |
| 소프트웨어 사양 | 동작 환경·<br>추천 환경 | OS | | Windows 전용 |
| | | CPU | | Intel Core i7 series |
| | | 비디오 카드 | | NVIDIA Geforce GTX1050 이상 |
| | | 메모리 | | 32GB |
| | | HDD | | 500GB |
| | | 네트워크 환경 | | 불필요 |
| | 스캔 기능 | Undo 기능 | | 있음 |
| | | 자르기 기능 | | 있음 |
| | | 잠그기 기능 | | 있음 |
| | | 참고용 인상 기능 | | 있음 |
| | | 최대 스캔 데이터 크기 | | 3,000매 |
| | 부가 기능 | 동작 조절 | | 있음 |
| | | 색조 채득 기능 | | 없음 |
| | | 교합접촉 분석 기능 | | 있음 |
| | | 내보내기 기능 | | 있음(무료) |
| | | | 내보내기 가능 포맷 | STL/PLY/DICOM |
| | | | 내보내기 방법 | Stand-alone |
| | | 기타 부가 기능 | | CAD 기능 |
| | 별매 옵션 | | | |
| 비용 | 도입 초기 비용 | 본체 가격 | | 495만 엔(약 5,620만 원) |
| | | 라이선스 비용 | | – |
| | | | | 불필요 |
| | | 전용 클라우드 가입 비용 | | 125,000엔(약 142만 원)부터(5년 동안) |
| | | | | 선택 가능 |
| | | 별매 PC | | 선택 가능 |
| | 유지비용 | 라이선스 비용 | | – |
| | | | | 불필요 |
| | | 전용 클라우드 회원 | | – |
| | | | | 불필요 |
| | 보수비용 | 보증 기간 | | 5년 |
| | | 보수 계약 | | 40만 엔(약 454만 원)(5년 동안) |
| | | | | 선택 가능 |

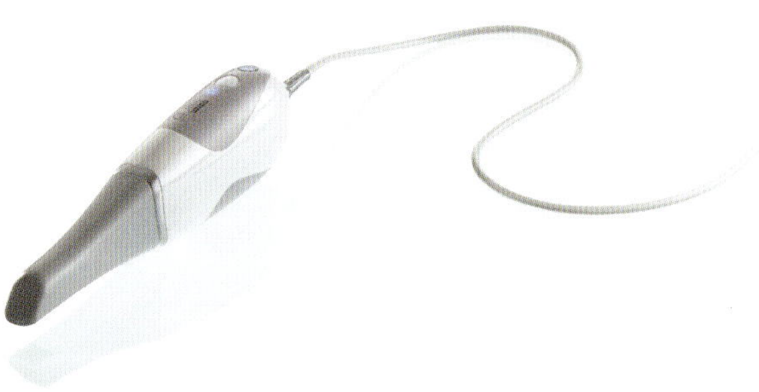

그림 2. 구강 내 스캐너 'Trophy 3DI Pro α(CS3600)'.

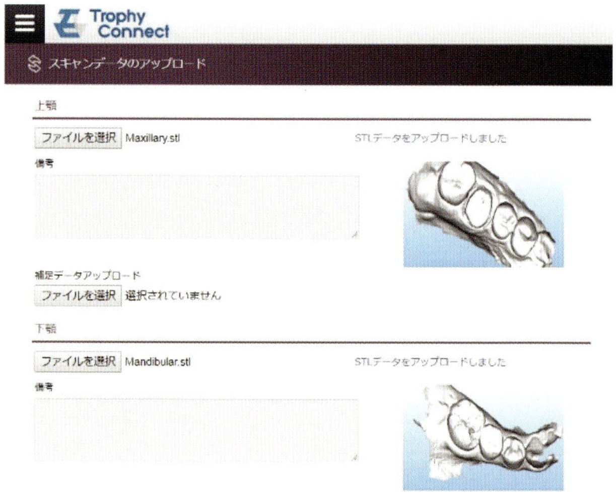


그림 3. 전용 클라우드 소프트웨어 'Trophy Connect'.

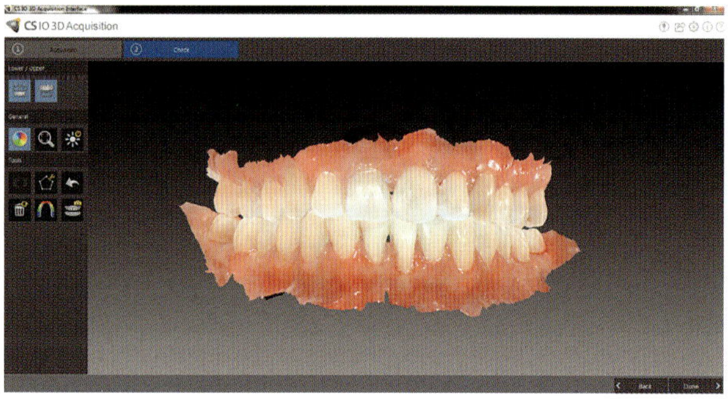


그림 4. Full HD 3D 이미지로 얻을 수 있는 고화질 화상.

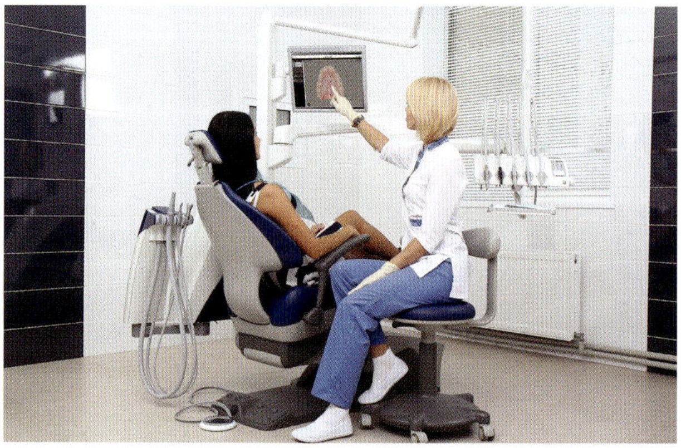

그림 5. 대형 모니터 등과 함께 카운슬링 용도로도 활용 가능.

그리고 STL 파일로 변환도 쉬우며, STL 파일을 받아들일 수 있는 타사 CAD/CAM 시스템과도 열린 시스템을 통해 운용할 수 있다. STL 파일을 변환할 때는 메일을 통한 데이터 송신이나 전용 클라우드 소프트웨어 'Trophy Connect'(그림 3)를 이용해 치과기공소에 데이터를 송신할 수 있다.

## 1. 고화질

Full HD 3D 이미지로 고화질의 화상을 얻을 수 있다(그림 4). 구강 내를 현실감 있는 이미지로 표현해 마진 라인의 시인성이 향상한다. 또한 대형 모니터 등과 함께 환자에게 설명용으로 사용하면 카운슬링 용도로도 활용할 수 있다(그림 5).

## 2. 멸균 가능한 스캔 팁

Trophy 3DI Pro α(CS3600)는 레귤러 팁 및 사이드 팁의 2종류가 있어, 술자는 부위에 맞게 팁을 교환해 사용할 수 있다. 특히 사이드 팁은 측면에 스캔용 창이 있어, 제2대구치 원심부 등 보통은 스캔이 어려운 부위로 접근하기도 쉽다. 또한 2종류의 스캔 팁은 모두 오토클레이브 멸균에 대응하고 있다(그림 6).

## 3. 내부 히터 시스템

스캐너 본체 내부에 김 서림 방지용 히터 기능을 탑재하고 있어, 스캔 도중에 중단하고 팁을 따뜻하게 할 필요가 없다. 그 때문에 스캔 시간의 단축을 기대할 수 있다(그림 7).

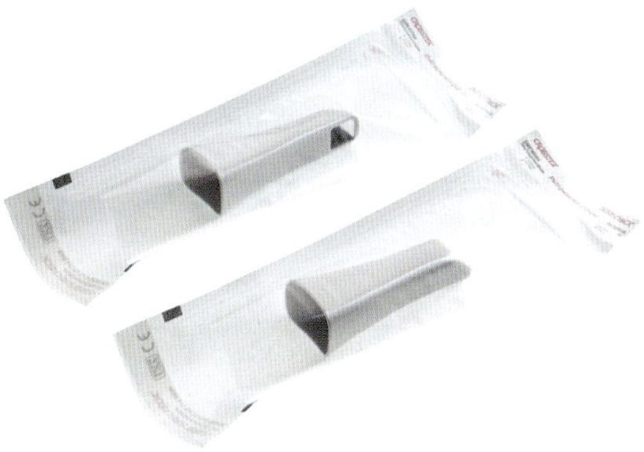

**그림 6.** 2종류의 스캔 팁은 모두 오토클레이브 멸균에 대응.

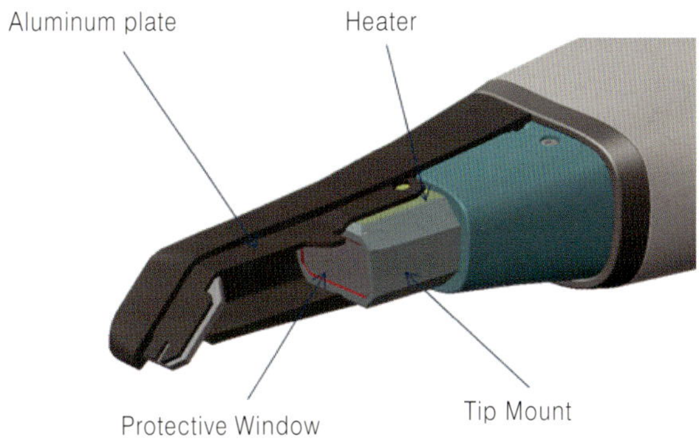


**그림 7.** 내부 히터 시스템.

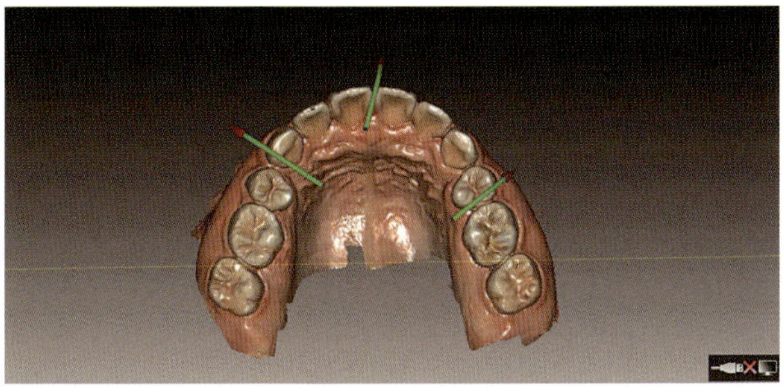

**그림 8.** Green arrow 가이던스 기능.

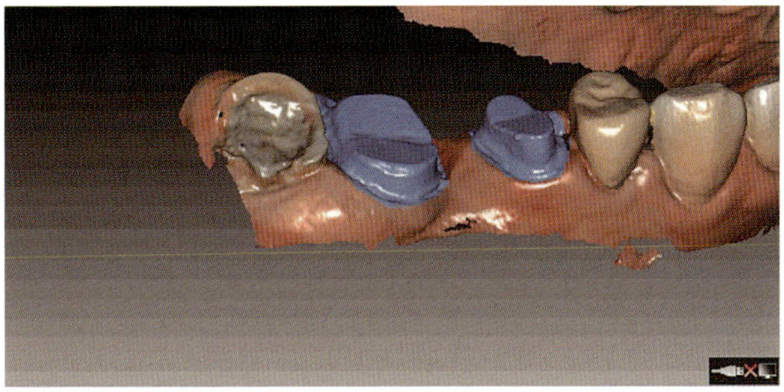

**그림 9.** 스캔 잠금 기능.

## 4. 촬영 가이드 기능

### 1) 인텔리전트 매칭 기능

구강 내를 스캔할 때 이미 촬영된 부위라면 어디에서라도 재스캔이 가능한 시스템이다. 술자가 스캔을 하고 있는데 스캔 부위를 잃어버렸을 경우 임의의 위치에서 스캔 재개가 가능해 구강 내 스캐닝할 때 술자에게 스트레스를 주지 않는 기능으로서 효과가 있다.

### 2) Green arrow 가이던스 기능

구강 내의 스캔 데이터가 불충분한 경우에, 추가 스캔 필요성을 알려주는 가이던스 기능이다. 이것으로 필요한 데이터를 알맞게 얻을 수 있다(그림 8).

### 3) 스캔 잠금 기능

스캔이 불필요한 부위를 선택해 스캔 데이터를 추가하지 않도록 하는 기능이다. 이 기능은 지대치 부위에 추가 스캔이 필요 없는 경우에 효과가 있다(그림 9).

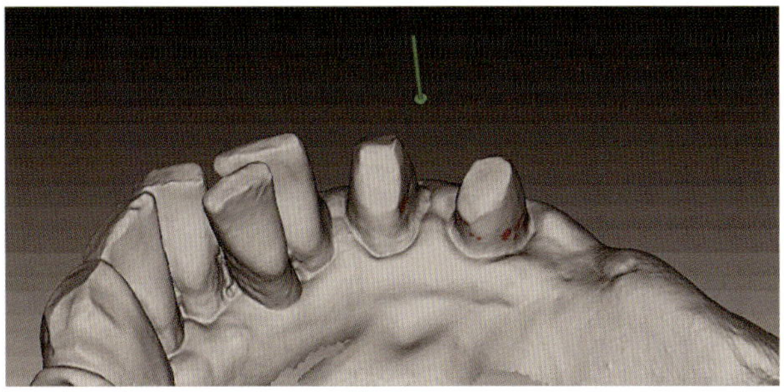

**그림 10.** 언더컷 계측 기능.

### 4) 언더컷 계측 기능

언더컷의 유·무를 계측하는 기능이다. 특히 여러 치아 수복 증례에 효과가 있다. 이 기능을 사용하면, 필요에 따라서 재형성을 하고 지대치의 재스캔이 가능하다(그림 10).

### 5) 교합면 계측 기능

지대치의 삭제량이 적절한지를 판단하기 위한 기능으

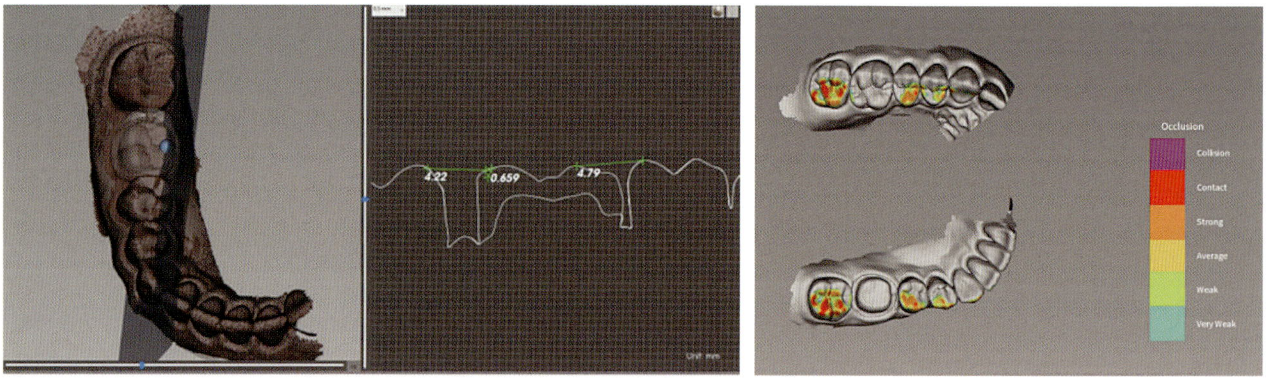


**그림 11.** 교합면 계측 기능.

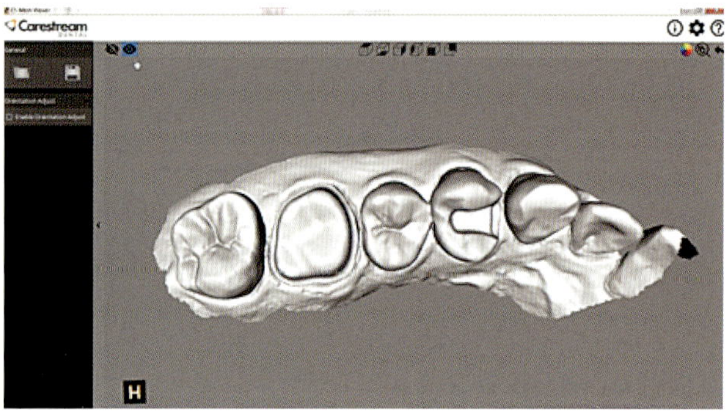


**그림 12.** 프리 스캔(pre-scan)과 포스트 스캔(post-scan) 기능.

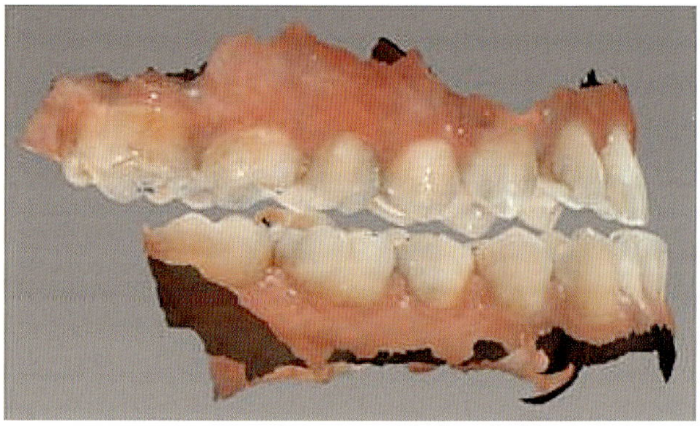

**그림 13.** 각종 교합위 일괄 스캔 기능.

로, 교합면의 거리를 확인할 때 사용한다(그림 11).

### 6) 프리 스캔(pre-scan)과 포스트 스캔(post-scan) 기능

지대치 형성 전의 스캔 이미지를 디자인 소프트웨어에 도입해, 형성 전의 형태를 복제하고 디자인하는 기능이다. 술전의 자연치 형태를 복제하고 수복물을 디자인할 수 있어서, 환자에게 더 적합한 수복물을 제작할 수 있다(그림 12)(※CAD 소프트웨어의 사양에 따라서는 대응이 불가능한 경우도 있음).

### 7) 각종 교합위 일괄 스캔 기능

교두감합위·절단교합위·전방교합위를 한 번에 촬영할 수 있다. 그때 각각의 촬영 부위에 대해 각각의 데이터 출력으로 대응할 수 있다(그림 13).

### 8) 하이브리드 스캔 기능

구강 내 스캐너를 이용해 알지네이트나 실리콘으로 채득한 인상체를 스캔할 수 있어, 화면에서 마진 설정한 구강 내 스캔 데이터와 매칭시킴으로써 마진 부위의 더 정확한 데이터를 얻을 수 있다(그림 14).

### 9) 촬영할 때의 음향 기능

스캐너 beep 음향과 PC 음향의 온/오프 선택이 가능하다. Beep 음향은 스캔 시작 및 정지할 때마다 소리가 난다. 또한 PC 음향은 스캔 중에 PC로부터 음향을 연속해 재생할 수 있다.

## 임상에서 사용의 요령과 주의점

Trophy 3DI Pro α(CS3600)의 피사계 심도는 −2~+12mm이기 때문에, LED 빛이 도달하는 범위만 인상을 얻을 수 있다. 그 때문에 지대치의 마진은 치은연상 마

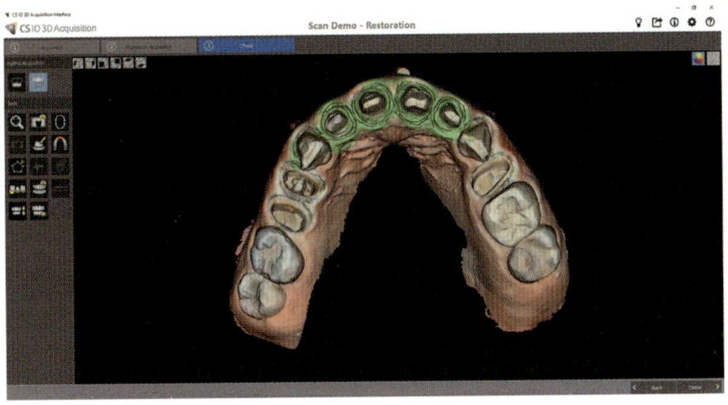

**그림 14.** 하이브리드 스캔 기능.

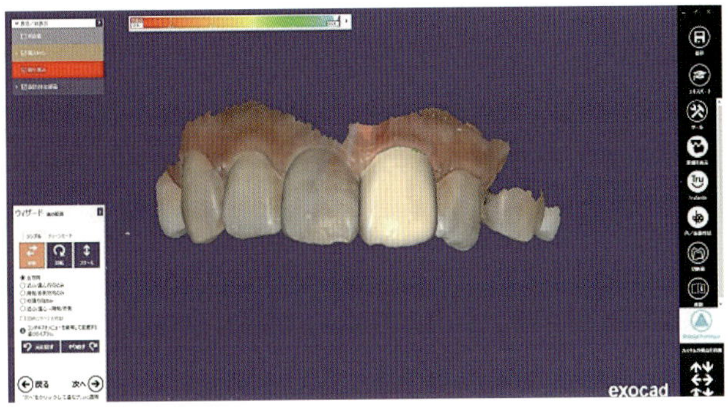

**그림 15.** CAD 소프트웨어 'exocad CS'.

진으로 형성한 것이 인상을 채득하기 쉽다. 치은연상 마진 부여가 어려운 경우는 치은압배나 레이저 등을 함께 사용해 확실히 마진을 명시할 필요가 있다. 또한 혈액·타액도 인상 미비의 원인이 되므로, 확실히 배제하는 것에 유의한다.

촬영할 때의 노트북 PC나 모니터의 이상적인 위치는 술자와 마주 보는 쪽에 있는 것이다. 이렇게 하면 술자의 부담이 줄고, 촬영 확인이 쉬워진다.

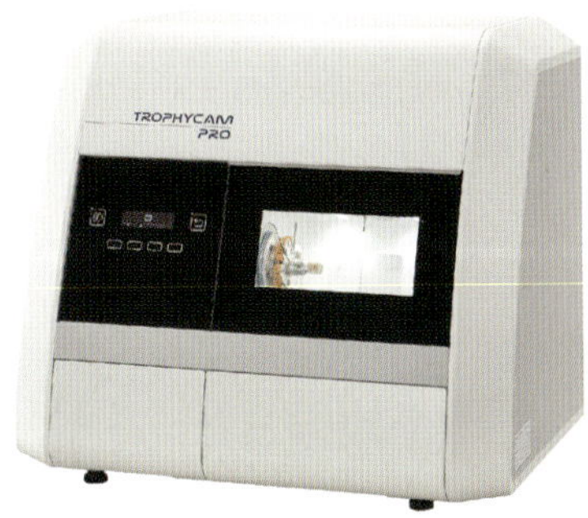

**그림 16.** 밀링 머신 'Trophycam pro'.

## CAD 소프트웨어와 밀링 머신에 대해서

### 1. CAD 소프트웨어 'exocad CS'

치과기공용 디자인 소프트웨어로서 높은 평가를 얻고 있는 exocad의 체어사이드판이다. 마우스로 직감적으로 조작할 수 있어, 마진 라인의 설정으로부터 보철물의 조정까지 단계를 밟아 시행하면 스트레스 없이 형태를 디자인할 수 있는 소프트웨어이다. 그림 15와 같은 전치 증례 등에서는, 반대쪽 같은 명칭의 치아를 그대로 복제 및 반전해 디자인할 수 있는 미러링 기능이 효과적이다.

### 2. 밀링 머신 'Trophycam pro'

고성능 스핀들을 가지는 체어사이드용 밀링 머신이다(그림 16). 최고 10만 회전/분의 높은 힘으로 밀링이 가능하다. 또한 전자동으로 4개의 다른 지름의 버가 절삭 공정에서 적절히 교환하면서 절삭하기 때문에, 밀링된 보철물은 매끄럽게 마진 라인이 완성되고 절삭 표면도 매끄럽고 광택 있게 제작할 수 있다.

## 마치며

디지털 치과의학이 진보하는 가운데, 치과의원의 요구도 다방면인 방향성으로 향할 것으로 생각한다. 특히 CAD/CAM 분야에서 열린 시스템 운용을 통해 다양한 구강 내 스캐너, CAD/ CAM 소프트웨어, 밀링 머신, 3D 프린터와의 연계도 가능해지고 있다. 그 중심은 사용하기 쉬우면서 정밀도가 높은 인상을 채득할 수 있는 구강 내 스캐너가 되어 가리라 예상한다.

현재, 구강 내 스캐너의 진보는 현저한 진척을 보여, 근래에는 보철물이나 수복물 이외의 응용으로도 진행되고 있다. 당사로서는 앞으로 새로운 제품 개발을 통해 치과의료에 공헌할 수 있도록 노력해 갈 생각이다.

# Planmeca FIT®, Aadva IOS

주식회사 GC
개발기획부

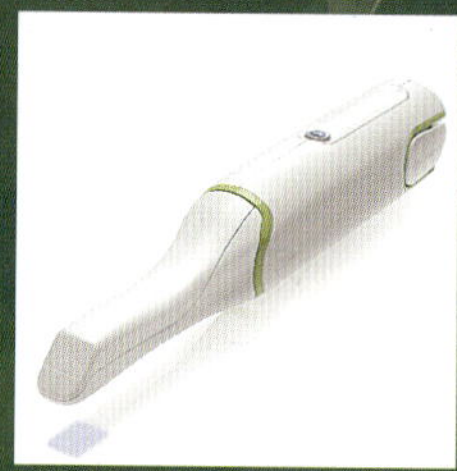

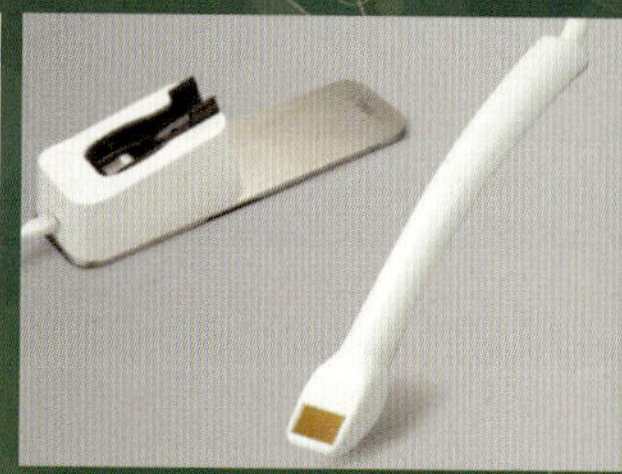

## 시작하며

주식회사 GC는 CT 등을 공급받는 Planmeca(본사 핀란드)가 개발한 원내 완결형의 시스템인 'Planmeca FIT®'를 제공하고 있다. 한편 치과기공소와의 연계가 필요한 구강 내 스캐너 'Aadva IOS'를 해외의 그룹 회사가 개발·판매하고 있다. 디지털 치과의학에 의한 다양한 임상 요구에 대응하고 'Aadva IOS'를 일본에서 제공할 수 있도록 준비를 진행해, 약기법의 인가를 취득할 수 있었다. 일본에서의 운용 방법 구축에 매진하고 있으므로, 조금만 기다려 주시기 바란다.

## 시스템·기기의 특징

### 1. Planmeca FIT®

Planmeca FIT는 구강 내 스캐너인 'PlanScan', 계측한 데이터로부터 보철물을 설계하는 CAD 소프트웨어 'PlanCAD Easy', 치과의원 내에서 보철물을 절삭 가공하는 'PlanMill40'으로 구성된 시스템이다(그림 1).

#### 1) 구강 내 스캔

PlanScan은 구강 내를 스캔할 수 있도록, 관리 의료기기(Ⅱ급)로서 인가를 받았다. 캘리브레이션은 필요 없고, 파우더 없이 계측할 수 있다. 스캐너 헤드 팁은 다양한 개구량에 대응하기 위해 3종류 크기의 헤드가 있다(그림 2). 스캔을 시작한 후에서도 도중에 교환할 수 있다. 또한 떼어 낸 스캐너 헤드 팁은 134℃의 오토클레이브 멸균에도 대응하고 있다.

스캐너 헤드 팁에는 김 서림 방지 히터를 내장한 미러가 사용되고 있으므로, 가열을 위한 대기 시간 없이 스

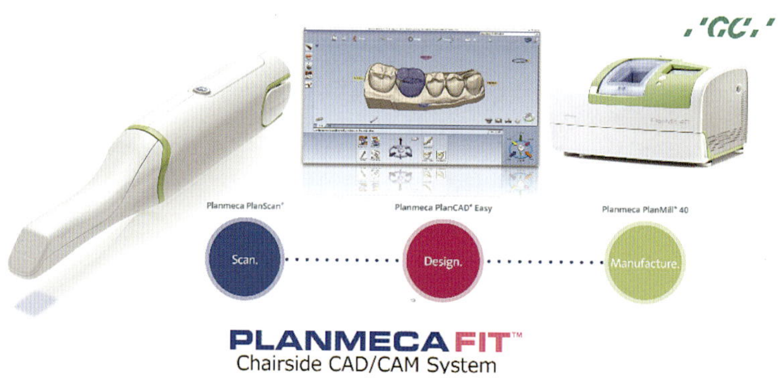


그림 1. Planmeca FIT® 시스템 구성.

캔을 시작할 수 있다. 스캔 데이터는 비디오 촬영으로 이미지를 얻어 실시간으로 3D화 한다. 또한 옵션인 스캐너 헤드 컬러 팁과 소프트웨어를 업그레이드하면 컬러화에 대응할 수 있다.

### 2) 보철물 설계

CAD 소프트웨어 'PlanCAD Easy'는 그 이름대로 간단한 순서로 보철물을 설계할 수 있는 프로그램이다. 인접치나 대합치의 정보를 토대로, 술자 기호에 맞는 인접면 접촉점 강도 등을 가미한 보철물이 자동으로 설계된다. 이후에는 술자가 미세 조정을 하므로, 환자의 치료 시간 단축이나 치료의 효율화를 도모할 수 있다(그림 3).

### 3) 보철물 가공

PlanMill40은 본체에 PC를 내장하고 있어, 가공 제어, 가공용 버의 수명이나 유지 관리 상황을 표시할 수 있다(그림 4). 따라서 가공마다 버의 마모 상태에 따라 보정하기 때문에, 고정밀 보철물을 제작할 수 있다. 가공 방식은 하나의 재료에 대해 양 측면에서 가공하는 듀얼 스핀들을 사용한 습식 가공이다. 가공용 버는 스핀들에 장착한 2개 이외에 좌·우에 각각 2개씩을 예비로 준비하고 있어, 사용 시간 또는 보철물의 종류에 따라 자동교환된다.

## 2. Aadva IOS

Aadva IOS는 핸드피스와 cradle로 구성되어(그림 5), 노트북 PC를 이용해 운용된다. 핸드피스는 소형이면서 175g(※1)의 경량으로 스캔할 때 다루기가 좋고, 파우더 없이 스캔할 수 있다. 스캔 데이터는 동영상 형식으로 얻어져 3D 데이터가 생성된다. 3D 데이터는 범용 형식의 STL 포맷이 이용되기 때문에, CAD에 의존하지 않는 열린 시스템이다.

※1: D형전지 1개 무게 정도.

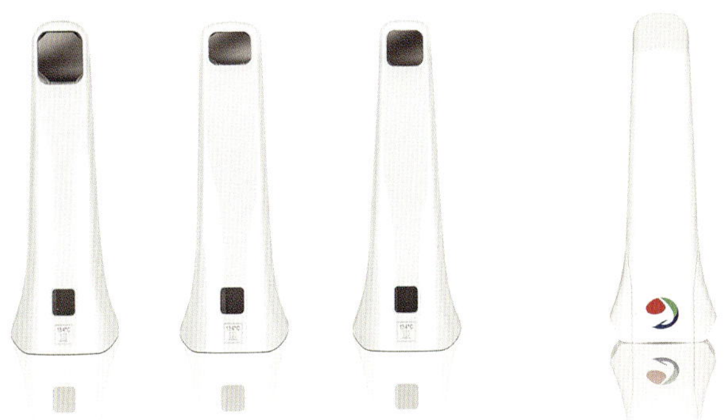

그림 2. 3종류 크기의 헤드와 컬러 팁(오른쪽).

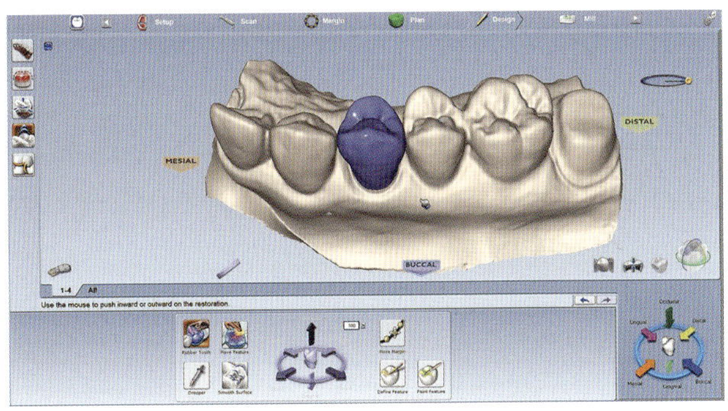


그림 3. 자동설계된 보철물이 표시된 PlanCAD Easy 설계 화면.

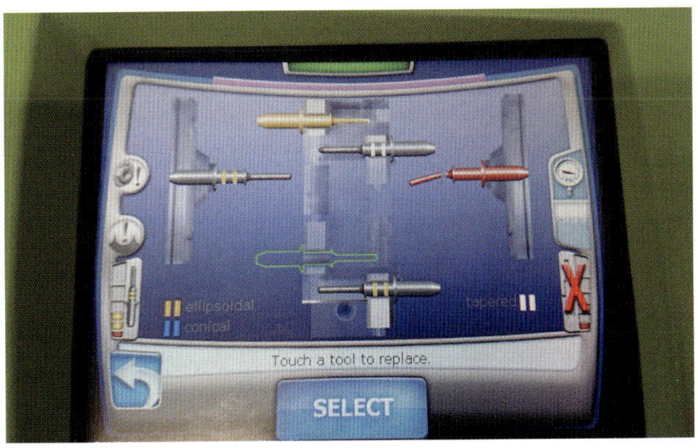


그림 4. 가공용 버의 상태를 표시한 PlanMill40 모니터 화면.

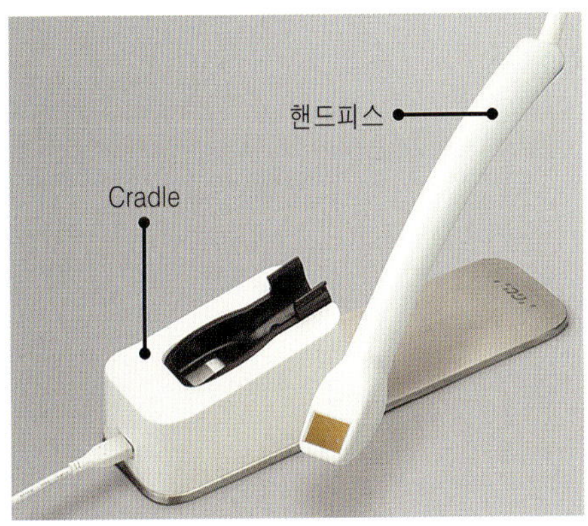


그림 5. Aadva IOS.

| 회사명 | 주식회사 GC |
|---|---|
| 제품/시스템 등 | Planmeca FIT |
| 문의처 | DIC(Digital Information Center) 고객 창구 0120-416480 |

| 조사 항목 | | | | 회답 |
|---|---|---|---|---|
| 하드웨어 사양 | 본체 | 외형 타입 | | Handy type |
| | | 모니터 | 크기 | 15/17인치 |
| | | | 터치 패널 | 없음 |
| | | 전원 | | AC 구동 |
| | | 크기 | | 381.5×257×305(앞면)~35.5(뒷면)mm |
| | | 무게 | | 3.4kg |
| | 스캐너 (완드) | 이미지 센서 | 센서 종류 | CCD |
| | | | 광원 | Blue laser |
| | | | 스캔 단조 | 흑백/컬러 |
| | | | 스캔 해상도 | Pixel size 7㎛ |
| | | | 스캔 영역 | 25×15mm(standard), 11.8×12.5mm(Portrait), 9.2×12.7mm(Landscape tip) |
| | | | 스캔 방식 | 패턴 투영법, 삼차원 형태 계측 |
| | | | | 비디오 |
| | | | | 파우더 불필요 |
| | | | 스캔 속도 | 약 15fps |
| | | | 초점 거리 | 50mm까지 조정 가능, default 16mm |
| | | 접속 인터페이스 | | Thunderbolt 2nd gen. 혹은 Firewire 800 |
| | | 크기 | 스캐너 본체 | 48×53×188mm |
| | | | 스캐너 헤드 | 40.5×49×123mm |
| | | 무게 | | 516g(본체)+28g(헤드) |
| | | 소독 방법 | | 오토클레이브 멸균 |
| | 부속품 | | | 스캐너 헤드 팁 3종류(Standard, Portrait, Landscape) |
| | 별매 옵션 | | | 컬러 팁(Standard만) |
| 소프트웨어 사양 | 동작 환경 추천 환경 | OS | | Windows 8.1 Pro 64bit, Windows 10 Pro 64bit |
| | | CPU | | Intel Core i7 4th gen 이상 |
| | | 비디오 카드 | | Nvidia GTX 965 이상 |
| | | 메모리 | | 16GB DDR3 DIMM RAM |
| | | HDD | | 500GB |
| | | 네트워크 환경 | | 인터넷 접속은 불필요, 유선/무선 |
| | 스캔 기능 | Undo 기능 | | 있음 |
| | | 자르기 기능 | | 있음 |
| | | 잠그기 기능 | | 없음 |
| | | 참고용 인상 기능 | | 있음 |
| | | 최대 스캔 데이터 크기 | | 미공개 |
| | 부가 기능 | 동작 조절 | | 있음 |
| | | 색조 채득 기능 | | 없음 |
| | | 교합접촉 분석 기능 | | 있음 |
| | | 내보내기 기능 | | 있음 |
| | | | 내보내기 가능 포맷 | STL/PLY/3oxz |
| | | | 내보내기 방법 | 클라우드 경유/Stand-alone |
| | | 기타 부가 기능 | | CAD 기능 |
| | 별매 옵션 | | | 컬러 팁 대응용 소프트웨어 |
| 비용 | 도입 초기 비용 | 본체 가격 | | 1세트(소프트웨어/가공기 포함)<br>소프트웨어 라이선스 6년 포함: 1,220만 엔(약 1억3,731만 원)<br>소프트웨어 라이선스 1년 포함: 1,050만 엔(약 1억1,822만 원) |
| | | 라이선스 비용 | | 불필요(본체 가격에 포함) |
| | | | | 필요 |
| | | 전용 클라우드 가입 비용 | | – |
| | | | | 전용 클라우드 없음 |
| | | 별매 PC | | 불필요 |
| | 유지비용 | 라이선스 비용 | | 40만 엔(약 450만 원)/년 |
| | | | | 필요(라이선스 갱신이 필요한 경우) |
| | | 전용 클라우드 회원 | | – |
| | | | | 전용 클라우드 없음 |
| | 보수비용 | 보증 기간 | | 1년 |
| | | 보수 계약 | | 24만 엔(약 270만 원)/년/on side |
| | | | | 선택 가능 |

| 회사명 | 주식회사 GC |
|---|---|
| 제품/시스템 등 | GC Aadva IOS 100HP |
| 문의처 | DIC(Digital Information Center) 고객 창구 0120-416480 |

| 조사 항목 | | | | 회답 |
|---|---|---|---|---|
| 하드웨어 사양 | 본체 | 외형 타입 | | Handy type(노트북 PC 별매) |
| | | 모니터 | 크기 | 15인치 |
| | | | 터치 패널 | 없음 |
| | | 전원 | | AC 구동 |
| | | 크기 | | 389(폭)×274.7(깊이)×24.95mm(높이) |
| | | 무게 | | 2.86kg |
| | 스캐너(완드) | 이미지 센서 | 센서 종류 | CMOS |
| | | | 광원 | 청색 LED |
| | | | 스캔 단조 | 흑백 |
| | | | 스캔 해상도 | Pixel size 6.0㎛ |
| | | | 스캔 영역 | 21.0(H)×17.0(V)mm^2(±5%)(기준 거리) |
| | | | 스캔 방식 | 스테레오 톱 패턴 투영법 삼차원 형태 계측 |
| | | | | 비디오 |
| | | | | 파우더 불필요 |
| | | | 스캔 속도 | 약 15fps |
| | | | 초점 거리 | 0~10mm |
| | | 접속 인터페이스 | | USB 2.0 |
| | | 크기 | 스캐너 본체 | 22.2(폭)×19(높이)×210mm(길이), ※본체와 헤드는 분리되지 않음 |
| | | | 스캐너 헤드 | |
| | | 무게 | | 175g(케이블 포함) |
| | | 소독 방법 | | 지정 소득 시트로 깨끗이 닦음. |
| | 부속품 | | | Cardle, cradle inlay, 소독 시트 |
| | 별매 옵션 | | | 없음 |
| 소프트웨어 사양 | 동작 환경·추천 환경 | OS | | Windows 10 Pro 64bit |
| | | CPU | | Intel i9-8950HK |
| | | 비디오 카드 | | NVIDIA GeForce® GTX 1060 6GB Max Q 디자인 가능 |
| | | 메모리 | | 16GB |
| | | HDD | | OS 영역 SSD 256GB 및 데이터 영역 HDD 1TB |
| | | 네트워크 환경 | | 인터넷 접속 필요, 유선/무선 |
| | 스캔 기능 | Undo 기능 | | 있음 |
| | | 자르기 기능 | | 없음 |
| | | 잠그기 기능 | | 없음 |
| | | 참고용 인상 기능 | | 있음 |
| | | 최대 스캔 데이터 크기 | | 비공개 |
| | 부가 기능 | 동작 조절 | | 없음 |
| | | 색조 채득 기능 | | 없음 |
| | | 교합접촉 분석 기능 | | 있음 |
| | | 내보내기 기능 | | 있음 |
| | | | 내보내기 가능 포맷 | 독자(Aadva), ※전용 클라우드 경유에서 STL 가능 |
| | | | 내보내기 방법 | 전용 클라우드 경유 |
| | | 기타 부가 기능 | | 없음 |
| | 별매 옵션 | | | 없음 |
| 비용 | 도입 초기 비용 | 본체 가격 | | 미정 |
| | | 라이선스 비용 | | 미정 |
| | | | | 미정 |
| | | 전용 클라우드 가입 비용 | | 미정 |
| | | | | 전용 클라우드 있음 |
| | | 별매 PC | | 불필요(PC는 스캐너 본체와 세트로 판매, 본체 가격에 포함) |
| | 유지비용 | 라이선스 비용 | | 미정 |
| | | | | 미정 |
| | | 전용 클라우드 회원 | | 미정 |
| | | | | 전용 클라우드 있음 |
| | 보수비용 | 보증 기간 | | 미정 |
| | | 보수 계약 | | 미정 |
| | | | | 있음 |

## 임상에서 사용의 요령과 주의점

### 1. 조작

인접한 접촉면 등의 스캔이 어려운 곳에 데이터의 누락이 있는 경우에는, 그 해당 부분만을 다시 스캔하면 덮어쓰기로 데이터가 수정된다. 구강 내 스캔에서 유의할 점은 스캐너 헤드 팁의 이동 속도이다. 비디오 촬영에 의해 조작성이 좋지만, 스캐너 헤드 팁의 이동 속도가 너무 빠르면 스캔 처리가 따라잡지 못할 때가 있다. 이것을 예방하기 위해서는 스캔할 때 손이나 구강 내에 있는 스캐너 헤드 팁을 보는 것이 아니라, PC 화면에 표시된 촬영 면과 3차원 점들을 보면서 조작하는 것이 포인트이다(그림 6).

### 2. 소프트웨어

구강 내 스캔은, 혀나 타액의 습윤 등에 대응하기 때문에 상악과 비교하면 하악의 계측이 어렵다고 한다. 따라서 스캔하기 쉽도록 소프트웨어의 개량으로 대처하고 있다. 아래에 그 일부를 소개하므로, 매일의 임상에 활용하시기 바란다.

#### 1) 스캔 속도

타액이 다시 스며 나오기 전에 계측을 끝내지 않으면 타액의 영향으로 선명하지 못한 이미지를 얻을 가능성이 커서, 스캔 속도의 향상이 필요하다. 소프트웨어 알고리즘의 변경으로 스캔 속도의 향상이 가능해져, 약 40% 향상(※2)되었다. 스캔 속도의 향상은 술자·환자 모두에게 장점이다. 또한 더 최신의 환경을 제공할 수 있는 것이 디지털의 강점이다.

※2: 당사 계측에 의함.

#### 2) 기능의 추가

**액티브 필터 툴**(active filter tool): 혀나 협점막 등이 찍히지 않도록 주의했다고 해도, 찍히는 경우가 자주 있다. 액티브 필터 툴을 활용하면 다시 스캔했을 때에 계측되지 않은 부위를 자동으로 삭제할 수 있다(그림 7). 또한 자동으로 삭제되기 때문에, 스캔 시간의 단축을 도모하는 것으로도 이어진다.

**Dim 모드**: 환자에 따라서는 구강 내에 메탈 수복물이 많을 때가 있다. 계측은 지대치 부위에서 실시하기 때문에 노출은 치아 등으로 조정된다. 따라서 근치의 메탈에 접어들면 헐레이션이 일어나 스캔할 수 없게 되어 버린다. Dim 모드가 추가됨으로써 피사체에 맞는 노출 조정이 가능해져, 메탈을 포함한 스캔을 비교적 원활하게 할 수 있다.

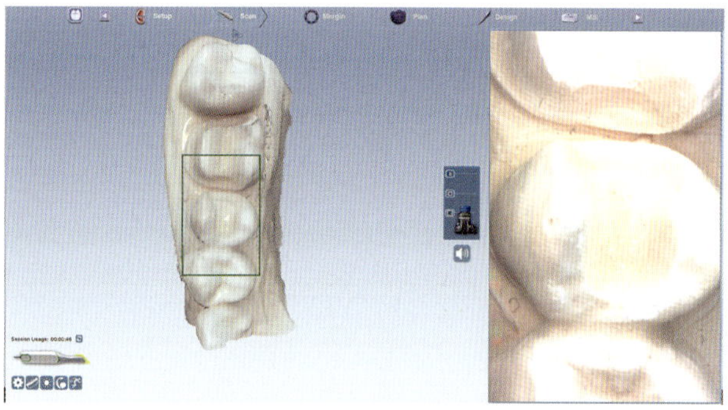

**그림 6.** 스캐닝 중의 PC 화면.

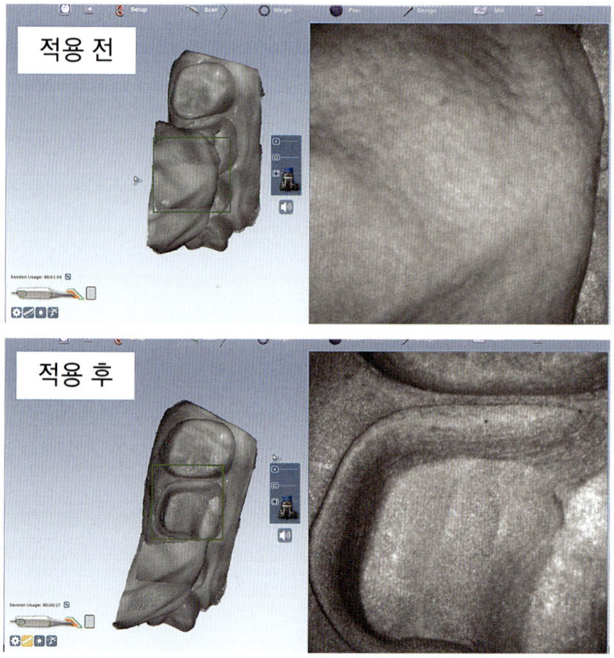


**그림 7.** 액티브 필터 툴.

## 마치며

디지털 치과의학은 현재의 치과계에서 그 내용을 다루지 않는 날이 없다고 말할 수 있을 만큼 주목도가 높다. 사용자 여러분의 치과 진료에 공헌할 수 있도록, 치과 종합 기자재 제조사로서의 강점을 살린 '디지털 치과의학'을 제안해 가고자 한다.

# TRIOS3 Oral Scanner

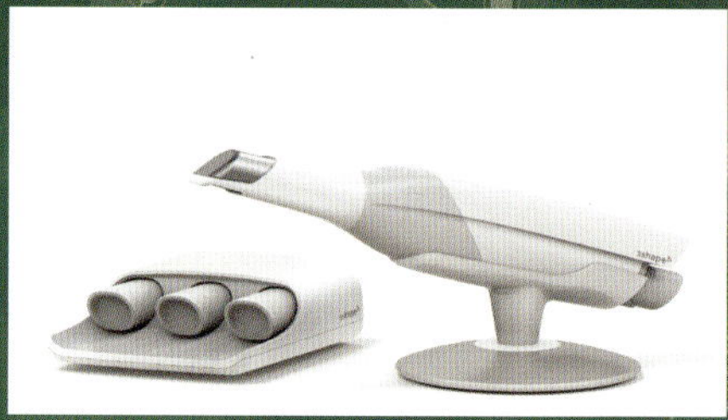

3Shape Japan, Asahi Roentgen 공업주식회사
마케팅부

## 시작하며

구강 내 스캐너로서 세계적으로 좋은 평가를 받고 사용되는 3Shape(덴마크)의 TRIOS는, 일본에서는 2016년에 TRIOS3 Oral Scanner(이하, TRIOS)가 2세대째 기종으로서 발매되었다. 2018년에는 기종이 추가되어 세계 최초의 무선 모델(모델 S2P)이 발매되었고, 나아가 2019년에는 새롭게 진료소 내에서 이동이 쉽고 상황에 맞게 자유롭게 사용할 수 있는 TRIOS move(모델 S1A)가 발매되었다(그림 1~4). 한편 2019년 3월 독일 쾰른에서 개최된 IDS(International Dental Show)에서 신모델로서 TRIOS4가 발표되었다(그림 5). 추가된 신기능으로서, 우식이 있는 곳을 이미지로 표시할 수 있다(그림 6).

또한 TRIOS move의 발매에 맞춰 새롭게 TRIOS 덴탈 데스크 톱(dental desktop)이라는 소프트웨어 플랫폼에서의 운용도 시작했다. 체어사이드에서 하드웨어와 소프트웨어 양면에서 환자에게 더욱더 좋은 접근이 가능해져, 진료소 내에서의 디지털 인상의 활용이 한층 효율적이고 효과적으로 이루어질 수 있도록 진화했다(그림 7).

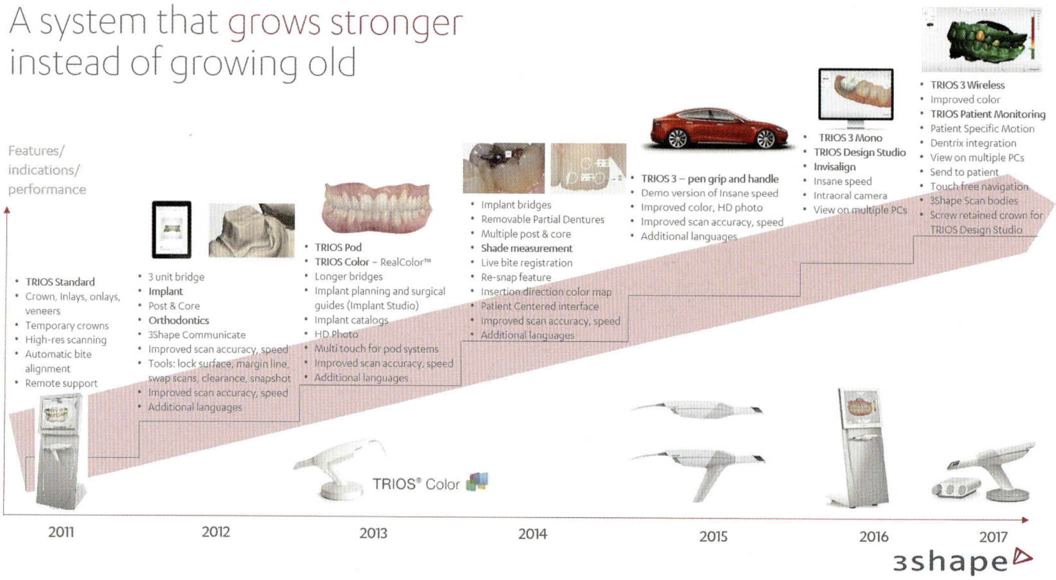


그림 1. 개발 역사.

| 회사명 | 3Shape Japan |
|---|---|
| 제품/시스템 등 | TRIOS3 Oral Scanner |
| 문의처 | 3Shape Japan 취급: Asahi Roentgen 공업(주) 영업부 CAD/CAM과 075-921-4330<br>sales@asahi-xray.co.jp |

| 조사 항목 | | | | 회답 | | |
|---|---|---|---|---|---|---|
| 하드웨어 사양 | 본체 | 외형 타입 | | Cart | Move | Pod |
| | | 모니터 | 크기 | 19 | 13.3 | (사용하는 PC에 따름) |
| | | | 터치 패널 | 있음 | 있음 | (사용하는 PC에 따름) |
| | | 전원 | | AC | AC | AC+배터리 (무선의 경우) |
| | | 크기 | | 113×45×59cm | (보관할 때) 120×50×60cm<br>(사용할 때) 150×50×60cm | (무선) 지름 12cm<br>(케이블 접속) 지름 13cm |
| | | 무게 | | 45kg 이하 | 14kg | 950g 이하(PC 불포함) |
| | 스캐너(완드) | 이미지 센서 | 센서 종류 | (비개시) | ← | ← |
| | | | 광원 | 백색 LED | ← | ← |
| | | | 스캔 단조 | 컬러 | ← | ← |
| | | | 스캔 해상도 | (비개시) | ← | ← |
| | | | 스캔 영역 | (비개시) | ← | ← |
| | | | 스캔 방식 | Ultrafast Optical Sectioning | ← | ← |
| | | | | 비디오 | ← | ← |
| | | | | 파우더 불필요 | ← | ← |
| | | | 스캔 속도 | (비개시) | ← | ← |
| | | | 초점 거리 | (비개시) | ← | ← |
| | | 접속 인터페이스 | | 전용 connector/Wi-Fi | 전용 connector/Wi-Fi | 전용 connector/Wi-Fi |
| | | 크기 | 스캐너 본체 | 유형에 따라 다름 | | |
| | | | 스캐너 헤드 | 표현할 수 없음 | | |
| | | 무게 | | 무선 pen: 373g(배터리 포함)<br>무선 handle: 384g(배터리 포함)<br>케이블 접속 pen: 340g<br>케이블 접속 handle: 340g | ← | ← |
| | | 소독 방법 | | 팁: 오토클레이브 멸균(150회) | ← | ← |
| | 부속품 | | | 스캐너 팁(5개)<br>프로텍션 팁(1개)<br>캘리브레이션 팁(1개)<br>컬러 캘리브레이션 팁(1개) | ← | ← |
| | 별매 옵션 | | | | | |
| 소프트웨어 사양 | 동작 환경·추천 환경 | OS | | Windows 7 Enbedded, 64bit | Windows 10 Enterprice, 64bit | 추천: Windows 10 |
| | | CPU | | Intel i7 Quad Core Processor | Intel i7 Quad Core Processor | 추천: Intel i7 7700HQ 이상 |
| | | 비디오 카드 | | (비개시) | (비개시) | 추천: NVIDIA GeForce 1050 이상 |
| | | 메모리 | | (비개시) | (비개시) | 추천: 32GB 이상 |
| | | HDD | | 240GB SSD | 1TB SSD | 추천: 1TB SSD 이상 |
| | | 네트워크 환경 | | 필요, 유선/무선 | 필요, 유선/무선 | 필요, 유선/무선 |
| | 스캔 기능 | Undo 기능 | | 있음 | ← | ← |
| | | 자르기 기능 | | 있음 | ← | ← |
| | | 잠그기 기능 | | 있음 | ← | ← |
| | | 참고용 인상 기능 | | 있음 | ← | ← |
| | | 최대 스캔 데이터 크기 | | 이미지 매수 | ← | ← |
| | 부가 기능 | 동작 조절 | | 없음 | ← | ← |
| | | 색조 채득 기능 | | 있음 | ← | ← |
| | | 교합접촉 분석 기능 | | 있음 | ← | ← |
| | | 내보내기 기능 | | 있음 | ← | ← |
| | | | 내보내기 가능 포맷 | STL/독자(dcm 형식) | ← | ← |
| | | | 내보내기 방법 | Stand-alone | ← | ← |
| | | 기타 부가 기능 | | HD 촬영 기능 | ← | ← |
| | 별매 옵션 | | | Smile design(유료 옵션) | | |
| 비용 | 도입 초기 비용 | 본체 가격 | | 무선: 798만 엔(약 8,985만 원)<br>케이블 접속: 698만 엔(약 7,859만 원) | 무선: 798만 엔(약 8,985만 원)<br>케이블 접속: 698만 엔<br>(약 7,859만 원) | 무선: 680만 엔(약 7,656만 원)<br>케이블 접속: 585만 엔<br>(약 6,585만 원) |
| | | 라이선스 비용 | | 0엔 | ← | ← |
| | | | | 불필요 | ← | ← |
| | | 전용 클라우드 가입비용 | | Inbox: 40만 엔(약 450만 원) | ← | ← |
| | | | | 전용 클라우드 있음 | ← | ← |
| | | 별매 PC | | 불필요 | 불필요 | 필요: 45만 엔(약 507만 원)/<br>선택 가능(사양 지정) |
| | 유지 비용 | 라이선스 비용 | | 21만 엔(약 236만 원)/년 | ← | ← |
| | | | | 필요 | ← | ← |
| | | 전용 클라우드 회원 | | Inbox: 16만 엔(약 180만 원)/년 | ← | ← |
| | | | | 전용 클라우드 있음 | ← | ← |
| | 보수 비용 | 보증 기간 | | 1년 | ← | ← |
| | | 보수 계약 | | | ← | ← |
| | | | | 없음 | ← | ← |

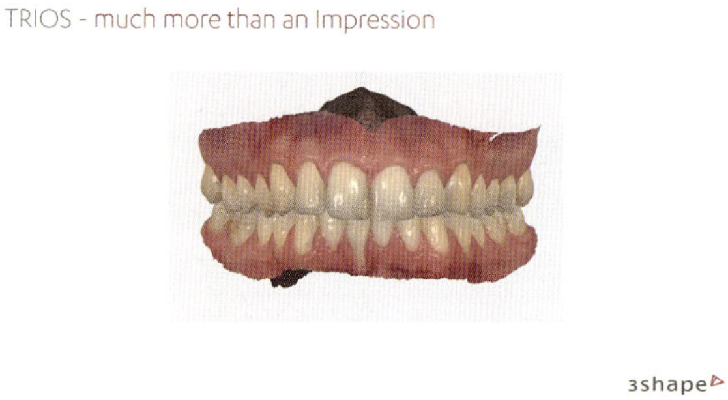


그림 2. TRIOS의 스캔 이미지.

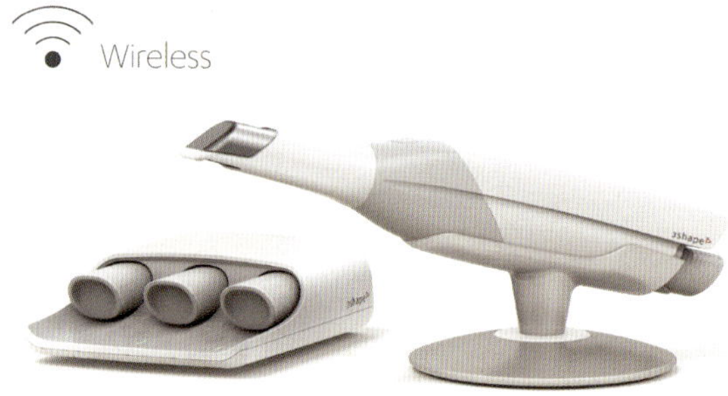


그림 3. TRIOS3 Oral Scanner 무선 모델(Penclick).

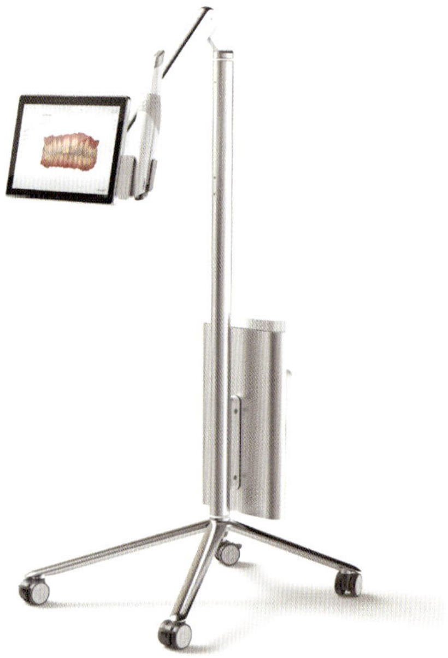

그림 4. TRIOS move.

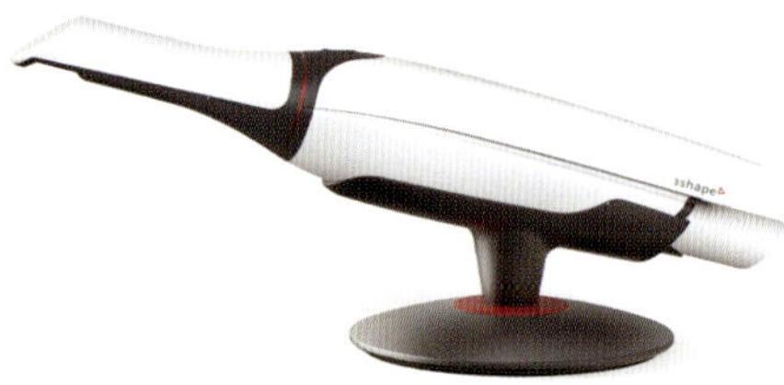

그림 5. TRIOS4.

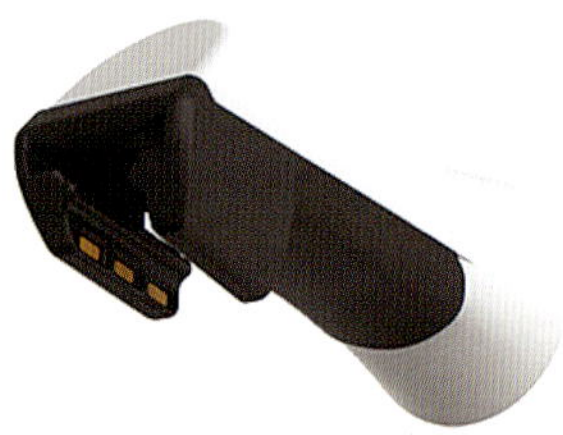

그림 6. TRIOS4의 우식 검출용 팁.

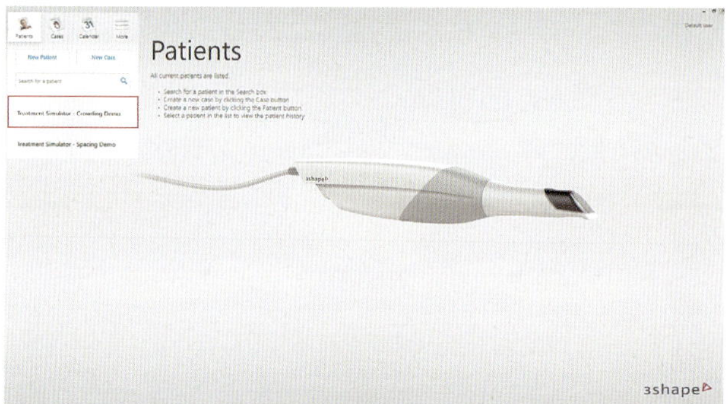


그림 7. 새로워진 TRIOS 스캔 시작 화면.

## 시스템·기기의 뛰어난 점

TRIOS는 디지털 인상을 채득하는 구강 내 스캐너로서 다음의 뛰어난 점을 가진다.

1) 환자의 인상채득을 쾌적하게 만든다.
2) 디지털화에 의해 정밀도가 향상해 기존의 수작업에 따르는 오류를 회피한다.
3) 인상채득이 쉬워져 재인상이 감소한다.
4) 색조 선택이 가능하다.
5) 인상의 디지털화로 한 사람당 진료 시간의 단축을 실현한다.
6) 기존 인상재의 절약과 모형이나 인상의 발송료를 줄일 수 있다.
7) 기존 인상의 문제를 개선하고, 인상을 기점으로 한 디지털 워크플로를 실현한다.

## 1. 타입·설정

TRIOS에는 스캐너 타입, 그립 타입, 접속 설치 타입에 따라 그림 8과 같은 설정이 있다.

## 2. 무선

무선 모델로는 스캐너의 케이블에 조작 범위의 제한을 받는 일 없이 더 자유롭게 디지털 인상을 채득할 수 있다. 이것은 매우 획기적인 것으로, 환자와 술자 모두에게 뛰어난 쾌적함을 제공할 수 있다(그림 9).

모니터 화면에서 떨어져 스캔할 수 있는 범위는 같은 실내에서 5m 이내이다. 처음에 배터리가 TRIOS 본체에 3개 부속하고 있어, 완전히 충전하면 펜 타입은 20분, 핸들 타입은 35분 동안 스캔할 수 있다. 빈 상태에서 완전한 충전까지는 각각 4시간과 6시간을 필요로 한다. 배터리는 약 500회(70%로 저하)까지 반복해 사용할 수 있다. 전용 배터리는 필요에 따라서 추가로 구매할 수 있다.

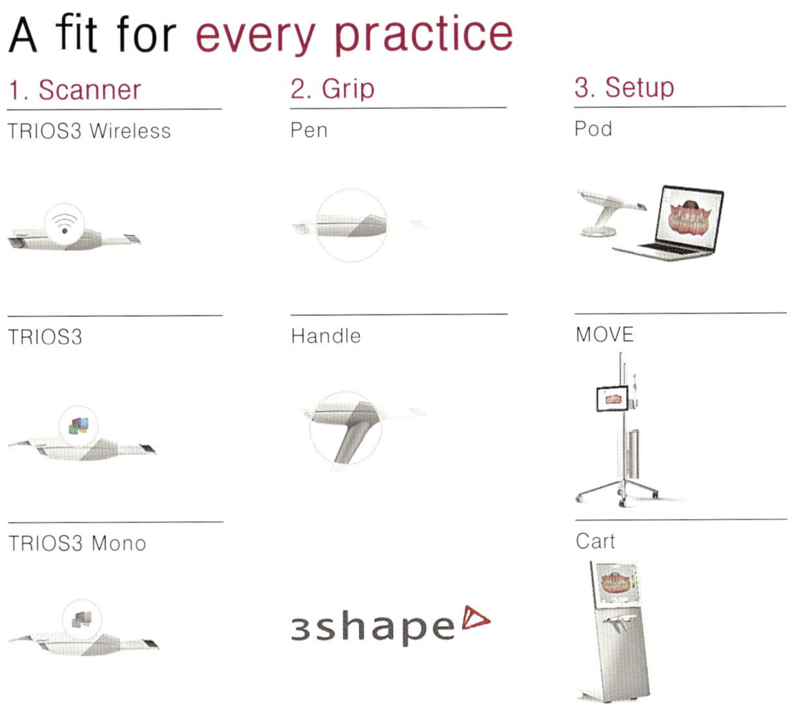


그림 8. TRIOS의 타입 설정.

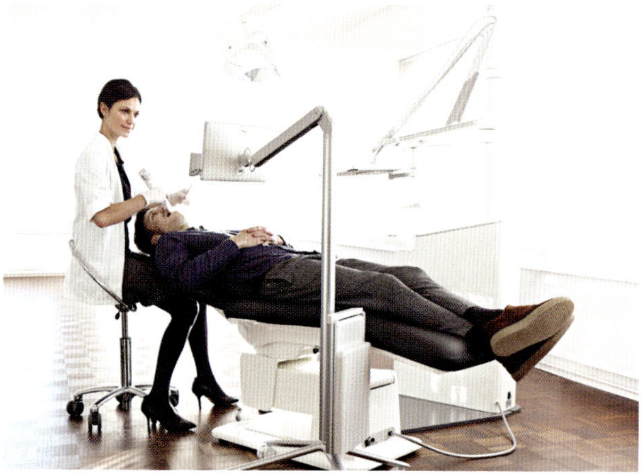

그림 9. Move 모델은 무선으로 스캔.

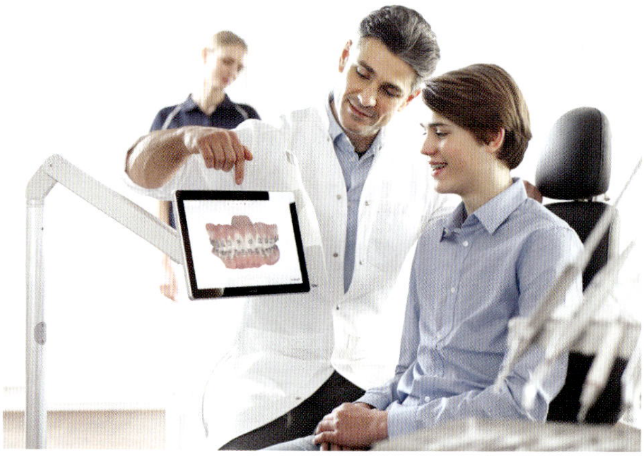

그림 10. TRIOS move를 이용한 프레젠테이션.

## 3. Move 모델

Move 모델은 환자와 치과의사 사이의 뛰어난 커뮤니케이션 도구로서 기능해, 사실적인 색조의 디지털 인상 데이터를 이용해 환자와 활발한 대화를 수고받아 신뢰 관계를 구축할 수 있다. 치과의사나 스태프는 치료 평가에 이용할 수도 있다(그림 10).

TRIOS move는 다음 4개의 모드에 맞춰, 이동하거나 암을 조정하여 사용할 수 있다.

1) 스캐닝 모드
2) 프레젠테이션 모드
3) 스탠딩 모드
4) 파킹 모드

인간 공학적이고 가벼운 디자인은 항상 최적의 위치에 스캐너와 모니터를 배치할 수 있고, 환자에게 치료계획의 합의를 유도해 끌어낼 수 있다. TRIOS 앱(application)은 현재 스마일 디자인을 사용할 수 있다(그림 11).

디지털 인상의 스캔 데이터는 무료로 stl 형식으로 출력할 수 있다. 그 밖에 3Shape의 CAD 소프트웨어에는 독자적인 DCM 형식으로 출력할 수 있고, 이때 TRIOS 데이터의 컬러 정보도 보존할 수 있다.

## 4. TRIOS 덴탈 데스크 톱

TRIOS 덴탈 데스크 톱은 디지털 워크플로의 원스톱 솔루션을 실현하고 있다. 인 하우스, 아웃 소스 등으로 쉽게 데이터를 송신할 수 있나(그림 12, 13). 전용 클라우드인 3Shape Communicate를 사용하면 TRIOS 앱을 이용해 환자의 스마트폰에 TRIOS 스캔 데이터를 송신할 수도 있다(그림 14). TRIOS 앱에 TRIOS 스캔 데이터를 표시할 수 있어, 환자 만족도의 향상에 한몫할 수 있다.

TRIOS의 설치를 위해서는 인터넷에 접속할 수 있는 환경이 필요하다. 구매 후의 사후관리는 각 판매회사가 퍼스트 레벨로 대응하는 것 외에, 3Shape가 원격으로 대응해 원인을 확인하고 필요에 따라서 수리 대응한다.

# 임상에서 사용의 요령과 주의점

무선과 move의 발매로 기존의 문제점이 개량되어, 진료소 내에서는 장애 없이 자유롭게 TRIOS를 사용할 수 있도록 진화했다.

## 1. 감염 예방·팁의 멸균

교차감염을 예방하기 위해, 스캐너의 완드 헤드의 팁은 떼어 내 오토클레이브 멸균을 할 수 있다. 팁은 150회까지 오토클레이브 멸균을 할 수 있다.

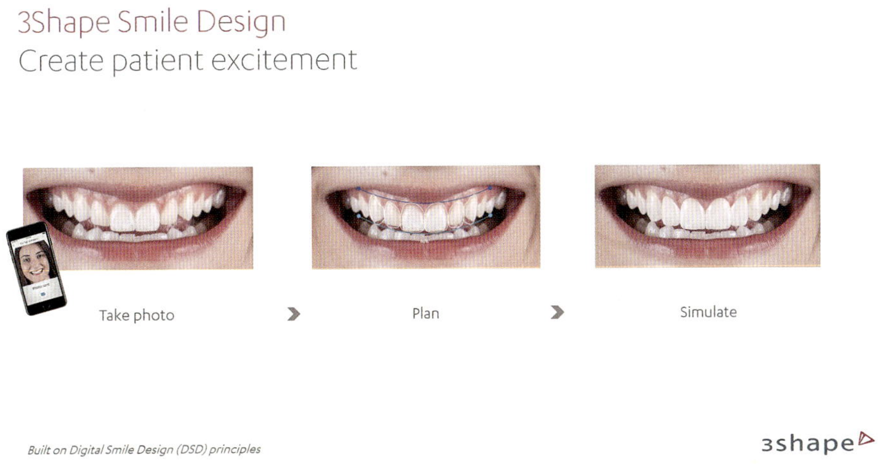


그림 11. 스마일 디자인.

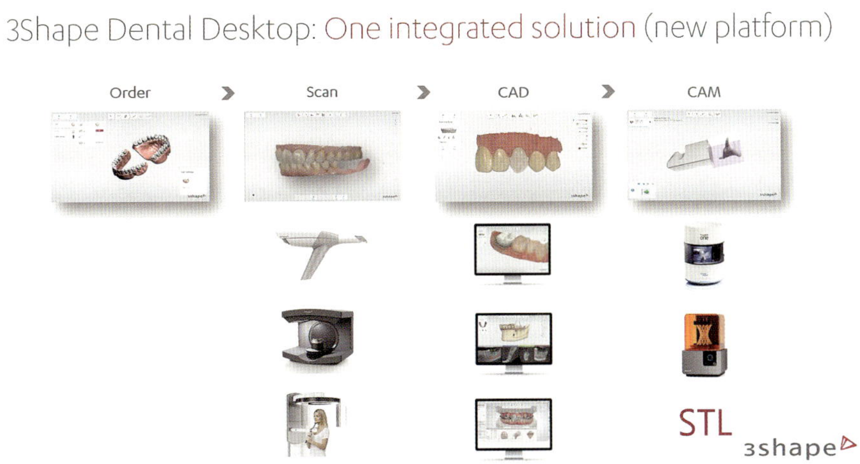


그림 12. 덴탈 데스크 톱 플로.

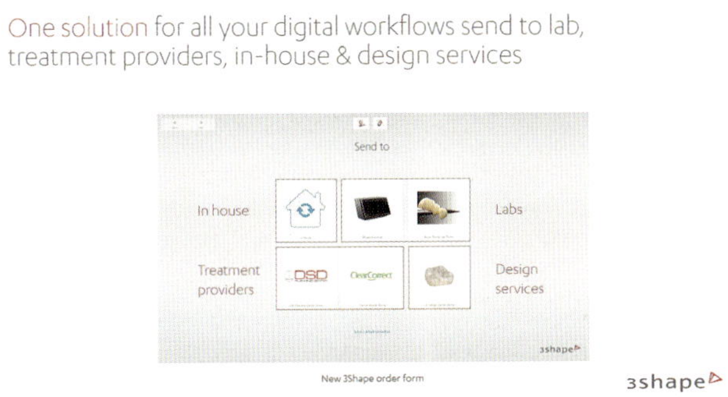


그림 13. 덴탈 데스크 톱 화면.

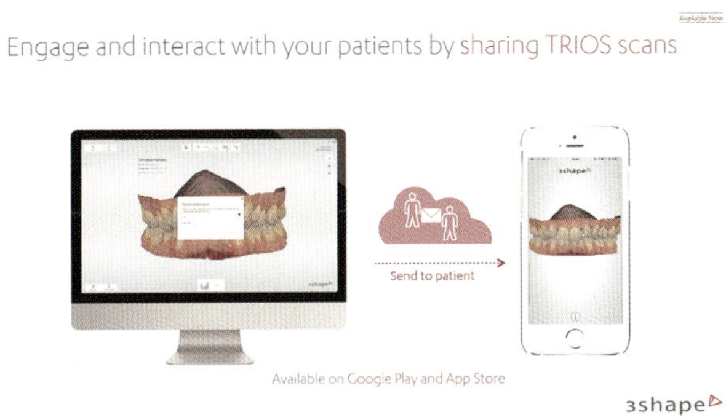


그림 14. TRIOS 앱.

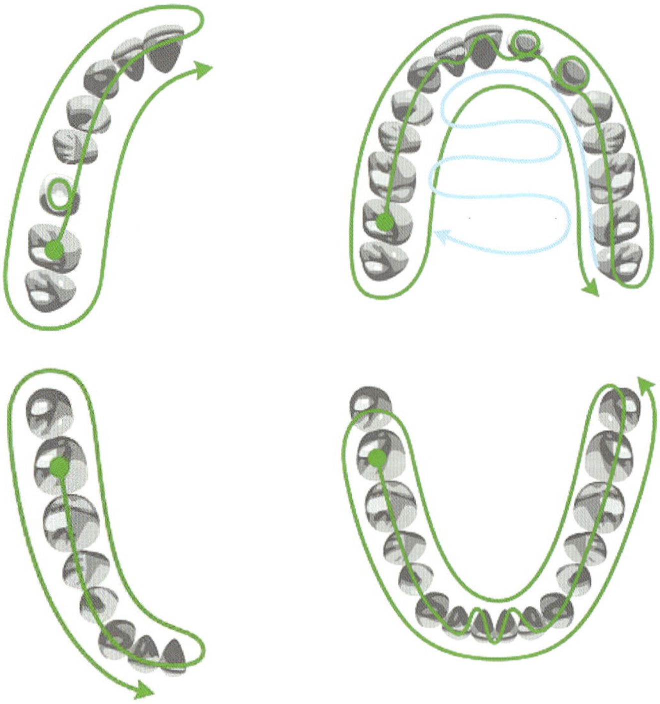

그림 15. 추천 스캔 패스.

## 2. 스캔 방법

스캔할 때 파우더는 필요 없지만, 표면의 수분은 제거하고 건조시킬 필요가 있다. 구강 내에서 투명도가 높은 부분이나 금속 광택이 강한 부분은 스캔이 어려울 때가 있다. 치은연하 나진의 경우 치은압배가 필요하며, 스캔할 때는 무영등을 끈다. 스캔할 때 그림 15와 같이 스캔 패스를 지키는 것이 중요하다. 상악 구개부도 그림과 같이 스캔해야 한다.

## 3. 치과용 이미지 관리 시스템과의 연계

Asahi Roentgen 공업의 이미지 관리 시스템 NEO-PREMIUM 2에는 TRIOS와의 정보 연계 기능이 장착되어 있다. NEOPREMIUM 시스템에 있는 TRIOS 아이콘을 클릭하면 TRIOS로 자동 환자 등록과 스캔을 지시할 수 있어, 조작이 손쉽고 부드럽게 이루어지게 되었다.

## 마치며

3Shape는 'Let's change dentistry together'를 제창해, 치과의료에서 디지털 솔루션의 보급을 추진하고 있다. 한편 항상 애플리케이션의 개발과 개량에 힘쓰고 있어, 디지털 치과의학의 선두로 남도록 활동하고 있다.

# 구강 내 스캐너를 이용한 치과 치료의 전망

오사카치과대학 객원교수
일반사단법인 일본디지털치과학회 이사장
Kazuhiko Suese(末瀬一彦)

근래 치과의료의 디지털화는 급속히 진전해, CT를 비롯한 화상 진단, 전자 진료 기록 카드, 검사 진단 기기, 수술 지원 시뮬레이션 소프트웨어, 교정치료에서 aligner 치료, 보철물 제작을 위한 CAD/CAM 시스템 등, 일상 임상의 안전성, 효율성, 조작성에 큰 혜택이 있다. 특히 2006년 무렵부터 보급하기 시작한 CAD/CAM 시스템은 작업 환경의 개선, 제작 기간의 단축, 재료의 균질성, 고품질인 장치를 보편적으로 공급할 수 있는 등 다수의 장점이 있어, 지르코니아나 엔지니어링 플라스틱 등은 이 시스템으로만 취급할 수 있는 재료이다. 또한 CAD/CAD 크라운으로 의료 보험에 등재되어, 국민에게 널리 안전하게 고품질인 심미수복을 제공하는 것이 가능해졌다.

지금까지의 보철물 제작 치과기공에서는 로스트 왁스법을 사용한 간접 작업으로 높은 정밀도의 보철물이 제작되어 왔지만, 정밀도를 보정하기 위한 작업 공정에서의 번잡한 조작이나 완성된 보철물의 질이 제작자의 숙련도, 경험, 지식 등에 따라 크게 다르다는 점이 지적되었다. 근래 치과용 CAD/CAM 기술의 도입과 보급으로 작업 모형 제작 후의 치과기공 워크플로가 디지털화되어, 작업 효율이나 제작 정밀도의 향상, 보철물의 균질화에 공헌해 왔다. 현재는 모형을 스캐닝해 CAD 소프트웨어로 설계하고, 재료 선택 후 가공장치로 성형하는 시스템은 점점 정착하고 있지만, 한층 더 CAD/CAM 시스템을 효과적으로 활용해 디지털 플로를 효율적으로 실천하기 위해서는, 맨 처음 데이터를 얻는 조작인 '구강 내를 직접 디지털카메라로 디지털 인상하는 것'이 중요한 위치를 차지한다.

구강 내 스캐너를 이용한 삼차원 이미지의 데이터 구축은 지금까지의 인상재를 이용한 인상채득이나 교합채득과 비교하면, 환자의 고통 경감, 감염 방지, 데이터의 장기 보존, 신속한 전달, 인상재나 석고 모형 등의 의료 폐기물 경감에 큰 장점이 있다(그림 1). 구강 내 스캐너를 이용해 모형 없이 제작된 보철물의 적합 정밀도에 관한 보

1) 인상채득 할 때의 고통 경감·감염 방지
2) 실시간으로 가시화
3) 재인상(스캔)이 쉬움
4) 미비한 부위만의 선택 스캔이 가능
5) 트레이의 세정·멸균이 불필요
6) 지대치 형성의 분석이 가능
7) 모형의 손상이 없음
8) 짧은 시간에 정보의 보존·전달이 가능
9) 수복물의 당일 처치도 가능(지대치의 오염이 없음)
10) 가상 follow up(구강 내의 분석)이 가능
11) 색조 재현(색조 선택)이 가능
12) 데이터의 융합이 가능(안모 스캐너나 CT)

그림 1. 구강 내 스캐너의 우수성.

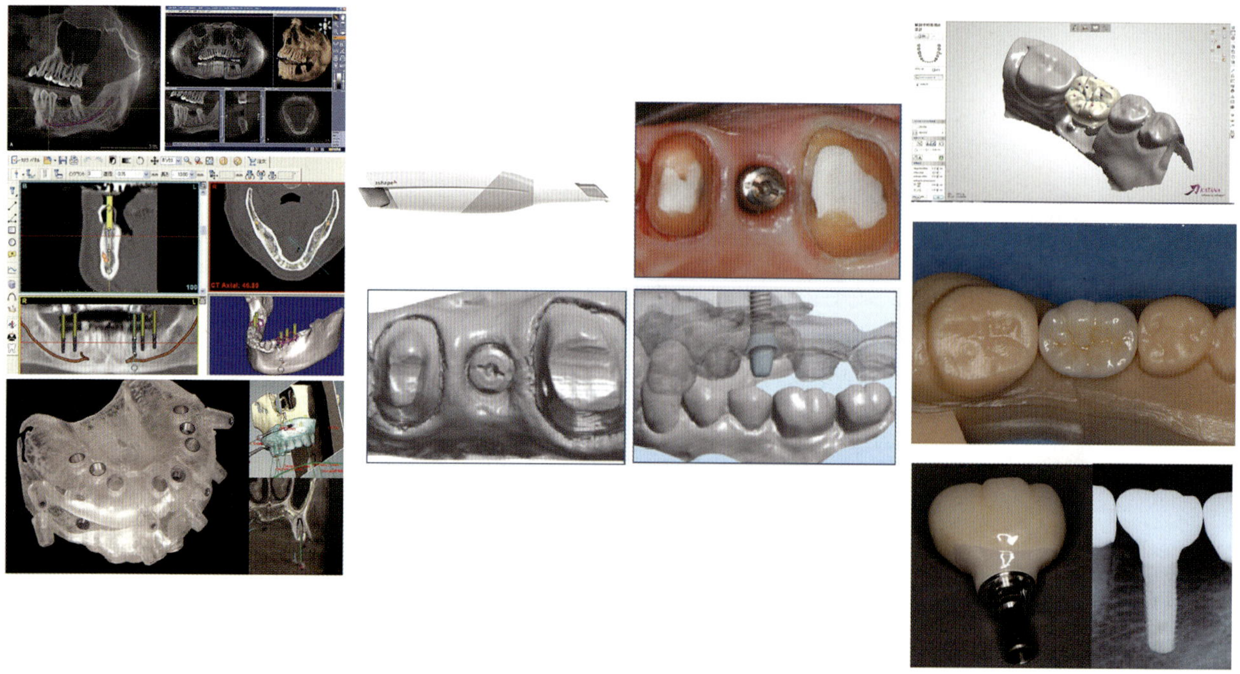

그림 2. 임플란트 치료에서 디지털 워크플로.

고도 많이 이루어져, 인상재나 석고의 팽창과 수축 때문에 보정되어 온 기존의 간접 작업과 비교해 거의 손색이 없는 것으로 나타나고 있다.

구강 내를 직접 스캐닝함으로써 인상재나 왁스의 수축, 석고에 의한 경화 팽창을 회피할 수 있고, 인상재나 석고 모형의 거칠어짐이나 기포 발생도 없다. 특히 규격화된 제품으로 많은 보철물을 제작하는 임플란트 치료에서 구강 내 스캐너 및 CAD/CAM 시스템의 활용은 매우 효율적이고 고품질·고정밀도의 치료를 가능하게 한다(그림 2). CAD/CAM 시스템으로 제작된 보철물의 수정이나 레이어링 테크닉을 사용하는 증례 등, 모형이 필요한 경우는 구강 내 스캐너로 촬영한 STL 데이터로부터 3D 프린터로 모형을 제작할 수도 있어(그림 3), 앞으로 3D 프린터에 적용하는 모형 재료의 개발이 기다려진다. 또한 일부의 구강 내 스캐너에서는 이미 시행되고 있지만, 색조 선택 기능이나 지대치 형태의 평가 시스템 등은 기존의 제작 과정을 고려했을 때 상당히 유용하다.

구강 내 스캐너는 디지털 인상으로서 고정밀화되고 있지만, PC의 사양과도 관계하므로 현시점에서는 데이터양이 적은 소수치(3유닛 브리지 정도)의 촬영 범위인 것이, 데이터 처리 시간이나 정밀도에서 안전한 적용이다. 또한 디지털 인상이기 때문에 시각적으로 명시된 범위의 영역만 적용할 수 있어서, 특히 지대치 finish line의 설정 위치가 중요해진다. 확실히 스캐닝하기 위해서는 치은인 연조직과 지대치인 경조직을 판별할 수 있는 재료의 개발도 필요할 것이다.

또한 CAD/CAM 기술의 보급에 따라 보철물에 이용하는 재료 개발도 급속히 진화해, 지르코니아를 비롯한 메탈프리 단일 구조의 재료가 개발되어 심미적이고 생체 친화성이 높은 보철물을 제공할 수도 있다(그림 4). 의치 보철에서 디지털화의 연구는 진행되고 있지만, 디지털 인상의 대상이 점막이라는 점, 국소의치에서는 유지장치·의치상·연결장치 등 복잡한 구성 요소가 있다는 점 때문에 현재는 디지털 솔루션으로서 완성되지 않는다.

앞으로 의치상 설정에서 연조직의 디지털 인상은 가동부·비가동 점막부의 경계를 나타내기 위해서 비디오 방식의 도입이나 경조직을 반영한 CT 이미지와의 공유화도 생각할 수 있다. 또한 무치악 보철에서는 악간관계 기록,

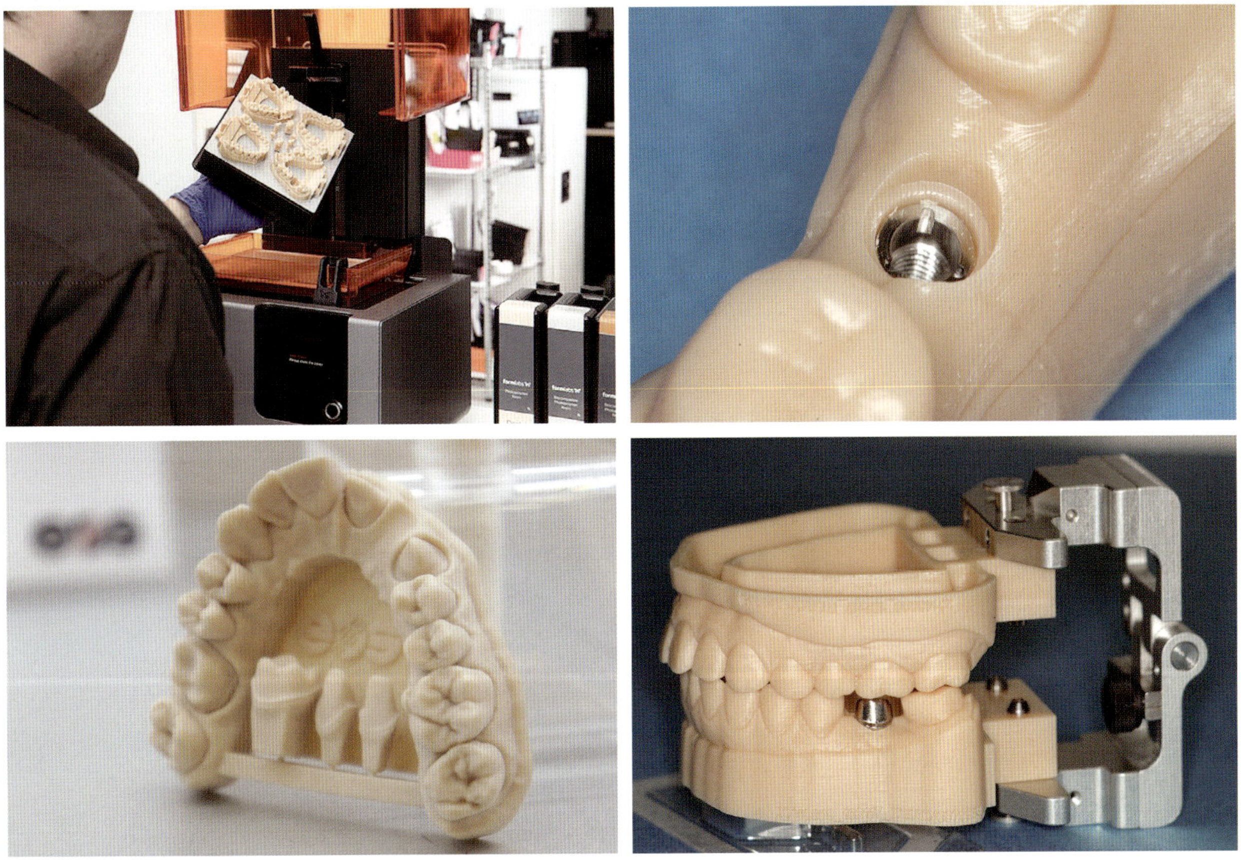

그림 3. 3D 프린터로 제작한 모형.

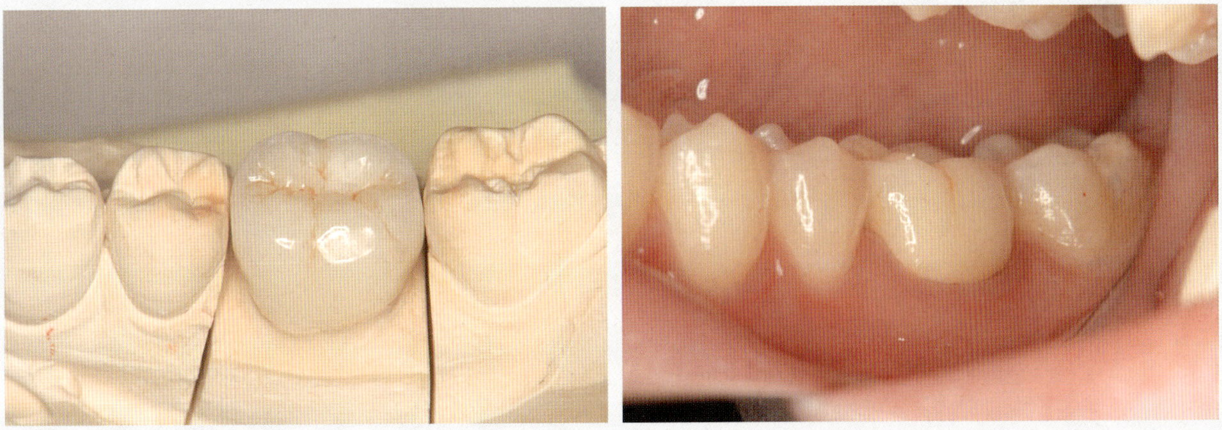

그림 4. 단일 구조 지르코니아를 이용한 심미적 치관 수복.

안면 정보 등의 디지털화에 따라 디지털 워크플로에 가까워질 수 있다. 교정치료에서는 구강 내 스캐너의 효과적인 활용이 진행되어, 관리공간이 필요한 모형은 장기적으로 데이터 보존이 가능해지는 점, 골격 형성 등으로부터 예측되는 치열 등의 시뮬레이션 소프트웨어의 개발과 CAD/CAM 기술에 의한 장치의 제작에 따라 aligner 교정치료가 진행되고 있다(그림 5). 또한 구강 내 스캐너의 보급으로, 이미지 데이터나 각종 검사 데이터 등과 함께 일원화하고 전자진료기록카드에 데이터베이스로서 구축해, 장기적으로 보존할 수 있다.

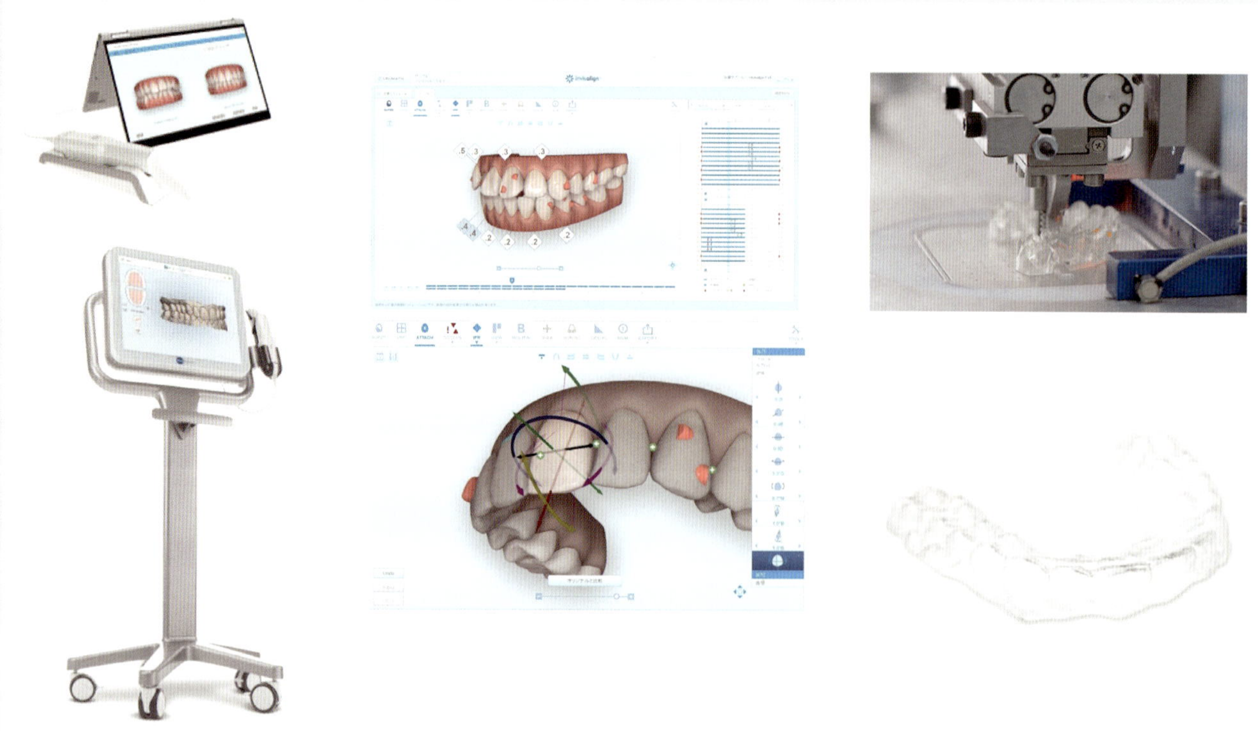

그림 5. 교정치료에서 구강 내 스캐너를 이용한 aligner 치료(제공: Align Technology Japan).

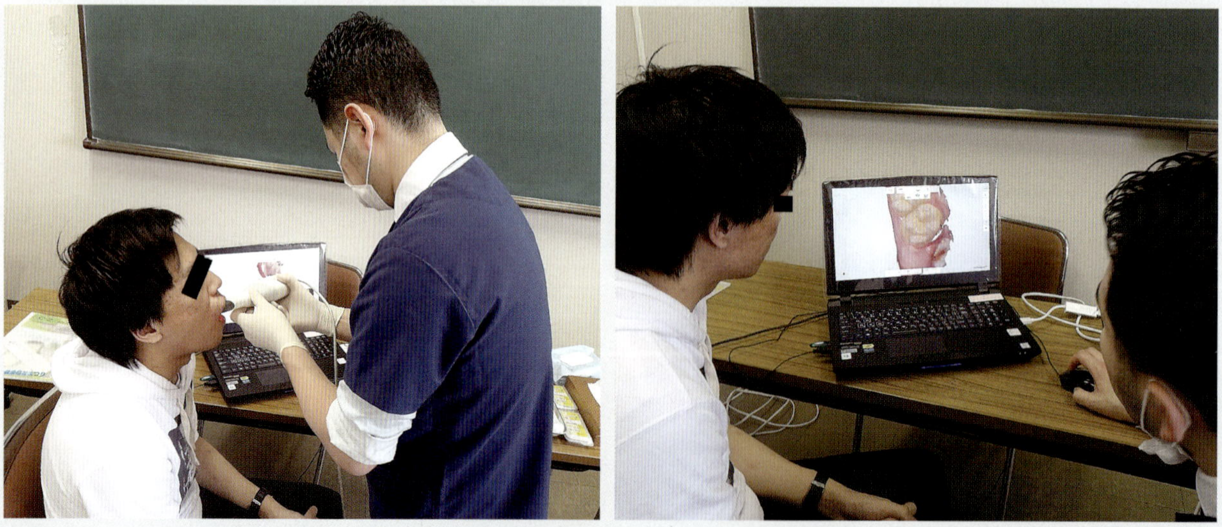

그림 6. 건강검진 및 보건지도에 이용하는 구강 내 스캐너.

이 밖에도 구강 내 스캐너가 가지는 고도의 재현성, 정보처리 능력, 멀티미디어 성능이나 정보 주고받기의 간편성·신속성 등으로부터, 치과의료에서 광범위한 활용이 기대된다.

① 현재도 생애 주기에 따라 집단적인 치과 건강진단이 시행되고 있지만, 건강진단을 할 때 구강 내 스캐너를 이용해 잔존치나 치은, 교합 상태 등을 모니터링하면 실시간으로 시각화해 수검자에게 치과 보건지도를 할 수 있다(그림 6).

② 구강 내 스캐너로 얻어진 구강 내 정보는 치과 치료에 활용할 수 있다. 영구치열이 모두 맹출 완성하고 얼마 되지 않은 20세 전후의 치열을 스캐닝하면 앞으로 실

질 결손이나 상실이 발생한 경우의 형태적, 기능적, 심미적인 개인정보로서 귀중한 자료가 된다.

③ 예전부터 자연적·인적 재해가 발생했을 때나 치매 환자 등 신원 불명자의 개인 식별의 하나로서 잔존치나 치료 흔적 기록 등, 치과적 특징을 단서로 한 방법을 사용해 왔다. 구강 내 스캐너로 얻어진 구강 내 정보는 데이터베이스화가 쉽다는 점, 삼차원적인 데이터 채취가 가능하다는 점 등으로 ID 정보화에 의한 매칭으로 개인 식별을 신속하고 효율적으로 시행할 수 있다.

이렇게 구강 내 스캐너로 얻어진 구강 내 개인정보의 자료가 공적으로 활용되기 위해서는, 지역의 치과진료소나 집단검진 등에서 채취된 구강 내 정보가 집약되어, 빅 데이터로서 미리 데이터베이스화되고 일원화되어 보존되는 것이 바람직하다. 데이터베이스화된 구강 내 정보를 지역, 나이, 치아의 해부학적 특징, 치료 흔적 등 통계적으로 분류할 수 있으면, 더 신속하고 효율적인 개인 식별 정보로서 활용할 수 있다. 물론 데이터의 취급에서는 개인정보 보호의 관점에서 보안에 충분히 배려할 필요가 있다. 치과의료의 디지털화는 우리의 상상 이상으로 급속히 진화해, 고품질·고정밀도의 치과의료를 국민에게 효율적으로 제공할 수 있게 되었다. 구강 내 스캐너도 디지털 도구의 하나로서 치과의사는 진단·치료에 활용하고, 치과기공사는 장치 제작 과정에서 활용하며, 그리고 치과위생사는 구강 내 관리를 위해서 폭넓게 활용될 것이다. 앞으로도 한층 더 디지털 치과의학은 보급해 진화해 갈 텐데, 의료보험 도입도 염두에 두고 구강 내 스캐너가 그 중심적인 역할을 담당해 갈 것이다.